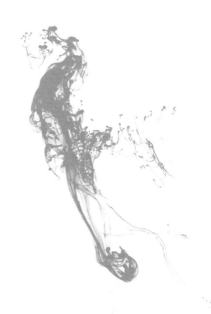

陈潮祖临证精华

宋兴 主编

陈潮祖 审定

陈丽平 江泳 协编

U0390927

人民卫生出版社

图书在版编目(CIP)数据

陈潮祖临证精华/宋兴主编. —北京:人民卫生出版社,
2013.6

ISBN 978-7-117-17225-7

Ⅰ. ①陈⋯ Ⅱ. ①宋⋯ Ⅲ. ①中医学-临床医学-经
验-中国-现代 Ⅳ. ①R249.7

中国版本图书馆 CIP 数据核字(2013)第 094646 号

| 人卫社官网 | www. pmph. com | 出版物查询,在线购书 |
| 人卫医学网 | www. ipmph. com | 医学考试辅导,医学数据库服务,医学教育资源,大众健康资讯 |

陈潮祖临证精华

主　　编:宋　兴
出版发行:人民卫生出版社 (中继线 010-59780011)
地　　址:北京市朝阳区潘家园南里 19 号
邮　　编:100021
E - mail:pmph @ pmph. com
购书热线:010-59787592　010-59787584　010-65264830
印　　刷:北京铭成印刷有限公司
经　　销:新华书店
开　　本:850×1168　1/32　印张:9　插页:2
字　　数:225 千字
版　　次:2013 年 6 月第 1 版　2023 年 5 月第 1 版第 9 次印刷
标准书号:ISBN 978-7-117-17225-7/R・17226
定　　价:28.00 元

打击盗版举报电话:010-59787491　E-mail:WQ @ pmph. com
(凡属印装质量问题请与本社市场营销中心联系退换)

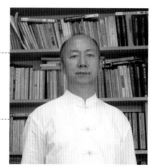

主编简介

宋兴，四川仪陇人，成都中医药大学教授，各家学说博士生导师，1991年被选定为全国首批名老中医药专家陈潮祖教授学术继承人。

他先后在多种中医药学术刊物上发表《伤寒论学术义界辨析》《张仲景辨治眩晕心法》《"冒家欲解必大汗出"析疑》《喻昌对伤寒论葛根运用见解》《陈潮祖杂病诊治心法》《景岳探病法论要》《中医治癌问题反思》《疑证、怪证诊治探要》《医法圆通阴虚证治析疑》《郑寿全运用辛温药物心法》《病毒性心肌炎、矽肺、便秘、暴盲等病症诊治要点探讨》《中医老年生理、病理、诊断、治疗、用药、调养要点》等学术论文数十篇。主编了《中华大典·典志部》《中医经典导读丛书》《膏丹丸散大典》《中医疑难病秘验方大典》《常用中医名词术语解释》《临证解惑》，审改、副主编、参编了《中医误诊误治析微》《现代中医治疗学》等中医学术著作近二十种。

他先后多次应邀赴我国台湾、香港地区及葡萄牙、日本等国家从事中医教学、临床、学术交流工作，均载誉而归，并被台湾长庚大学聘为客座教授。

陈潮祖教授长期从事中医教学、临床、科研工作，擅治杂病，是当代著名的方剂学家。

吾师一生，在中医学术研究方面，以求实、求真、求新为追求，以方剂研究为依托，以临床实用为立足点，为中医学术发展作出了巨大贡献。其突出成就，集中体现在临床、理论、方剂三个方面。

临床上，他深入实践，不断总结提炼，在对虚寒性杂病以及诸多疑、难、顽、怪病症的诊治研究方面，都积累了极其丰富的宝贵经验；理论上，他勇于开拓，大胆创新，在脏腑病机理论认识和阐述方面，都有不少突破前人旧说的新创见；在方剂学研究方面，他广收博采，探微索隐，撰著出版了洋洋百万余言的方书巨著。本书的总结提炼，也以突出这三方面为宗旨。

在临床部分，主要介绍他辨证、用药、临证思维的基本特点，以及他对疑难顽怪病证的辨证立法巧思和具体方药运用经验。

在理论部分，主要介绍他对以"五脏宜通"和"膜腠三焦"等中医脏腑生理病理方面几点突破前人旧说的创新性发展。

在方剂部分，主要精选其解读最为精辟、结构最为精巧、内涵最为丰富、临床运用最为广泛的医方为范例，归纳总结其研方用方的独特风格。

为了使其理论、见解、经验都落到具体运用的实处,每一部分,都精选了体现他匠心独运的临床案例,对其辨证用药所以然之理作了深入浅出的分析。为突出本书实用性,作者还选择了自己的部分临床验案,加以充实,作为陈氏临证经验的佐证。学生的中医知识、临证智慧受老师启发甚多,可谓一脉相承,学生的验案,乃是老师心法的间接体现。

"观于海者难为水,游于圣人之门者难为言。"(《孟子》)吾师少小诵典,白首研经,半世治方,毕生临床,他学验之博富,理论之精深,绝不是这本小集子能充分展示的。学生的愿望是:借此书传承吾师学术精髓,推动中医学术发展。

这个集子的形成,首先得感谢国家振兴发展中医的科学决策。1990年6月13日,国家人事部、卫生部、中医药管理局联合作出了《关于采取紧急措施做好老中医药专家学术经验继承工作的决定》,为这批名老中医药专家经验的总结工作奠定了一个很高的起点。

这个集子的形成,还得感谢四川省教委、四川省中医药管理局和成都中医药大学在人力、物力、财力等方面给予的长期关怀、大力支持。他们以对中医事业的满腔热情对待这一造福千秋的历史性工程,组织落实,管理到位,保证了继承工作按照两部一局要求不折不扣地完成。

这个集子的形成,尤其得感谢陈潮祖教授。他在培养学术继承人期间,投入了全部节假日及大量8小时之外的休息时间,向学生无私传授他数十年苦心积累的学术经验。年老体弱,还担负如此繁重的工作,实在是太苦太累了,但他无怨无悔,从不懈怠,理论传授,孜孜不倦,临床带习,风雨无阻,学术研讨,深夜不疲……为了学有传人,为了中医事业的振兴发展,他呕心沥血,在所不惜。他拼命燃烧着自己!他无私奉献的精神使学生感动不已。

吾师吾敬,吾师吾学。

正是在导师的鞭策激励下,我在继承学习期间,坚持临床,有疑必问,有得必录,经常结合实践同导师一起进行学术讨论。一分耕耘,一分收获,通过导师的辛勤培养和自己的苦心求取,先后在多种学术刊物、学术会议、经验专辑上,全面系统地介绍了吾师的学术经验,并于1994年以全省最高分的优异成绩获得师承工作优秀论文奖。1995年,受四川省中医管理局重托,代表全川继承人出席了在北京人民大会堂隆重举行的出师盛典,并作大会交流,会上交流的"陈潮祖膜腠三焦说论要"一文,被大会主持人王永炎院士高度评价为"新的中医理论生长点"。

书中临证精华篇的部分医案由陈丽平博士整理,"方论撷英"中的部分医方由江泳博士整理。全书最后学术总审由陈潮祖教授把关。

这个集子的问世,则要衷心感谢人民卫生出版社,正是他们在选题、撰著等各个环节给予的悉心指导和大力支持,才使本书有幸与读者见面。没有导师的精心浇灌,没有时代的阳光雨露,没有来自社会各方面的热情呵护,就没有这朵小花的绽放。谨以此为礼,献给导师,献给中医事业,献给读者,作为对上述各方的真诚答谢!

宋 兴

2013年2月8日

目录

医话、医论精华篇

病机、治法、方论精华篇

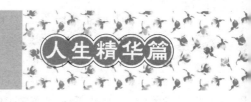

一、生于离乱 成于升平

陈潮祖，1929 年 2 月 12 日生于四川省宜宾县李场镇。成都中医药大学教授，当代著名中医学家。对中医病机、治法、方剂的理论研究精深，对内科呼吸系统、消化系统、心血管疾病以及妇科杂病的诊治尤为擅长。历任成都中医药大学方剂教研室主任，硕士生导师，省中医学会理事、省中医学会基础专委会主任委员，成都市第七、八、九届政协委员。1992 年起享受国务院颁发的"高等教育事业有特殊贡献者"政府特殊津贴并获荣誉证书。1991 年被卫生部、人事部、国家中医管理局选定为全国 500 名带继承人的名老中医药专家之一。

吾师出生书香门第，然遭逢离乱，内忧外患，家境清寒。童年时期，军阀混战，天下纷争；少年时期，日寇侵华，国破家亡；青年时期，内战爆发，烽烟遍地；盼到国家统一，艳阳高照，春风拂煦，人心大快。孰料好景不长，运动不息，人心惶惶，直言者沦为右派分子，读书人沦为臭老九，个个如临深渊，如履薄冰。天命之年改革开放，才云散烟消，阳光普照。吾师和全国人民一样，抑制不住内心的激动，曾欣然命笔，赋诗抒怀："天命之年盛世临，乌云一散气象新，报国有门人已老，岁月无情我有情。"

吾师从登上中医药大学讲坛之日起,就埋头学术,积极研究中医理论的临床运用要点。早在六十年代,就开始了以治法为纲的中医理法方药融会贯通研究,并独辟蹊径,以《治法与方剂》为名,创编了中医方剂学新教材。改革开放后,更是皓首穷经,忘我工作,以冀对中医学作出更大贡献。经过数十年艰难跋涉,最终在原书基础上,以洋洋百万言巨著完成了这一特色独具的方药运用体系建设,成功开拓了中医方剂学理论研究及临床运用的广阔前景,并五次再版,发行百万余册,成为当代最具影响力的著名中医专家之一。

二、孜孜以学　谆谆以教

古语有云:"不为良相,便为良医",可见人们历来都是把医学放在一个很高的位置来看待的。良相治国安邦,民心所系;良医济世活人,民命所系。虽然一关乎天下安危,一关乎个人安危,作用力度不同,方式迥殊,但都是民众寄予厚望的事业。因此,吾师强调,要成为好医生,首先要有精良的医术,所以在学习医学时,务要勤求古训,博采众方,深入实践,不断总结,只有这样,才能循序以致精,成长为博通医理、精熟医技的高明医家。医为仁术,且终生辛劳,故仅有高明医术还不够,还要有高尚医德,才能始终不渝地兢兢业业服务于民众,真正成为人民敬重的苍生大医。

吾师自幼喜读书,善为文,天资聪慧。18岁毕业于宜宾师范学校,后因其母宿疾久困,常延医诊治,长期耳濡目染,渐致心有所向,情有独钟,遂暗暗心许:不慕公卿,誓为良医!乃矢志岐黄,以济世活人。即从同里孙芳庭习医。孙氏以善治伤寒及内伤杂病享誉一方,因而在传道授业时就特别强调《素问》《伤寒论》《金匮要略》的学习,他正是以此为起点,步入中医学术殿堂的。在此基础上,他又自学了《温病条辨》《温热经纬》等温病学代表作。学成,悬壶桑梓,治病多有良效,医誉与日俱增。

在实践中，他进一步认识到《伤寒论》、《金匮要略》、《温病条辨》诸书，在临床上既各有所主，又相辅相成，绝不可偏废，在理论上皆归本于《黄帝内经》。于是焚膏继晷，继续深研。在反复钻研的过程中，他越来越强烈地感悟到，上述诸书，言辞古奥，义蕴弘深，非名师指点、刻意精求不能曲尽其妙，遂于1957年赴成都中医学院深造。其间，得伤寒专家邓绍先、杂病专家彭履祥、温病专家宋鹭冰、妇科专家卓雨农、眼科专家陈达夫、脾胃专家冉品珍等蜀中名医悉心教诲，学术上获得长足进步，1958年以全班第一名的优异成绩留校从事教学、临床、科研工作至今。

他在学术上的进取，是以理论研究为先导的。其理论研究方法，则主要是博览精思。他常引宋代理学家朱熹的话说："为学之道，莫先于穷理；穷理之要，必在于读书；读书之法，莫贵于循序而至精；而至精之本，则又在于居敬而持志"。为穷岐黄奥理，他除精研《素问》、《伤寒论》、《金匮要略》及温病学诸书外，还广泛研读历代著名医家的著作，凡精妙处，必反复吟诵，至牢记方罢；凡疑误处，必综考百家，批注以昭其义而后已；凡奇方异法，独特经验，必采摘收录，并验证于临床而始信。正是通过长期的博览精思，深入实践，使之在临床上独具卓识。

他在临床上特别强调临诊时务要严格执行中医诊疗原则，四诊合参，详细收集病情，然后据证析理，据理立法，依法制方，随证选药，把辨证论治落到实处。

他在临证之时，常以三因辨证，确定病因；脏腑经络辨证，确定病位；八纲辨证，确定寒热；气血津精辨证，确定虚实；并详析经脉弛张状态以探求病理本质。

他认为，六淫之中，寒、火二因危害最烈。

寒邪侵袭，表卫首当其冲，毛窍因寒而闭，筋脉因寒而挛；火邪侵袭，肺卫首当其冲，毛窍因热而开张，都最易导致津气的盈虚变化和升降出入失常。在张仲景所著《伤寒论》和明清温病学家所著大量温病学专著中,有不少内容都是专门论述人体在感受外邪后的气血水津病变,其中津气病变最多。这是因为津气行于少阳三焦,漫无所归,在六淫邪气的干扰下,由于经隧痉挛拘急或邪气熏灼煎熬,最易导致津气逆乱,或津气阻滞,或津气亏损。

吾师认为,诊疗外感疾病,如果不以中医三因辨证为指导,而以西医感染学说为凭据,专事清热解毒,这种脱离中医对疾病发生发展认识原则的中药西用,必然严重影响中医药疗效的发挥。不用脏腑经络辨证,则不能相对精确地对疾病进行定位诊断,治疗当然也就难以做到相对集中,相对精确。这种不能集中优势攻其一点、过于泛泛的治疗,也必然在一定程度上影响中医药疗效的正常发挥。不用八纲辨证进行定性诊断,则疾病的寒热虚实不明,温清补泻全然无据,严格地讲,施治就无从下手,如果在这样的情况下胡乱用药,不伤人性命就算万幸了,还谈什么中医药疗效。不用气血津液辨证审察气血津精升降出入盈虚通滞状态是否正常,就不能深刻了解疾病的实质性病理改变,当然也就无法对病变进行精细的调理,也会在一定程度上影响中医药疗效的正常发挥。

他在《中医治法与方剂》中强调:病机是指病变过程中不同阶段的致病机理,是对四诊所收集的色脉形症素材进行理性分析后,得出的病因、病位、病性结论。任何疾病,必然要出现一系列征象,这些征象不是孤立存在的,它们之间具有紧密的内在联系,共同反映着疾病在一定阶段上的阴阳失调,脏气盛衰,气血津液升降逆乱,盈虚通滞,筋脉经隧弛张变化等病变本质,这种内在联系的机括,就是病机。依此辨证,虽不中亦不远矣!

他对辨证与辨病的认识,强调二者并重,密切结合。对杂病治疗要点的认识,强调调理气血津液的升降出入、盈虚通滞。对成方运用的认识,是不以经方、时方论优劣,而以切合病情为准则，主张灵活化裁。这些认识，对继承发扬中医学遗产，具有深刻的指导意义。

吾师一生从事中医教育工作，在人才培养上，他特别强调品学兼优。他常说：无才则无能，无能则无力积极作用于事业，作用于社会，推动事业和社会向前发展；无德则行劣，劣行则常常危害事业，祸及苍生，纵才华出众，又何益于社会。教师肩负传道、授业、解惑的重任。学生是否能够成为推动学术发展、报效国家的品学兼优人才，很大程度与教师能不能做到身正以垂范、学高而为师有密切联系。

所谓身正垂范，在他的为人之道里，已经作了简要概括：凛凛正气，铮铮铁骨，谦谦君子，落落儒生。其亮节高风，在成都中医药大学的莘莘学子中广为传颂，影响着一代又一代中医新人。

所谓学高为师，则生动体现在他的专业知识传授方面。在教学方法上，吾师积极倡导启发式教学，强调理论与实践相结合。他认真研究每堂课所授内容，在准确、深刻、生动上下工夫。力求做到既生动活泼，又朴实无华，忠实科学本意；既紧扣主题，又深入浅出，使人易懂易记；既析理入微，培养学生的分析能力，又举一反三，启发学生心智，从不人云亦云。用他自己的话说，医学是科学，教授科技课程，语言必须严谨，不像文学创作，可以任意夸张，三十丈的瀑布可以说成是"飞流直下三千尺，疑是银河落九天"。所讲内容切忌离题万里，不着边际，隔靴搔痒，不落实处。

吾师从事方剂教学四十余年，他十分强调方剂是理法方药四个环节中的一环，是内外妇儿各科疾病辨证后的治疗工具，介于基础和临床各科之间。教师必须熟悉各科，长期临床，才能深刻理解古人制方之旨，用方之意。如果教师不会治病，纸上谈医，怎能教好学生。他在教学的同时，每年都要抽出一段时间带领学生临床实习。所以在讲解每一方时，都能落到运用的实处，都要用真实病案启发学生思维。他的课，语言浅近而风雅,见解独到而深刻,举例丰富而生动。还时时提出问题,让学生思考,然后进行剖析,层层递进,引人入胜,表现出循循善诱的深厚功力。

凡是接受过吾师课堂教育的,无不盛赞其教学艺术有如空谷幽兰,清新中透出特有的异香;有如月下清泉,明快中传递出和谐的韵律。

例如:他在讲乌梅丸时,既明确指出此方是治中焦虚寒,蛔虫不安,上行窜入胆道,引起剧烈疼痛的病症,又清晰界定本证是以右侧胁下呈现钻顶样绞痛,痛止又如常人,发作时病情严重,歇止时体征轻微,与胆囊炎、胆石症有所不同为特点。

他还进一步指出,蛔虫寄生在小肠里面,过着冷也冷不到、饿也饿不着的悠闲生活,一般情况下并不给人造成痛苦,只因环境改变,中焦虚寒,才离乡背井,上窜胆道,引起疼痛,这样的剖析较为生动,学生容易理解。

然后详析治疗原理,指出:治疗此证,法当温中散寒,令土暖阳回,才能使其重归故里,不流窜作案。蛔虫窜入胆道产生疼痛,是主要矛盾,当务之急,应使蛔虫退回肠内,才能有效缓解疼痛。要想达到这一目的,组方遣药应考虑三大要素:一是麻痹虫体,降低其制造动乱的钻窜能力;二是缓解胆道痉挛,以畅通其退回肠中的道路;三是增加胆汁分泌,胆液增多,胆道流量增大,以有助蛔虫顺流而下。

吾师分析方义指出:方中配伍干姜、桂枝、附子,以温中散寒;配伍乌梅、川椒、细辛,以麻痹虫体,缓解痉挛,增加胆汁分泌,一举三得;配伍黄连、黄柏,清热解毒,意在杀灭蛔虫窜入胆道时带入的肠道细菌毒素;配伍人参、当归气血同补,是针对此证不仅偏寒,而且偏虚的基本病机,提高机体生命水平,改善脏腑功能状态,收到事半功倍之疗效。

有了如此生动详明的解说,对学生准确掌握本方的制方原理和用方标准无疑是大有裨益的。

再如:他在讲授五苓散时,就结合《素问·经脉别论》"饮入于胃,游溢精气,上输于脾,脾气散精,上归于肺,通调水道,下输膀胱,水精四布,五经并行,合于四时五脏阴阳,揆度以为常也"的论述,阐述水津运行受阻机理。

首先从理论上阐明水津能在体内运行,必赖五脏协同,才能运行不息,即赖肺气宣降,脾气运输,肝气疏调,肾阳气化。水精能够四布,五经能够并行,全赖心肾阳气蒸化水液成为水气,才能五经并行。还以他曾用此方治疗便秘的真实案例来说明此方除能治疗渴欲饮水,水入即吐;水泻、水肿;脐下动悸,吐涎沫而颠眩等证以外,还可治疗便秘、尿崩、咳而遗尿等前人不曾论及的证候。

他分析指出:便秘机理有四:一是水津亏损;二是水津不布;三是三焦气滞;四是传导无力。并阐明五苓散所治便秘是因肾阳不足,不能蒸化水津成为水气,水津不能四布,五经不能并行所致。所以应有舌淡而胖、身软无力等兼症才能确诊,才可投以此方。

同时指出治疗泄泻用此方分利水湿,与便秘之证虽截然相反,但肾阳虚损,气化失常这一病理本质却是相同的。

还举一反三地指出:此方加人参能治尿崩证,也是针对肾阳虚损,气化不行。即景岳所谓:"阳不化气,则水津不布,水不得火,则有降无升,所以直入膀胱而饮一溲二,以致源泉不滋,天壤枯涸者,是皆真阳不足,水亏于下之消证也。"

再如,同样是此方加人参,还能治妇人咳而遗尿,也是针对肾阳亏损,膀胱气化不行这一核心病机。还进一步引《素问·咳论》"五脏六腑皆能令人咳,非独肺也"之论,阐明咳嗽虽属肺系病变,但与其他脏腑也有着十分密切的联系,并指出这种联系的本质是肺系气管由肝系筋膜构成,故与肝有关。心系血络上行入肺,故与心有关。肝系的少阳三焦下出肾系,肾上连肺,五脏六腑,皆与少阳三焦的膜腠相连。膜腠是津气升降出入的通道,津气赖以运行全身,无处不至。正是具有这样的生理特点,所以,表现在病理方面,任何脏腑功能失调,津气阻滞,都要影响肺经宣降津气功能而呈气郁湿滞,气管痉挛,成为五脏皆令人咳的复杂病理基础。

咳而遗尿,是因肾阳虚损,气化失常,水停少阳三焦,上逆犯肺,肺失宣降使然。以此方温阳化气行水,水行则三焦水津无滞,水津不滞,肺的宣降津气之功复常,咳嗽自愈。加人参益气还可实卫摄津,水津不直趋下走,遗尿症亦愈。以此类推,青龙五苓同用或小青龙汤、理中汤、五苓散三方同用治疗咳嗽,也有很好的疗效。

通过如此透辟的理论分析,不仅使学生明理知用,而且举一反三,受到深刻启发。

又如:他在讲授桂枝汤时,并不只是像《伤寒论》注家那样,只从营卫不和作解,而是深入研究营卫不和所造成的病理改变,再结合药物作用特点去揭示该方的配伍原理。

他明确提出:本方证的头身疼痛是因风寒外袭,营卫不和,经脉痉挛所致。因此,剖析方义仅仅从调和营卫作解是不够的,还应揭示营卫不和所造成的病理改变,才能帮助学生更深刻地理解问题。此方之所以具有治头身疼痛、项背强痛的良好效果,绝不仅仅只是桂枝、生姜疏风泄卫一个方面的作用,须知方中所用芍药擅长柔肝解痉,甘草、大枣擅长缓急止痛,对于经脉挛急的项背强痛及肢体屈伸不利,具有可靠的柔肝缓急作用,这对于疼痛的缓解,功能的恢复,都功不可没。

他还指出:酸甘药物不仅可用于缓解疼痛,而且还可广泛用于五脏经隧挛急所引起的多种病症。因为五脏经隧均由肝系筋膜构成,用甘草、大枣缓急,正合《素问·脏气法时论》所说"肝苦急,急食甘以缓之"的药物性味选用原则。张仲景使用芍药、甘草、大枣缓急,遍及肢体五脏。如肺系气道痉挛的喘咳;胃肠挛急的呕吐、泄泻、后重;脉络挛急的腹痛;肝系胆管挛急的胁痛;膈肌痉挛的呃逆;心系脉络挛急的心悸、脉结;肾系尿路挛急的小便不利;精隧挛急的男子遗精、女子梦交等,都使用了这类酸甘缓急药物。

他还列举芍药甘草汤能治两脚挛急,亦治胃肠腹痛;桂枝加附子汤治"四肢微急,难以屈伸";桂枝新加汤能治"汗后身疼";桂枝加葛根汤能治"项背强几几";桂枝去桂加茯苓白术汤能治汗下以后"头项强痛",减去桂枝也能止痛,其功正在芍药、甘草、大枣。以上是针对体表筋脉挛急而用。桂枝加桂汤治因寒引起"奔豚"腹痛,桂枝加芍药汤治表证误下后引起"腹内时痛",小建中汤治"腹中急痛",《金匮要略》黄芪建中汤治"虚劳里急",则是针对体内脏腑组织疼痛而用,这就有力证明了方中所用芍药、甘草、大枣确能解痉缓急止痛。他还分析指出:不仅痛证可用本方加减,凡属经脉挛急证候也可使用本方化裁,并举桂枝加厚朴杏子汤能治肺系气管挛急之喘,苓桂甘枣汤能治脾系经脉挛急之"脐下悸",当归四逆汤、当归四逆加吴茱萸生姜汤能治寒伤肝系之"四肢厥冷,脉微欲绝",炙甘草汤能治心系阴阳两虚之"脉结代,心动悸",《金匮要略》桂枝加龙骨牡蛎汤能治肾系精隧挛急之男子遗精、女子梦交等。运用大量仲景心法来加以论证,从而使桂枝汤众多变方能治众多证候的作用机理在五脏经隧皆由肝系筋膜构成这一认识基础上得以阐明。

这一问题从来无人论及,以致这类方剂的治疗原理晦而不明。"学而不思则罔,思而不学则殆",吾师强调酸甘药物缓急作用在解痛止痛方中的重大影响,意在开拓视野,启发学生深入思考问题,只有这样,才能培养学生勤学善思的能力,中医学术才能不断创新,不断进步。

三、不囿旧说 锐意创新

他对中医学术的发展,既强调继承,又倡导创新,如他对方剂学的研究,绝不满足于君、臣、佐、使的泛泛分说,而更注重从脏腑病机入手辨析统方之法、组方之义和对方剂的疑点、难点、要点分析,因而不仅开创了以五脏为纲类方和从病机入

人生精华篇

手研究医方的新体例,而且把方理研究推上了由形入神的高度。

更为可贵的是,他在谈治论方的过程中,对某些中医基础理论问题以临床运用为前提,作了创新性发展。

如在讨论三焦治法时,为究明三焦实质,吾师在深研《内经》《难经》,综合百氏的基础上,提出"膜腠三焦"说。认为三焦组织结构包括"膜"、"腠"两个部分,膜是筋的延伸,腠是膜外组织间隙。人体内外上下、五脏六腑、经脉血管,均有膜腠存在。因其无处不在,随处异形,故《内经》能详指其生理病理情状,而《难经》则谓其有名无形。此说不仅以名、实、形为区分,把千百年来以《内经》、《难经》为导源的三焦形质有无之争统一了起来,而且对前人"脂膜三焦"说多有发挥。

前人论三焦仅及于膜,吾师更言及腠,并谓"腠是膜外组织间隙",即组织及其空间结构才是三焦的完整体现。前人所论三焦之膜较为局限,多指联系五脏、间隔胸腹之膜,吾师所论三焦之膜十分广泛,人体各部无所不及。

前人提出三焦之膜发源于命门,而并未阐明所以然之理,吾师以肝—筋—膜的有机联属,提出三焦之膜根源于肝,有较强说服力。

他以自己的独特见解,不仅拓宽了三焦形质研究的范围,更为重要的是,此说符合三焦病变遍及全身、无处不在的病理表现特点,有着十分重要的临床指导价值,因而在1995年的全国出师大会上,被王永炎院士赞誉为"中医学新的理论生长点"。

再如,有关五脏气机活动特点的研究,前人只提出了"六腑以通为用",对五脏气机活动特点是宜通还是宜塞,却从未明确论及。

对此,吾师响亮提出:"五脏宜通",并通过脏腑生理、病理、治疗等方面的论述,深刻阐明"五脏宜通"的所以然之理,从而指出,在前人创立的各类治法中,无论是解表还是通里,祛痰还是除湿,散结还是导滞,破瘀还是排毒,疏郁还是开窍,无不寓通于其中。

吾师不仅在理论上敢于大胆创新,而且在临床上也有不少打破常规、突破前人思想方法的创造性发展。如他以真武汤消肥减胖,以五苓散治疗前列腺肥大等多种疑、难、顽、怪病证的诊治,无不匠心独运,蹊径独辟。所用虽都是古人创制之方,但对病机、方理的认识,却有较突出的新意。这就既从理论高度,又从一个全新的视角,为我们认识治疗这些病证开拓了广阔前景。

四、辛勤笔耕　硕果累累

他在从事中医教学、临床、科研的数十年中,为实现济世活人的愿望,一直刻苦钻研,辛勤笔耕,夙夜匪懈。吾师强调,中医科研要从解决中医现存的理论缺陷、逻辑不强、疗效欠佳三大问题入手。人云亦云、全无新意的低水平重复,是不能为提高中医临床疗效服务的,严格地讲,不属于中医科研。目前中医科研趋势多是对某些病种、某些药物进行单一研究,这样的研究当然也是必要的,但如果这样的研究成果反而把中医灵活的思维方法凝固了,那就应该引起我们深思了,研究的目的是什么? 是提高中医疗效? 还是简化中医思维? 如果简化思维可以提高疗效,那当然是再好不过的事了,如果简化思维的同时,丢掉了中医赖以取效的灵魂,中医的前途就足堪忧虑了。中医科研必须服务临床,才能为中医所用,才是真正有价值的研究。

中医学术源远流长,中医典籍汗牛充栋。有《内经》、《诸病源候论》等理论专著,《备急千金要方》、《外台秘要》等方剂专著,《神农本草经》、《本草纲目》等药学文献,内、外、妇、儿等各科著述,惟治法专著则未见诸典籍。结合病种探讨病机的著述比比皆是,根据五脏生理探讨病机的著述则至今仍缺。

仿效《金匮要略》探求同病异治的著述比比皆是，仿效《伤寒论》探求异病同治的著述则至今未有。古今方书就方论方的著述比比皆是，将理、法、方、药四个环节融为一体，探求四个环节间内在联系和组方规律的著述则至今未见。

从1959年，他就着力研究中医理论中理、法、方、药四个环节与临床运用之间的内在关系课题，并白手起家，独力创编了成都中医学院中医药本科生使用的《方剂学》教材，为我院方剂学科的创建和发展作出了重大贡献，也为他的后续研究奠定了良好基础。

在其后的近半个世纪里，他锲而不舍，继续苦求，通过对中医学术发展的深入研究，吾师倾毕生精力完成了以异病同治为基本模式，以理法方药有机联系为基本框架的中医方剂学临床运用研究，最终结出了《中医治法与方剂》这一丰硕成果。

1964年，他精选历代名方，以五脏病证为纲，分析类列，辑成一书，名之曰《中医治法与方剂》。此书选方析理，不因经藏而盲从，不因俚出而轻弃，总以切于实用为目的，方书体例，自此一新。

1983年，他又带领教研室中青年教师编著了《中医方剂与治法》，该书以治法为中心，上承基础理论，下贯药物效用，将理法方药融为了一体。

1988年，他又在"辨证的关键在于捕捉病机，论治的关键在于确定治法……每一病机都是病因、病位、病性三者的综合反映，包含了气血津液的升降出入和盈虚通滞，揭示了定位、定性、定量三个方面的病变本质，体现了以脏腑生理病理为经，病因辨证、八纲辨证、气血津液辨证为纬的结构。每一治法均以病机为其理论依据，从消除致病原因，调理脏腑功能，疏通或补充气血津精三个方面阐述治法原理，力求思路清晰，易于掌握"（《中医病机治法学·前言》）这一认识指导下，采精炼华，酿成《中医病机治法学》。

此书虽不以方书名,实则方论并重,以阐释制方用方之至精至微之理为主旨。至此,方理推演,始由形入神,玄机洞明。

该书以脏腑为本,从气、血、津、液的盈、虚、通、滞和升、降、出、入立说,系统而又深刻地阐明了病机三要素;而且以五脏统病机,以病机统治法,以治法统方药,结构环环相扣,说理层层深入,使用方有所本,制方有所宗,颇为临床家所重。该书问世后,迅速被日本、韩国翻译出版,流传海外,是当代最具影响力的中医学术专著之一。

1995年,他将《中医治法与方剂》和《中医病机治法学》二书精粹集于一体,仍以《中医治法与方剂》名,意在济世利人,使学者不致因书分而识乱,道歧而羊亡。

全书基本特点仍是方随法施,法因证立,证系于五脏。读是书者,只要抓住脏腑病机这个中心,去求法、求方、求化裁,便能举一纲而万目张,处疑临怪,应变无穷。

此书分上下两篇,总论所列三章,分别论述病机、治法、方剂的不同学术本旨和三者间的内在联系。各论以五脏为核心分成五大系统,每一系统成为一章,加上两脏同病,共计六章。每章均按生理功能及其相关结构分节,探讨发生病变时的致病机理;再据病机探讨治法,并举成方为例,使治法成为有形可征的实体;每方均按据证析理、据理立法、依法释方程序阐述方义,突出理法方药间的联系。

全书包括148条病机,148种治法,622首正方,190首附方,虽未能囊括一切病机和展示一切治法与方剂结构,但已大体反映了五脏病变的病机、治法梗概。

五脏生理功能各具特性,五脏病症的治疗原则亦各不相同:肺主气,宜宣降;脾胃主纳运,宜升降;肝藏血、泌胆液,宜疏调;心藏神,主血脉,宜明通;肾藏精,主水液,宜藏化。

五脏生理功能都与气血津液的生化输泄有关,反映了五脏宜通的共性。

根据五脏的个性和共性去分析病机、治法、方义,可以一目了然,所以五脏宜通也就成为分析病机、治法、方义的主导思想。

每一病机都是病因、病位、病性三者的综合反映;包括了五脏功能的盛衰,筋脉经隧的弛张,气血津液的升降出入和盈虚通滞;揭示了定位、定性、定量三个方面的病变本质;体现了以脏腑生理病理为经,病因辨证、八纲辨证、气血津液辨证为纬的结构,每一治法均以病机为其理论依据,以消除致病原因,调理脏腑功能,疏通、补充、固涩气血津精,柔和五脏经隧四个方面以阐述治法原理。揭示组方规律,力求思路清晰,易于掌握。

在分析各脏病机时,提出了一些新的见解。

一是肺的宣降功能可以协调和制约其他脏腑,故称肺为相傅之官而司治节之权。

二是脾胃各自代表消化系统虚实两个侧面,亦即实则阳明虚则太阴之意。

三是肝的疏泄功能统管气、血、津、液、精五种基础物质的运行调节,是因五脏经隧均由肝系筋膜构成,少阳三焦膜原由筋膜延展而来,是津气升降出入之路。经隧稍有弛张改变,就会引起气血津精输泄失度。

四是经隧可见松弛、挛急、硬化、破损、增生五类病变,其中挛急约占十之七八,五脏经隧挛急皆从肝治,故《素问·脏气法时论》谓:"肝苦急,急食甘以缓之。"

五是少阳三焦包括膜原和腠理两个组成部分。表里上下无处不有,是联系五脏六腑四肢百骸的组织,是津气升降出入的通道,它和心系的脉络存在于一切组织之中,构成了气血津液升降出入之路。

六是手厥阴心包实际是指大脑的功能,并非心外包膜。

七是肾的气化功能涉及气血津液精各种基础物质的生化输泄,气血津精是五脏功能活动的物质基础,一旦亏损都要影响肾脏,所以五脏之伤穷必及肾。

八是五脏之间的生克关系，是以气血津液的生化输泄与盈虚通滞为纽带。只有肝木克土、水不涵木，涉及肝系筋膜。

九是五脏六腑宜通的生理特点。

十是气血津液精有不通、太通、亏损三种病理改变。

上述提法，有的是在前人基础上加以总结或发挥，有的则是他个人的独特见解。

吾师一生研究病机、治法、方剂，自著、主编、参编中医著作七部，共二百余万言，堪称洋洋大观。其中，《中医病机治法学》《中医治法与方剂》是他以一人之力，呕心沥血而成的专著。

《中医病机治法学》在 1988 年由四川人民出版社出版，1991 年被译成日文在日本出版，后又在日本国内的医学杂志上连载。

《中医治法与方剂》迄今在国内已发行近百万册。第三版，由我校韩国留学生徐文俊译成韩文，已在韩国正式出版。但他并不以此为满足。他在三版《中医治法与方剂·前言》中说："只要我还一息尚存，便抱定锲而不舍的信念继续研究下去。"现该书已经连续出了五版，每一版都有不少内容上的修订和充实。真是志士暮年，壮心未已，不能不令人肃然起敬！

五、刚直不阿　仁爱不矜

吾师自幼受中华传统教育甚深，始终信守孝悌忠信、礼义廉耻等儒家道德规范。体现在具体生活中就是：

热爱事业，忠于职守——数十年兢兢业业地坚守在自己的本职工作岗位上，无论多么劳苦，多么清贫，都无怨无悔地为中医学术发展尽自己的一份心力。

尊敬长者，爱护晚辈——对家乡父老、学术前辈恭敬有加，对青年学子，则鼓励其青出于蓝而胜于蓝，早成材，快成材,成大材。

言出必行,以诚取信——无论是学生还是患者,凡有求于他,只要是他力所能及的,他都会慨然允诺,而且尽自己最大努力去兑现自己的诺言。

仗义执言,敢说敢为——他生性刚直,喜怒必形于色,强烈主张当为者,要不畏权势,勇敢执着地去做;不当为者,决不见利忘义,胡作非为。无论是对上司或是学生,凡错误的东西,绝不阿附,绝不姑息,必厉声相向,严辞抨击。对贪赃枉法、徇私舞弊、不公不平之人之事,尤切齿痛恨,无论其位有多高,权有多重,他都会奋不顾身地怒声谴责,直面抗争。在日常生活和课堂教学中,一有机会,便指点江山,激扬文字,忧愤之情,溢于言表,不时流露出廉洁奉公、嫉恶如仇、舍生取义的凛然正气,确是神峻气烈、铁骨铮铮之士。

谦虚谨慎,礼貌待人——与其刚烈性格形成鲜明对比的,是他对同道、同事的谦恭揖让和对患者的无比仁爱。

在学术研究中,既不妄自菲薄,更不妄自尊大,提倡多向别人学习,多向古人学习,在与人相处时,总是处处为别人着想,宁可委曲求全,绝不损人利己。

他视儒家礼教为中华文明的宝贵遗产,不仅自己努力学习,忠实继承,还积极倡导以儒家道德标准对全社会进行广泛的思想品德教育,让人们知礼而乐道,在渴求物质生活得到改善的同时,也追求高雅精神生活和科学文化进步。只有这样,一个民族的进步才能水有源,树有根,常盛不衰!

在临床上,他对所有患者一视同仁,从无高低贵贱之分,无不尽心诊治。遇绝望者,则热情鼓励;遇悲愁者,则温情抚慰;遇贫弱孤残者,则或免收诊金,或助以药资,或上门服务。义风高扬,每令患者感激涕零,俯身拜谢。遇此情景,他总是仓皇挽扶,款款送别,万千感慨,尽在摇头叹息之中。遇有以财物相酬者,他必固辞不受。

如:一老妇患慢性肾炎多年,微薄积蓄耗尽,1994 年 8 月病情复发,因无力支付住院费用,待毙家中,后求治于吾师,吾师慨然允诺,每次步行数里前往诊治。因其面色苍白,舌淡,脉结代,吾师先后以炙甘草汤合真武汤化裁治疗月余,使患者得以康复。其间凡数往返,虽烈日、风雨,绝无懈误。且未收取患者分文诊金。患者全家感激不已,每逢节日,必举家前来吾师家中拜望。

再如:王某,52岁,1985年4月3日因急怒倒仆,不省人事。经某医科大学附属医院住院抢救脱险后,遗留右半身不遂,头部沉重昏痛,检查诊断为脑血管痉挛,住院2周无效。转入某医疗机构续治2周,仍无效。5月初求治于吾师,吾师以黄芪120g、当归10g、川芎10g、白芍60g、红花10g、桃仁12g、地龙30g、附片30g、干姜10g、白术12g、茯苓15g、牛膝30g、葛根40g、全蝎10g治之,水煎服,1日1剂。服10剂后,头痛愈而颈痛难忍;续服10剂,颈痛止而腰痛甚剧;再服6剂后,腰痛霍然而愈,诸症尽解。为对其精湛医术表示酬谢,患者登门以千元酬谢,虽苦苦剖白意出至诚,吾师终不肯受。

即使在物欲横流的今天,他仍一如既往,安于淡泊清贫,洁身自爱,晚节自珍。慕其医术医风,自费前来向他学习的青年中医,累计不下数百,他仍是一文不取,而且毫无保留地把自己的宝贵经验倾囊相授。他常说:青年是社会的未来,也是中医事业的未来,如果没有一大批有志于中医事业的青年中医迅速成长,中医就不可能有辉煌未来。如果中医事业都衰落了,区区一点个人经验又有何存在价值?只有把个人经验传给下一代,让他们去继承,去发扬,才能真正起到长江后浪推前浪,促进学术不断进步的积极作用。一个中医专家的高远眼光,博大胸怀,坦露无遗。亮节高风,堪为后学师表。

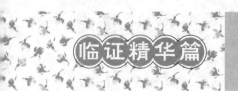

临证精华篇

　　吾师数十年来,教学不怠,笔耕不歇,临床不辍,有效地促进了理论与实践的紧密结合。正是这种结合,赋予了他极其生动活泼的临证思维。当他用这样的思维去解决那些人多叹莫能为的疑、难、顽、怪临床问题时,创造了不少拯危济困、起沉救死的奇迹,给我们留下了永久的思索和永远值得珍视的经验。由于他在学术上特重肾命之阳,因而其所论病症以虚寒为多,其治疗经验的突出特点是尤长补火益元。

一、咳嗽诊治经验

　　俗语有云:"咳嗽,咳嗽,医家的对头。"足见咳嗽一症,看似寻常,治疗却颇为棘手。

　　今世之医,治咳多用"止嗽散",或毕集款冬花、紫菀、马兜铃、矮茶风、枇杷叶等止嗽药于一方,进行饱和轰炸,强权镇压,结果逼而生变,往往适得其反,不仅咳反加剧,而且生出胸闷气紧、声嘶咽痛、身重腹胀,甚至咳血水肿等变证来。

　　吾师痛斥其非,认为这是中医理论失于发扬之大不幸。

　　他指出:治咳之真诀,只在《内经》、《伤寒论》、《金匮要略》中求之便可获得。《内经》论咳嗽之总纲,《伤寒论》论外感之咳,《金匮要略》论内伤之咳,述症种种,归于治要,只在"气"、"津"二字上下工夫。他把咳嗽分为新咳、久咳、积年老咳三类论治,既简明扼要,又行之有效。

新咳:多为外感六淫所致,诊断时务必辨明感邪性质,但无论感受何种邪气,其基本病机均为肺气郁闭。所以,治疗时只要祛邪开郁,畅通其邪路,宣通其肺气,自能不治咳而咳自止,不止嗽而嗽自宁。若强为抑敛,肺失宣通,邪无出路,必生变端。凡外感初起,大多都不同程度地兼有风寒之邪,故吾师凡治外感初期咳嗽,用辛凉之剂亦每兼三拗,以宣通肺气。

久咳:特指外感愈而嗽不止,历时逾月者。多为早服、过服凉遏或滋补之剂,致令肺气郁闭,水津不布,五经不行,久而郁于膜腠,肺失清虚使然。其基本病机为气滞津郁。治疗时唯调气行津是务,畅已郁之气,行已滞之津才是正法。只有气津流行,膜腠和柔和利,肺的宣降之机才能恢复正常,咳嗽才能根除。吾师治此,多以小青龙汤、苓甘五味姜辛半夏杏仁汤获效。亦有火郁、湿郁、津伤者,又当针对不同病因、病性、病机而调治之。

积年老嗽:五脏六腑皆令人咳,不独肺也。此类咳嗽,或为久病大病之后,脏腑受伤,波及于肺而致;或为久咳不已,津凝膜腠,气隧挛急而发。久咳所致者,治宗久咳法。脾虚生痰而咳者,六君子汤治之;肝郁气滞而咳者,小柴胡汤治之;心阴亏损,心火灼金而咳者,天王补心丹治之;肾阳虚衰,寒水不化,上射肺金而咳者,真武汤治之……总之,能辨脏腑寒热虚实治之,则久咳可愈,老嗽可除。

【病案讨论】

表闭咳嗽案

方某,女,19岁。1993年4月2日,以咳嗽4天前来吾师处就诊。

自述:4天前感冒发烧,咽痛咳嗽,自服抗病毒冲剂、蛇胆川贝液、青霉素片、喉炎丸等药退烧,但咽痛未减,咳反加重。

问诊:咳嗽胸闷,咯痰不爽,口鼻气热;闻诊:语音重浊,咳声不扬;望诊:舌红,苔薄黄而润,咽部充血黯红;切诊:六脉浮紧而数。

诊断:感冒咳嗽。

辨证:表寒里热。

治法:解表清里。

方药:三拗汤化裁。

麻黄10g　杏仁15g　生甘草10g　金银花15g　连翘15g　大青叶15g　板蓝根15g

上方水煎服,1日1剂。

服1剂,咽痛减,咳声响亮,咳吐黄稠痰。原方加桔梗10g,续服2剂,痰净咳止,咽痛亦愈。

讨论:

[1]　咳声不扬,语音重浊,是感受风寒之邪的特异性症状,具有重要辨证价值。口鼻气热、六脉未静,是前服寒凉,里热郁闭明证。以三拗之辛温发越,开宣表卫,以银、翘、大、板之辛凉清解,消除里热,表卫开则肺气宣通,里热解则肺气清宁,故不止咳而咳自止。

[2]　本案属表寒里热之证,单纯清里则愈清表愈闭;单纯温散则愈温散里热愈炽。顾此失彼,非寒温并用,表里两解,难收全功。

阴虚久咳案

侯某,男,44岁。1992年5月11日,以咳嗽4个月前来吾师处就诊。

自述:4个月前患感冒咳嗽,经中西医治疗,感冒愈后咳嗽不止,遂自服止咳中成药多种,未见效。

问诊:咳嗽多发于夜半或穿衣脱衣之时,咳时气息奔涌,须连咳数声,有泡沫痰少许,咳出时方止;望诊:形色无大异,舌红,苔薄黄乏津;切诊:六脉沉弦。

诊断:咳嗽。

辨证:阴伤肺燥。

治法:养阴润肺。

方药:百合固金汤加减。

熟地20g　生地黄20g　天冬20g　麦冬20g　浙贝母10g　百合30g　玄参15g　怀山药30g　枇杷叶15g　杏仁15g　生甘草10g

上方水煎服,1日1剂。

服1剂后患者来告:病转增剧,终日咳嗽不止,未及一日,胁肋咳痛。

二诊:舌转水滑,咳声重浊,余无大异。

辨证:寒郁气滞。

治法:温肺化饮。

方药:小青龙汤。

麻黄15g　桂枝15g　细辛8g　法半夏15g　生姜30g　白芍15g　五味子10g　甘草10g

上方水煎服,1日1剂。

1剂未尽,咳大减。连服3剂,诸症悉愈。

讨论:

[1]　本证咳而气涌,咳声连连,舌红苔薄乏津,逼似久咳阴伤肺燥兼余热未尽之证,故初诊致误。阴伤肺燥而兼郁热之证,脉当数,今反沉弦,加之服前方增病,是知真相在脉而不在舌与症。舌、症所见实则气滞津凝,气欲宣而不能,津欲散而不得之征,参考服药反应,以脉为主证,断为肺气失宣,痰饮凝滞,故改投苦辛、苦温之剂而效。

[2]　本案提示,凡服看似对证方药而病增者,尤其应当严肃反思,有服药后邪正剧争,机体欲祛邪外出而暂时加重者,此佳兆也;有药不投病而或伤伐无辜,正气衰损,或引邪深入,助其鸱张之势致加重者,此坏兆也。又当详察舌脉,求其真情,以免误人自误!

寒饮喘咳案

王某,男,25 岁。2004 年 8 月 13 日,以气喘、咳嗽反复发作 10 年,前来吾师处就诊。

自述:10 年前曾患感冒,咳嗽、气喘,服用西药后症状消失。但此后气喘经常复发,从未痊愈。

问诊:大学毕业后到部队工作,每天早晨操练则气喘有声,喘鸣声音特大。饮食、二便均正常;望诊:形体适中,面色略黯,舌质淡胖有齿痕,苔薄白水滑;切诊:六脉沉弦。

诊断:喘咳。

辨证:寒饮气逆。

治法:温肺化饮,降气平喘。

方药:小青龙汤合三子养亲汤加减。

麻黄 10g　　桂枝 15g　　细辛 6g　　白芍 15g　　干姜 15g
半夏 15g　　五味子 15g　　甘草 10g　　厚朴 15g　　杏仁 15g
苏子 15g　　白芥子 15g　　莱菔子 15g

上方水煎服,1 日 1 剂。服药 5 剂无明显好转。

二诊时,改用小青龙汤合五苓散温阳化饮,宣肺降逆。

麻黄 10g　　桂枝 15g　　细辛 6g　　白芍 15g　　干姜 15g
半夏 15g　　五味子 15g　　甘草 10g　　厚朴 15g　　白术 20g
猪苓 20g　　茯苓 20g　　泽泻 30g

上方水煎服,1 日 1 剂。服药 10 剂无明显好转,仍用原方继续服用,服到第 15 剂时,大便一日二三次,清稀如水,来电话询问是否继续服,询问病人无任何不适,嘱其坚持服药,当服至 20 剂时,晨练已无任何不适现象,3 个月后随访,没有复发。

讨论:

[1]　此证最初是因肺受寒邪,不能敷布津液,壅阻于肺,导致肺气宣降失常,所以咳嗽、气喘。予以西药治疗后,虽然症状暂时得到控制,但之后动则气喘,长达十年之久,反映肺

气郁闭较重,三焦气化失常,体内痰浊水饮始终得不到有效化解,久而影响脾肾两脏功能。故宜肺脾肾三脏同治,在上有麻、桂、细辛、五味宣肺降逆,中有姜、夏、术、朴温中消痰,下有二苓、泽泻利水渗湿。选用小青龙汤合五苓散是治疗肺失宣降、寒饮内停的最佳方剂。

[2] 该病例有两点启示:一、病人要有信心,如果病人服上十剂八剂无效停止服药,即使治疗方案无误亦不能愈疾;二、医生要有信心,一旦诊断准确,要坚持守方,不要改弦更张。如果服上十剂八剂无效改投他方,则前功尽弃。

二、顽固性呕吐诊治经验

呕吐反胃,是临床常见症状之一,其形成机制主要是中焦升降失调,胃气上逆所致。胃气之所以上逆,又是五脏气机升降出入失调,津液运行受阻,从少阳三焦内入于胃,或饮食直接阻碍中焦升降之机,引起胃气逆而不降的结果。所以呕吐是脏腑功能失调,津气运行不畅互为因果的病理改变。病位虽在中焦,病机却关乎五脏,形成浊阴不降的机理。

吾师将临床所见呕吐,归纳为下述八种。

一是中焦虚寒,胃失和降;二是温热疫毒,侵犯胃肠;三是食积阻滞,胃失和降;四是浊饮停聚,逆而不降;五是肠道壅滞,浊阴上逆;六是风寒之邪,内侵胃腑;七是气化不行,水逆犯胃;八是肝胆有病,横逆犯胃。

由此可见,肺脾肝肾功能异常,津气失调,均可导致呕吐。临证之际,应当谨察上下内外,分析升降出入失调原因,才能深刻揭示致呕本质,明辨证性,据证施治,才能获得良好效果。

胃气上逆之证,有寒热之分,虚实之异,临证组方不可不审。

寒证呕吐,常兼脘腹疼痛,喜热恶凉,舌淡苔白,脉象沉紧,宜选吴茱萸、丁香、砂仁、半夏等温性降逆药物与干姜、桂枝、附子等同用,以温中降逆,方如砂半理中汤。

热证呕吐,以食入即吐,烦躁口渴口苦,舌红苔黄,脉象弦数为主症,当用竹茹、代赭石、半夏等降逆药与黄芩、黄连、石膏、芦根等清热药配伍以清胃降逆,方如蒿芩清胆汤。

虚证呕吐,尤为常见,应当选用人参、白术、茯苓、炙甘草等益气健脾药以补土安中。如治虚寒呕吐的砂半理中汤,治虚热呕吐的竹叶石膏汤,治单纯脾虚呕吐的六君子汤,都属于这种结构。

呕吐轻浅之证,治疗不难,所难者在顽固性呕吐。所谓顽固性呕吐多指呕吐时间较长,历久不愈,多方治疗,百药无效一类。

吾师提示:此类呕吐在病理上常常有其特殊性,诊断上应重点考虑三个方面的问题。

一是中下焦是否有实质性阻滞?二是实质性阻滞的性质是什么?三是非实质性病理改变者的病理机制是否特殊?

有无实质性阻滞在治疗上差异甚大,无实质性阻滞者,属气机上逆,调其气机升降则呕吐自止。有实质性阻滞者还应当进一步明确其病理性质,是食?是痰?是瘀?还是肿瘤类占位性病变?以便对证治疗,或消或导,或攻或破,或手术,去其实则气自顺,气顺则呕吐自然消除。

有实质性病理阻滞,且由痰瘀毒结聚而成癥瘕痞块者,以及虽无实质性病理阻滞,但病机错综复杂者,都易形成顽固性呕吐。

有实质性病理阻滞者,一旦病理性质查明,治疗方向也就明确了,措手还不是十分困难。至于疗效如何,则取决于病程长短、病位浅深、病情轻重、治疗是否及时、正确等多方面因素,而非医药之一端。

最难措手的是虽无实质性病理阻滞,但病机错综复杂者,因病机错杂,头绪纷乱,难以准确把握其核心病理环节,故治疗方向难明,疗效难以预期。今日之临床惯例,多不辨证求因,循因论治,而是简单地以镇坠降敛之剂治之,幸中则皆大欢喜,不中则方向迷失,误人最深!

吾师指出,对这类病证,最重要的是通过详析病机,把握病变的关键环节,才能拟订出真正有效的治疗方案。也就是说,无论何种原因造成的呕吐,诊治之要,都贵在审证求因,然后从容论治。识不明则治不精,若盲目施治,不仅治难见效,而且有可能越治病情演变越复杂,给后续治疗造成极大的破坏性影响。

【病案讨论】

胆火犯胃呕吐案

四川农学院某藏族学员,男,21岁,1975年12月22日晚八时,因呕吐3个月不愈邀请会诊,当时吾师正好赴雅安四川农学院畜牧兽医系研究班讲课,巧遇应邀。

自述:自开学之初即呕吐不能进食,已逾3个月,其间服中西药多种皆无效。

问诊:呕吐每日二三发,发则剧烈呕恶,吐涎,黄白相间而苦,大便略干,小便微黄。望诊:体质壮实,精神尚佳,舌红,苔黄少津,不甚厚。切诊:六脉皆弦而左盛于右。

诊断:呕吐。

辨证:胆火犯胃。

治法:泻胆和胃。

方药:大柴胡汤化裁。

柴胡10g　大黄5g　黄芩10g　芍药10g　枳实10g
半夏15　生姜5g　芦根30g

上方水煎服,1日1剂,一服呕止,尽剂痊愈。

讨论:

[1]　患者体质壮实,别无他恙,当是水土不服,导致胃部痉挛,气逆不降所致,虽历时3个月,但由于形、神、脉、症皆无虚象,故仍为实证无疑,断不可为久病多虚之说所惑。

[2] 患者生活于高原地区,多食乳酪肉类,素体多湿热蕴结,本案舌红苔黄,脉弦而左盛于右,更是胆经湿热郁滞,郁久化火犯胃之明证,大柴胡汤中柴胡、黄芩清热疏肝,可令肝气不郁,芍药、大枣柔肝缓急,可舒胃部之挛;枳实、半夏、生姜下气降逆,可使上逆之气下行;大黄泻下通腑,可使腑气顺降,全方兼顾上下,旁及肝胆,用治胃因肝克之呕,可谓面面俱到。邪热郁久化火伤津,更兼呕吐亦致津伤液耗,加重胃失和降病机,故加芦根生津和胃,辨证用药,如丝入扣,故效如桴鼓。

三、慢性腹泻诊治经验

慢性泄泻原因甚多,而机理不一,尤其应当详加鉴别。临床所见,疫毒侵肠者有之,食积阻滞者有之,脾不运湿者有之,肾失气化者有之,脾虚肝克者有之,滑脱失禁者亦有之。

今日临床所见,疫毒侵肠、食积阻滞两证相对较少,其他四种证型较为多见。

有明确的饮食不洁、饮食失调病史者,多见疫毒侵肠、食积阻滞二证。老人及大虚之人,多见肾失气化、滑脱失禁二证。中青年或体虚不甚之人,多见脾不运湿、脾虚肝克二证。

病情一旦转入慢性,则病程相对较长,在长期的病情进展中,一方面,气液日渐耗伤;另一方面,脏腑气化日渐减退,气血津液化生不力,二者同时存在,互为因果。所以无论何种证型,都不同程度地兼有正虚的一面,病程愈长,正气愈耗,正虚的矛盾也就逐渐上升,直至成为主要矛盾。

慢性腹泻的共性病机是正虚邪陷。针对这一病机特点,治疗当扶正与祛邪并施,才能正渐复而邪渐退,以收完美疗效。倘一味祛邪,则正愈耗而邪愈陷;若单纯扶正,则正未盛而邪先闭,都是事与愿违。

今日医林之下,最严重的问题是,不辨邪正虚实,大剂量给予收涩剂,使正不能复,邪气又闭,遗患无穷!

吾师在治疗本病时,只要正虚邪陷病机存在,在大多数情况下都采用扶正与祛邪并重的方法进行治疗,用方多以葛根汤为首选,然后再相其病机转化特点,灵活加减化裁进行调治,大多都能收到较圆满的效果。

【病案讨论】

寒郁气陷泄泻案

李某,男,42岁。1994年4月2日,以腹泻2年前来吾师处就诊。

自述2年前曾患感冒,愈后大便次数增多,每日五六次,每天晨起、饭后、活动量较大时即欲入厕,急不可待。曾经中西医多方治疗,效果不佳。

问诊:腹不胀不痛,泻下溏薄,无稀水,无黏液,无酸腐臭气;望诊:舌色正常,苔薄白泛津;切诊:六脉细而微弦。

诊断:慢性腹泻。

辨证:寒郁气陷。

治法:散寒开郁,提气升津。

方药:葛根汤。

葛根40g　麻黄10g　桂枝15g　白芍15g　炮姜10g
甘草10g　大枣20g　红参5g

上方水煎服,每日1剂。二诊时每日解便减至2次。效不更方,续服3剂,2日1剂。两年腹泻,半月痊愈。

讨论:

[1]　本案辨证要点在苔白、脉弦细。

[2]　细审患者脘腹不胀,不是湿滞中焦、升降失调的藿香正气散证;大便次数虽多但不清稀,不是脾不运湿、清浊不分的胃苓汤证;久泻而便无黏液,腹亦不痛,不是疫毒秽浊侵犯胃肠,久病正虚而余邪未尽的乌梅丸证;急欲如厕但不后重,大便不畅,亦非肠道失禁的真人养脏汤证;大便不酸腐,不是饮食积滞的保和丸证;泻下并非腹痛而后作,又非痛泻要方

证。晨起属阳气升发敷布之始,饭后为阳气内运气化之际,当升不升,当运不运,反下趋为泻者,是因本案继发于感冒之后,属寒邪束表,津气出入受阻,由少阳三焦内归肠胃,津气陷而不升,内郁而不能外达,发越内攻,肠道蠕动增强所致。

[3] 用葛根汤治疗本病,意在以麻、桂、姜开解表卫气机,以恢复津气升降出入,使郁者自伸;以葛根升发清阳,以促其下趋之阳气布张于上;枣、草、芍药安中缓急,以解肠道蠕动之急迫,加人参益气健脾,升清托邪,共奏开郁升清缓急之功以获效。是逆流挽舟、柔肝缓急法的灵活化裁,生动体现。葛根汤出自《伤寒论》,特为"太阳与阳明合病,必自下利"而设,本案并非太阳与阳明合病证候,而仍以此方取效,由此可见,柯琴所谓"六经为百病立法"之论确是至理名言,治伤寒方亦可治杂病,其运用要点总在病机相符。

[4] 以减缓肠道蠕动释白芍、大枣、甘草功效,不仅考虑到了津气升降出入,而且虑及了组织结构的弛张运动,可谓缜密无遗。仲景葛根汤治寒郁伤阳、津气不升之腹泻,与喻昌之人参败毒散有异曲同工之妙。

喻氏之方在散寒解郁、提气升津方面确能体现仲景学旨,且于益气扶正方面有卓越发挥,但柔肝缓急一端,却未及仲景方布局周密。

感冒继发腹泻,历月经年,久久不愈而成痼疾顽症者,并不少见,究其因,则一在患者正气盛衰,二在医者治疗不当。或清热利湿,或芳香化浊,或健脾行水,都丝毫没有触及问题的本质。

此类泄泻是以寒郁气滞,表卫阳气不能伸张为矛盾焦点。人体津气升降与出入密不可分,表卫阳气不伸则出入功能障碍,出入障碍则体内清阳不能布张而升降亦必紊乱,主要是升之不及。升不及则降必过,清浊并走于下,发为泄泻。寒郁气滞,表卫阳气不能伸张的病机一日不解,正常升降一日不能恢复,泄泻终不可止。治此散寒开郁,升阳达表,调其出入则升降自复,不利湿则湿自去,不止泻而泻自止。

四、老年性便秘诊治经验

《灵枢·天年》云:"五十岁,肝气始衰,肝叶始薄,胆汁始灭,目始不明;六十岁,心气始衰,苦忧悲,血气懈惰,故好卧;七十岁,脾气虚,皮肤枯;八十岁,肺气衰,魄离,故言善误;九十岁,肾气焦,四脏经脉空虚;百岁,五脏皆虚,神气皆去,形骸独居而终矣。"

古人根据长期生活实践观察研究得出的上述结论表明,一般人在五十岁后便开始进入老年期,伴随年龄的继续增长,五脏六腑的功能日益衰减,气、血、津、液日益亏损,老年性多发病亦随之产生。便秘即是老年性多发病之一种。

吾师指出:老人便秘较青少年的大便秘结,大多有着本质区别,发生于青少年的以实证、热证居多,其症不仅排便困难,而且异常干结,并兼有其他火热之证;而发生于老人的,则以虚证、寒证为多。

治疗老年虚寒性便秘,不能轻率妄投枳、朴、硝、黄,峻攻蛮下之剂,徒令津气大伤,愈治而愈秘。吾师总结多年临床历验所得认为:老人便秘尤以气虚、血虚、阳虚、气郁四者为多见。

气虚而秘者:病变中心在脾肺两脏。脾虚则肠道气机推动无力,肺虚则肃降之机衰减,故平素多有自汗、易汗、心累、短气诸症,排便时多有肛门迫坠感,大便多不甚燥结,舌多胖润,脉多细缓无力。吾师指出:治此不仅不能妄用通下,而且要塞因塞用,以益气举陷法,助其推运之力,行其肃降之机。

血虚而秘者:病变中心在肝,肝藏血,主调节全身血量,又主疏泄,五脏六腑之功能活动,皆受其调节。虚则五脏六腑失养,肠亦失其濡润,脏腑功能呆滞。故此类患者平素多唇、舌色淡,面白无华,心悸健忘,头晕目眩,失眠多梦,六脉皆细。

临证精华篇

吾师指出:治此当养血、滋阴、润肠为宗旨,断不可更行通下以竭夺其阴津。即渗利之品亦在禁忌之列。

阳虚而秘者:病变中心在肾。肾藏真阳,主气化,司二便。肾阳虚则气化不力,津液凝滞,肠失濡润而发为便秘。阳虚便秘多兼口淡纳呆,形寒肢冷,心累神倦,舌胖苔润,脉细而沉。大便多先硬后溏,硬便结粒如羊屎。治当温阳化气,以促进肠道阴凝解散,津液流行。若误用苦寒攻下,则愈下阳气愈伤,阴凝愈甚。吾师治疗这种便秘,常用真武汤合当归补血汤获效。

气郁而秘者:病变中心在膜腠,膜腠根系于肝,故与肝也有密切联系。膜腠三焦为津液流行之道路,元真通会之处所。所谓"元真通会",其实质可能既包含脏腑间的气血津液流通,又包含脏腑间的信息传递。膜腠郁闭则津液不行,脏腑信息传递迟缓,肝主疏泄的功能不能充分发挥,而使得肠道气滞津郁,发为便秘。气机久郁不能伸张,与脏腑元气虚衰也密切相关。本证常见胸胁痞满、口苦咽干、心烦失眠、脉细而弦等症。治当疏郁行滞,攻下、温补皆非所宜。吾师以小柴胡汤治此,其效如神。

【病案讨论】

气虚便秘案

吴某,男,63岁。1993年10月24日,以便秘4年,前来吾师处就诊。

自述:近4年多来,排便一直不畅,每次登厕,小腹肛门均感十分胀迫,但却解出不多,大便呈细条状,先硬后软,排出却异常费时耗力,解后仍有便意。曾自服上清丸、黄连素无效。亦曾投中医治疗,医以通下、润下之剂治之,疗效仍不显著。

问诊:青年时曾患空洞型肺结核,愈后一直心累短气,动则汗出;望诊:形瘦,面灰青,舌胖苔润;切诊:六脉皆软弱无力。

诊断:便秘。

辨证:脾肺气虚。

治法:益气举陷,佐宽肠行气。

方药:补中益气汤加枳壳。

升麻 10g　柴胡 10g　红参 15g　黄芪 30g　当归 6g
白术 15g　陈皮 10g　炙甘草 5g　枳壳 15g

上方水煎服,两日 1 剂。服 1 剂,解便时腹胀肛坠感消失,排便不甚费力,心累气短亦大有好转。原方续进 3 剂,诸症悉愈,精神倍增。嘱以补中益气丸再服 1 个月以巩固疗效。

讨论:

[1]　补中益气汤有升无降,加枳壳宽肠下气,改变了原方单向作用特点,建立了升降相因的双向作用机制,于调理肠道气机,令其健运而又畅快,更又助益,可提高通滞疗效。方中之参唯选用大补元气之人参,才能收到最佳疗效,党参、沙参断难取代。

[2]　本案患者曾患肺痨多年,是年少即气血大伤,此种大病所造成的损伤,常伴人终身,很难彻底修复。临床愈后还当长期调养,调养之法以补土生金兼填补精血为主。

血虚便秘案

齐某,女,52 岁。1993 年 4 月 10 日,以大便秘结 2 年,前来吾师处就诊。

自述:2 年前月事断绝,自此大便亦秘结难解,燥硬异常,每次解便必致肛周皲裂,造成大便血染,且痛不可忍。

问诊:曾服果导片,麻仁丸等药,疗效短暂,眼干而胀,失眠头晕,烦躁易怒;望诊:唇舌淡而乏津;切诊:六脉细数。

诊断:便秘。

辨证:血虚肝郁。

治法:养血疏肝润肠。

方药:一贯煎加减。

熟地黄 20g　枸杞 30g　当归 10g　沙参 10g　麦冬

15g　菊花 10g　薄荷 10g　桃仁 15g　怀牛膝 15g　柴
胡 10g

　　上方水煎服,1 日 1 剂。一服便燥减,尽剂而肛血止,连
服 8 剂,诸症悉愈。

　　讨论:

　　[1]　本案女性患者,年过五旬,阴血已枯,从其月事断绝
即可窥见端倪,更有舌脉相印证,则血虚肝郁之证确立。此类
更年期女性患者的气机郁滞病机最难根除,愈后复发率甚高,
欲求疗效相对稳定,还须长期调摄,调摄之法,贵在创造良好
的生活环境,以确保其情志舒畅。

　　[2]　血虚肝郁,郁而生热,故烦躁易怒、眼干而胀,此与
便秘肛裂病机同一,不可以苦寒降敛增其凝滞,而应以养血为
主,佐以清轻之品疏解其气郁即可。本方加菊花、薄荷、柴胡
意即在此。方中加桃仁意在活血润肠,增其流动之性;去川楝
子,则在除全方苦寒之品,以利阴血化育而行。

阳虚便秘案

　　苏某,男,66 岁。1992 年 3 月 13 日,以大便秘结 10 余
年,前来笔者处就诊。

　　自述:近十多年来,大便先硬后溏,硬者呈羊屎状干硬小
颗粒,坠池有声,排出十分困难,每努责至肛裂而不下,时用手
指抠挖始能松动脱落。此种硬便解出数十粒后,便转溏薄。
曾投医数十,或施以苦寒,或施以柔润,虽取快一时,但停药即
发,且愈发而其结愈甚。

　　问诊:青年时头面生疮,体小色紫黯,先后服清热解毒药
数百剂,中年时右肩关节冷痛甚剧,经西医封闭疗法治愈,便
秘亦常发生,但症状不甚严重,余无特殊病史;望诊:面苍形
瘦,精神委顿,舌黯而胖,苔黄厚而润;切诊:六脉细数无力。

　　诊断:便秘。

　　辨证:阳虚寒凝。

治法:温阳化气。

方药:真武汤加桂枝。

制附子30g_{先煎1小时}　白芍20g　白术20g　生姜10g
桂枝10g

上方水煎服,1日1剂,连服3剂。1剂尽,大便球解如驴粪,3剂尽而苔退脉起,津回便畅成条。二诊时上方去桂枝,加黄芪30g,当归15g,2日1剂,以固成功。后自来相报,谓越服精神越好,遂自服30余剂始罢。

讨论:

[1]　本案与青年时过服苦寒,致阳气大伤有密切关系,问诊得其真情,中年时关节冷痛,时有便秘发生即已渐成阳虚寒凝之基本病机。

[2]　此证之苔黄厚并非湿热蕴结而是阳虚内有湿浊,郁久生化浮热之微,舌体黯胖,脉细无力即是明证。

[3]　寒凝日久,络脉瘀滞,故于方中加桂枝以温经散寒,通络脉之滞。寒散络通,津气流行后则增益气养血之品,以期气旺血盛。血盛则真阴得补,阳气自生,意在崇根固本。这是笔者在继承吾师学术经验期间,谨遵老师"师其意不必呆执其方"的教诲,仿照其"定眩饮"的化裁运用。

肝郁便秘案

徐某,女,47岁。2003年11月4日,以便秘数年,前来本书作者处就诊。

自述:数年来,大便或三五日一行,或五七日一行,但便质不燥,条细而涩,排出不畅,口苦咽干不思饮,两眼胀涩。

问诊:因家事烦扰,平日多心情郁闷,每生气则食欲立减,且胁下胀闷走窜,常爱叹气;望诊:舌红,苔薄黄板滞,余无特殊表现;切诊:六脉细而弦。

诊断:便秘。

辨证:肝郁气滞。

治法:疏肝行气。

方药:小柴胡汤化裁。

柴胡 5g　川芎 5g　黄芩 3g　法半夏 5g　大枣 10g
红参 10g　生姜 10g　青皮 5g　佛手 10g　藿香 15g　炙
甘草 5g　桔梗 10g

上方服 1 剂,排便即畅,患者惊喜,遂连服 10 余剂,便秘
少有复发。偶发,仍以原方服用,一服即愈。

讨论:

[1]　苔板滞、脉弦细是本病重要辨证依据。

[2]　小柴胡汤升降相因,寒温同用,补泻兼施,最能升发
三焦郁闭之气,启肝疏泄之机,助膜腠津液流行,故最能通气
郁之便秘。

五、水肿诊治经验

水肿一症与肺、脾、肾三脏关系最为密切。肺主水津敷
布,脾主水液运化,肾主水湿排泄,肺气闭郁则水津不行,脾失
健运则水液不化,肾失温煦则水湿凝聚,皆可造成水湿泛滥而
发为水肿。

吾师深刻指出:凡水肿症,气滞水停是其矛盾焦点。其形
成根源在于:或邪阻气滞,湿郁水泛,此为实;或正虚气弱,湿
潴水溢,此为虚。纯实纯虚者少,虚实夹杂,本虚标实者多。
自《金匮要略》提出"诸有水者,腰以下肿,当利小便;腰以上
肿,当发汗乃愈"后,千百年来,历代医家无不奉为绳墨,少有
会意变通者。

吾师毕生穷究仲景学理,认为仲景之所以强调发汗,是意
在启上以开下;强调利小便者,是意在因势而利导。均在示人
以法,而非囿人之思。治水当以肺、脾、肾三脏为中心,以化气、
行津、导浊为原则。仲景所出"甘草麻黄汤"、"麻黄附子汤"、
"防己茯苓汤"、"防己黄芪汤"、"越婢汤"诸方,所体现的治疗

原则和治疗点,均不离此。但每方各有专主,而非通治之方。

吾师认为:通治之方的研制,对简化治疗程序,扩大运用范围,增强疗效,均有重大价值。于是针对水肿证多本虚标实的特点,以自己的深刻理论认识为指导,仿仲景治水之法,效仲景组方之意,以麻黄细辛附子汤合五皮饮加减化裁,制得一方,名"泻洪饮",用治多种水肿,均有突出疗效。

泻洪饮组成:

麻黄 10g　　制附子 15g　　细辛 5g　　陈皮 10g　　茯苓皮 30g　　大腹皮 15g　　桑白皮 15g　　生姜皮 10g　　紫苏梗 15g　白术 10g

方中麻黄宣肺气,开腠理,通毛窍以启上焦之闭而助水津布散;附子暖命门,壮元阳以助三焦气化流行而复脏腑用清排浊之功;白术健脾除湿以助水液运化吸收;五皮行气利水,专走皮里膜外而导浊阴下行;苏梗芳香行气,亦宣亦降,既可助麻黄开启毛窍,又可助五皮直走膜腠,还可通行三焦气机而导浊下趋;细辛走窜三焦,深入命门,最能拨动肾中机窍,促进元气流行。附子得之而命门真火立壮,麻黄得之而表卫毛窍顿开,五皮得之而膜腠气液流行。全方肺、脾、肾三脏并重,扶正与祛邪兼顾,发汗与利水同施,实为治疗水肿的最佳配伍。

吾师在运用本方时,仍强调方随证变,灵活化裁。寒邪束表,表闭较甚,兼恶寒、无汗、脉紧者,麻黄增至 15g,还另加桂枝、杏仁各 15g;寒湿郁表,兼全身酸痛困重者,加羌活、独活各 15g;脾阳不运,兼纳呆、口淡、吐清水者,加干姜 15g;肾阳虚衰较甚而兼腰膝冷痛、脉微者,附子增至 50g,另加肉桂 5g、干姜 10g;水邪壅盛,形肿腹满者,加防己 10g,椒目、葶苈子各 15g,生大黄 5g。

【病案讨论】

阳虚水肿案

罗某,女,16 岁。1991 年 11 月 11 日,以全身浮肿,前来吾师处就诊。

自述：4个月前因感冒发烧注射青霉素过敏，经抢救脱险后继发水肿，经中西两法治疗4月余，毫无效果。

问诊：卧病以来，头晕，口淡，纳呆，小便短少，大便溏薄；望诊：全身浮肿发亮，皮下有波动感，肿势随体位改变移动，有如盛水皮囊；舌胖而淡甚，苔薄白滑；切诊：六脉沉而弦滑。

诊断：水肿。

辨证：阳虚湿盛。

治法：温阳利水。

方药：泄洪饮。

制附子30g先煎1小时　炒白术20g　大腹皮20g　生姜皮30g　陈皮15g　桑白皮10g　茯苓皮30g　麻黄20g　细辛10g

上方水煎服，1日1剂，连服4剂。一服之后尿量明显增多，愈服小便愈多。4剂未尽，小便量如常人，全身浮肿消退。二诊时全身皮肤皱缩，形体消瘦，食欲增加，唯下肢压之尚有凹陷，且口仍淡，头仍昏晕无力。原方去桑皮，麻黄、细辛、茯苓皮、大腹皮各减半，以干姜易姜皮，加红参15g续服10余剂而诸症痊愈。

讨论：

[1]　本案辨证要点在全身浮肿，舌胖淡而苔滑，脉沉弦。

[2]　本案系由药毒所致五脏六腑元气大伤引起，而肺郁、脾虚、肾虚为突出矛盾，故治疗以此三脏为重点。脉沉而弦滑，弦滑非热邪内郁之象，而是水邪壅遏之征，不得妄佐清解之品。二诊时水邪大势已去，而元气未复，故减利水之五皮，而加补气之人参，温中之干姜，益元培本，以绝水患。

六、眩晕诊治经验

眩晕一症，临床十分常见，以头晕目眩，伴耳鸣、恶心、呕吐,闭目静卧稍安,睁眼、运动则症状明显加剧为主要临床特点。以西医之"梅尼埃病"所占比例最大。

西医认为本病系内耳淋巴积水和迷路水肿所致。积水、水肿由何而生?至今原因未明。故仅以镇静、血管扩张、自主神经调整类药对症治疗,别无良法,疗效甚微。

吾师通过系统研究仲景治眩心法,并结合临床所见,患此证者,大多身体素质较差,肺、脾、肾三脏偏虚者尤多的特点,究明眩晕一证,多为浊阴上泛,蒙蔽清阳所致,实与西说暗相契合。

其所以然之理,在于肺主气而司宣降,虚则宣降易失而清气不布;脾主运化而升清,虚则运化易碍而清阳不升;肾主温煦而泄浊,虚则气化无力而浊阴不降。且本病多因外感六淫之邪诱发,既有正虚的一面,又有邪实的一面。昧者不识,多以"镇肝熄风汤"治之,效验者十不过一二。

本证的辨证要点为舌胖苔滑,脉弦细或紧。治疗当以肺、脾、肾三脏为中心。宜开宣肺卫以畅通表里,表里通畅则清气敷布,浊阴自散;健运中土以复升降之机,升降复则清阳上聚,浊阴下趋;温通肾气以复其气化,气化流行则浊阴自泄。三管齐下,共同体现益气通阳、解表导浊的治疗原则。

吾师以仲景五苓散化裁而成"定眩饮",全方组成:

桂枝 6g　茯苓 30g　泽泻 30g　白术 15g　半夏 20g
人参 10g　天麻 10g

方中人参补益肺、脾、肾三脏元气而振奋清阳;白术健脾除湿而布运水津;半夏化饮降逆而引流下趋;茯苓、泽泻利水渗湿而排泄浊阴;桂枝温经散寒,开宣表卫,上通肺窍,下暖命门,最能推动三焦气化流行,既助人参布张清阳,又助茯苓、泽泻化浊散阴;眩晕发作之际,烦躁呕逆并见,多兼肝阳扰动之象,故佐天麻以平肝息风。全方共奏补虚泄浊、平肝定眩之功。经长期临床验证,运用本方治疗梅尼埃病,无不效如桴鼓。

舌苔白滑而外感症状较重者,桂枝用量加倍,人参用量减半;舌红苔黄,有热象者,去桂枝,加桔梗、薄荷、淡竹叶各10g;舌苔厚腻者,加苍术、紫苏梗、藿香各15g,舌红少苔,阴虚阳亢者禁用。

【病案讨论】

气虚湿滞眩晕案

郑某,男,57岁,干部。1992年2月13日,因眩晕月余不愈,前来吾师处就诊。

自述:月前某日晨,醒来即头晕目眩,动则天旋地转,恶心呕吐,遂投西医治疗,被诊为梅尼埃病,先后给予苯巴比妥、安定、抗眩啶、谷维素等药,历时旬余,症状略有缓解,可下床行走,但总觉进展甚微,于是经患者介绍,从数百里外专程前来求治。

问诊:二便尚可,胃纳略有减少,除眩晕时呕恶不适外,余无特殊变化;望诊:精神尚佳,形体略瘦,舌苔薄白而润,中部稍厚,检视前服药方,或给予镇肝熄风汤,或给予知柏地黄汤,服药20余剂,四更医而不效。

问诊:既往并无此病史,此次发病亦无明显诱因;望诊:神气清朗,舌质正常,苔薄白润;切诊:六脉浮细而滑。

诊断:眩晕。

辨证:气虚表郁湿滞。

治法:益气解表,化气开郁。

方药:五苓散化裁。

桂枝10g　苍术10g　猪苓20g　茯苓30g　泽泻10g
紫苏15g　人参5g

上方水煎服,1日1剂,暂服1剂,以观其变。首煎服1次,约1小时后,小便畅解,量倍于常,立感神定晕止,全身轻快。

讨论：

[1] 似此如寒无寒，如热无热，似虚非虚，似实非实之证，最难辨识。苔白润、脉浮细、且年近花甲，又病发于数九隆冬均为较有价值的辨证依据。

[2] 气虚表郁湿滞，虽历时月余，但表郁不解，里气不能与自然之气相交通，必然影响气机升降，升降障碍，则五经不行，水津不布，浊阴独居于上，清阳反走于下，眩晕、呕恶、泄泻必作，故以五苓散加紫苏、人参治之。意在疏风散寒，以解表开郁；化气行津，以排泄浊阴；佐益气以壮本元而固藩篱。

七、肥胖诊治经验

人体胖瘦，长期以来，人们仅作为一种普通社会现象看待，无论是楚腰纤细掌中轻，还是唐时君臣爱膏臀，都没有引起医学的重视和深入讨论，故增胖减肥都少有成功经验可供借鉴遵循。当今之世，减肥风气日隆，一方面是因为追求形体美观念驱使，另一方面是病理性肥胖确也客观存在，而且患者数量还在与日俱增。

吾师通过长期临床观察研究，认为形成病理性肥胖的病理要素是下焦阳气虚衰。下焦阳虚，则气化不力，既不能化谷精为肾精，又不能化水津为水气，导致"脂"凝液聚，浊阴堆积，形成肥胖。

肥胖的形成，除吾师所论下焦阳虚一端外，中焦阳气亢盛，也是重要病理因素之一种。中焦为气血生化之源，中焦阳亢，则消谷善饥，食量倍于常人。食多则水谷精微摄入呈正比增加，倘若体力消耗少，则极易形成营卫堆积，发为肥胖。前者属虚，后者属实。

其临床表现，前者纳呆口淡，精神委顿，腰膝无力，肢冷便溏，舌胖苔润，脉沉细无力。后者多食易饥，两目有神，舌红面赤，二便正常，六脉盛实。由舌、脉所表现出的症状是最重要的辨证依据。

治实当以清阳明实热为主,白虎汤合增液承气汤为主方,既釜底抽薪,又凉血抑脾。治虚当以真武汤为主方,既促进气化,又利水排浊。

【病案讨论】

脾胃积热肥胖案

余某,男,5岁半。1991年7月19日,以嗜肥、体胖前来本书作者处就诊。

其母代述:此子顺产4公斤,先天禀赋颇丰。产后母乳喂养至周岁,此后即以饭食、牛乳喂养。初摄饭食即喜肉汤肉羹,至2岁时,可日食肥肉0.25公斤,3岁时食肉量增至0.5公斤,至今已食肥肉0.75公斤。三餐索要,无肉不食,强食之则干呕。5岁前家长不以为病,且以为喜,即干呕之状,亦以为顽童故作,初未经意。近年见其呕状甚剧,不似故作,始求医诊治。医以温胆、平胃、涤痰、导痰等和胃降逆,化痰止呕之剂治之,不效。

问诊:二便正常,夜卧安稳,唯口中常有秽浊之气逼人;望诊:此子形体甚丰,测其身高1.3米,体重42公斤,面色红亮,两眼精明,舌红润,苔薄黄;切诊:六脉弦滑。

诊断:肥胖。

辨证:脾胃积热。

治法:清胃泻火。

方药:白虎承气汤。

石膏30g　知母20g　生甘草20g　生大黄5g　生地黄20g　芒硝6g　玄参10g　粳米100g

上方水煎服,1日1剂。一服呕尽,尽剂肉量减半。嘱其家长对该儿限进炙炒,增食瓜果,药勿再进。

讨论:

[1] 中焦有火,消谷善饥。嗜肥亦善饥之变相。但此子先天丰足,后天强盛,身高体壮,是奇禀之异体,能食嗜肥,未

可谓病。唯无肥则呕,且口气秽浊,是中焦郁热之征,故以增液承气汤去其菀陈,滋其燥热,白虎抑其亢盛,尽剂而愈。

[2] 小儿为稚阴稚阳之体,正当生长发育旺盛之际,中焦为气血生化之源,生长发育,唯此是赖,治可杀其偏亢之势,不可灭其生发之机,故宜中病即止。

阳虚湿滞肥胖案

周某,女,26岁。1993年5月14日,以形体发胖年余,前来吾师处就诊。

自述:婚前形体苗条,重47公斤,今结婚不到三年,身体逐渐发胖,初不以为意。近半年来,动则心累气短,步履艰难,称量体重,竟达78公斤,服减肥茶月余,体重不减,症状无改善。

问诊:食量并未伴同体重一起增长,且长年肢冷便溏;望诊:面色㿠白,舌淡胖,苔滑;切诊:六脉沉细。

诊断:肥胖。

辨证:阳虚湿滞。

治法:温阳利湿。

方药:真武汤加泽泻。

干姜15g 茯苓30g 泽泻30g 炒白术15g 白芍15g 制附子30g 先煎1小时

上方水煎服,1日1剂。连服30余剂后,体重降至63公斤。服药期间,小便增加,食欲亦较前旺盛。

讨论:

[1] 此妇体增而食量不增,且长年肢冷便溏,又诊得舌淡胖,苔润,脉沉细,是肾阳虚衰,水不化气,气不化精,浊阴堆积之明证。

[2] 真武汤加泽泻,温阳利水,力最雄峻,用治阳虚虚胖,最能促进气化,排废泄浊,推陈致新。

临证精华篇

八、瘙痒诊治经验

此处所论瘙痒一症,仅指风邪郁滞肌腠,不得升散发越,营卫失和,津气失调的一类证候,其余不在本篇讨论范围之内。

这类证候在今天的临床工作中,大多不深究病因,不考虑病程长短,不详审证性虚实,就简单地认为是肺热、燥热、血热所引起,而以清肺、润燥、凉血进行治疗,很少有人从风寒论治。

结合现实临床倾向看,吾师的治痒经验具有十分重要的价值。

吾师认为,一般非特异性疾病的瘙痒,初起病变部位多在少阳三焦,少阳三焦包括膜原和腠理两个部分,是外通肌表与内联五脏的一种组织,是津气升降出入的道路。风邪羁留腠理,膜络挛急,外不得疏,内不得泄,影响气血津液运行,以致气滞、血郁、湿阻。攻于皮肤,与卫气相搏,即呈风丹;郁于腠理,与营气相搏,即呈瘾疹;郁于肌表,卫气为其所痹,即呈顽麻;上攻巅顶,膜络挛急,湿痹清空,即呈头昏、目眩、鼻塞、耳鸣;客于血络,血运为其所阻,即呈瘙痒。

其机理是风客腠理,津气不利,膜络挛急。

治疗以上诸症,法当疏散风邪,消除致病原因;利气行津,通调三焦津气;息风解痉,缓解膜络挛急。

吾师治疗瘙痒初起,以《局方》消风散为首选。本方是由羌活、防风、荆芥、薄荷、僵蚕、蝉衣、川芎、茯苓各9g,陈皮、厚朴各6g,人参10g组成。

方中羌活、防风、荆芥、薄荷都是祛风解痉药物,治风邪为患的风丹,能收疏风解痉功效;治风湿在表的瘾疹、顽麻,有风能胜湿之功;治湿蔽清阳的昏眩,有高巅之上唯风药可达之意。僵蚕、蝉蜕有息风解痉作用,配合羌防荆芥缓解膜络挛急,使其恢复正常。陈皮、厚朴能畅三焦之气,其芳化作用又可配合茯苓治疗湿滞,调理三焦津气。复配川芎活血调营,通血络而宣痹着,仅此一味足以说明古人制方时刻不忘营血宣通。人参扶助正气,鼓动正气,托邪外出,督阵之师,尤不可少。用此方治疗风丹瘾疹,全身瘙痒,疗效甚佳。

痒证多系血络不通所致,观仲景葛根汤、桂枝麻黄各半汤,都能治皮肤过敏之风丹,用桂枝活血通络,而用芍甘大枣缓急解痉。消风散亦以活血通络、祛风解痉为基本结构,药味虽异,其理则同。

近年吾师将此方治疗局部痒证,如女子外阴四周,男子毛际周围瘙痒,阴道痒,阴茎痒等症,用之亦疗效卓著,今举四例,以飨读者。

【病案讨论】

风邪郁滞耳痒案

萧某,女,33 岁,1997 年 3 月,以耳痒来吾师处就诊。

自述:1 个月前患感冒,经服中西药治愈以后,耳心奇痒,难于忍受,余无他病。

问诊:饮食尚可,二便如常,瘙痒于阴雨天及晚上加重,夜间常常痒醒;望诊:舌润,苔薄白;切诊:六脉缓而略细,寸口稍沉。

诊断:耳痒。

辨证:风邪郁滞,少阳经腧不利。

治法:疏风透邪。

方药:局方消风散。

羌活 5g　防风 5g　荆芥 5g　薄荷 5g　僵蚕 5g　蝉衣 5g　川芎 5g　茯苓 15g　陈皮 5g　生姜 5g　人参 10g

上方水煎服,1 日 1 剂,连服 3 剂。1 剂尽而痒大减,3 剂尽而痒止卧安。

讨论:

[1] 本案舌脉没有十分突出的异常表现,唯病起于感冒以后,且病程不长,因而病史、病程具有重要辨证价值。同时,

舌脉无热象,也是值得参考的。雨天、夜间皆阴气隆盛的气象特点,风寒郁滞,遇阴邪则其滞逾甚,故痒作难以忍耐,这也是辨证要素之一。

［2］ 本案偏寒的特点较为突出,故治疗应当强化其温散作用,所以去掉下气宽中的厚朴,加上温中散寒的生姜,主要用意是令中阳鼓动而诸阳自运,祛邪自易。

胆经温热鼻痒案

杨某,女,61岁,2002年5月,因鼻痒待诊,转来吾师处寻求中医治疗。

自述:鼻窍奇痒,每日都有少许血随涕出,西医怀疑是鼻咽癌,但未确诊。

问诊:既往鼻道较干燥,遇感冒风寒则清涕兼瘙痒,近2年来,不患感冒亦时作奇痒,时或伴有干痛,甚至有血随涕出,饮食、二便尚可;望诊:形体略瘦,舌黯红,苔黄腻而润,中等厚度;切诊:脉略见弦数。

诊断:鼻痒。

辨证:胆经湿热上壅清道。

治疗:清热利湿。

方药:蒿芩清胆汤化裁。

青蒿10g 黄芩10g 土茯苓20g 滑石10g 青黛10g 法半夏10g 陈皮10g 枳壳10g 竹茹10g 桔梗10g 杏仁10g 鱼腥草15g

上方水煎服,1日1剂。连服2剂,其血已止,黄腻苔退过半,奇痒依然如故。

二诊时仍守前法,然疗效终无进展,其后又以宣肺化湿、平肝息风等方面几经更方,痒仍不止。五诊时详审舌脉,见舌质较红,苔转黄白相兼而略见润滑,脉浮缓而沉弦。

辨证:风寒郁表,热邪内闭。

治法:疏风清里。

方药:消风散合麻黄连翘赤小豆汤化裁。

羌活 5g　防风 5g　荆芥 5g　薄荷 5g　僵蚕 5g　蝉衣 5g　人参 5g　桔梗 5g　麻黄 5g　连翘 5g　赤小豆 5g　桑白皮 5g　青黛 5g

上方水煎服,1 日 1 剂,连服 3 剂,痒止涕清。

讨论:

[1]　本案寒热错杂,虚实相兼,初诊以舌脉为依据,辨证立法遣方用药,有效而主症改善并不显著,几至诊治方向迷失,主要原因在于把辨证治疗的目光集中在了湿热一点上。就分层次,分阶段论治而言,前期首先分利湿热,是完全正确的,但随着治疗方案的不断推进,矛盾的主从关系亦随之转化,治疗思想却仍停留在原来的认识层面上而陷于简单僵化。

[2]　详审舌脉,始知湿热化后,寒热错杂已上升为主要矛盾,治当寒温并用,表里两兼,故以局方消风散合麻黄连翘赤小豆汤化裁见功。

[3]　考察患者既往一患感冒即易流清涕这一临床特点,可知素体肺气并不充盛,清热利湿之治更当适可而止,稍佐人参即意在补益肺气。其辨证要点为舌红,苔黄白相兼。

风寒闭郁眼痒案

刘某,女,33 岁,2000 年 4 月,因眼角发痒,前来吾师处就诊。

自述:眼角发痒 2 周,初未经意,后日渐加重,曾经中西医治疗无效。

问诊:2 周前忽双眼内眼角发痒,自以为是一偶发症状,岂料一发而不可止,不得不反复揉擦,致结膜充血,眼角红肿,甚至夜间常常痒醒,影响睡眠,饮食、二便尚可;望诊:双眼结膜明显充血,眼睑浮肿,靠内眼角处尤其突出,舌尖红,苔薄白润;切诊:六脉浮细缓。

诊断:结膜炎。

辨证:风寒郁闭,肺气失宣。

治法:疏风散寒,宣肺开郁。

方药:消风散化裁。

羌活 5g 防风 5g 柴胡 5g 荆芥 5g 薄荷 5g 木贼 5g 僵蚕 5g 蝉衣 5g 人参 5g 桔梗 5g 杏仁 10g 厚朴 10g 茵陈 10g

上方水煎服,1 日 1 剂,连服 3 剂,痒止涕清。

讨论:

[1] 本案辨证有一定难度,既有局部发炎红肿,又有舌尖红,脉浮数,颇似风热邪气郁滞。然细细斟酌,温热邪气最易鼓动阳气外张,脉当洪盛,又最易伤津耗液,口当渴,便当燥,今脉虽数而不盛实洪大,舌虽红而仅见于尖部,且口不渴,便不结,苔反白润,可知邪气性质属风寒而非风热,舌尖红赤正是上焦气机郁闭之象。

[2] 本病虽以肺气郁闭为病机关键点,肝开窍于目,治疗时适当选择运用既能解表,又能疏肝利胆药物,定能相辅相成,收事半功倍之效,故加入柴胡,并以茵陈取代茯苓。

[3] 疏散之品所以轻其剂量,是温病学家吴鞠通"治上焦如羽,非轻不举","展气化以清轻"之论的灵活化裁运用。吴氏虽以辛凉言,而辛温辛凉本同一理,运用亦当可效法。

阴虚夹湿阴痒案

张某,男,38 岁,2002 年 8 月,以阴茎发痒数月不愈,前来吾师处就诊。

自述:阴茎内痒不可耐,已有数月,曾服抗菌消炎西药及民间清热利湿中草药,效果不佳。

问诊:瘙痒阵发性发作,与尿量尿色无必然联系,发作时奇痒难耐,小便时清时黄,尿色主要受饮水多少影响而变化,但不热不烫;望诊:形体略清瘦,舌质略黯红,苔薄黄;切诊:脉沉细数。

诊断:阴痒。

辨证:阴虚夹湿。

治法:养阴利湿。

方药:六味地黄汤化裁。

熟地黄 10g　山茱萸 10g　怀山药 20g　丹皮 10g　瞿麦 15g　土茯苓 20g　泽泻 10g　肉桂 5g

上方水煎服,1日1剂,连服3剂。

二诊:服上方3剂后,舌黯红不改,苔较前湿润,痒仍不减,且小便反时而不爽不畅。

辨证:风寒郁表,上焦气滞。

治法:疏风散寒,开郁宣上。

方药:消风散化裁。

羌活 5g　防风 5g　荆芥 5g　川芎 5g　薄荷 5g　僵蚕 5g　蝉衣 5g　人参 5g　桔梗 5g　杏仁 10g　厚朴 10g　茯苓 10g　肉桂 3g

上方水煎服,1日1剂,连服3剂,痒止尿清。三诊时嘱其再服3剂,防其复发。

讨论:

[1]　本案患者形瘦,脉沉细数,舌红苔薄黄,颇似阴虚,然从阴虚论治毫不见功,且小便转增涩滞之象,这就值得临证时严肃反思,辨证正确,治而无功,有可能是病重药轻,力不从心;也有可能是病久根深,率尔难以动摇,需假以时日,然后才能其功渐进;甚至偶有正气来复,邪正相争而症状加重者,亦属佳兆;但与病机发展趋势紧密相关的症状不应不退反进,本案患者服药后小便转增涩滞之象,这是断难从正面效应得到解释的。出现此种转化,只能说明病势不减反增,治疗有误。

[2]　服"六味地黄汤"小便反滞涩不爽,是知上焦愈闭而气机愈塞,正是这一不良反应,说明患者初诊时舌黯红的本质即是气机郁滞,卫阳不能伸张,故养阴利湿而阳气愈陷而其滞愈甚,为进一步正确辨证和实施反其道而行之的治疗方案提供了有力佐证。

九、癃闭诊治经验

癃闭一病与现代医学的前列腺肥大相似,是中老年常见病,尤以男性为多。其临床表现以小便量少,点滴而出,甚至小便闭塞不通为常见症状。

现今中医临床治疗本病多不思辨证,而简单归之于"膀胱湿热",轻率投以"八正散"、"导赤散"之属,或有偶然幸中者,或多不效。

须知本病病因远非湿热一端,古代医家早有多种不同见解。

元代医学家朱丹溪已有"气虚"、"血虚"、"有痰""风闭"、"实热"之论,《丹溪心法·小便不通》中已倡"气虚、用参、芪、升麻等……血虚,四物汤……痰多,二陈汤……"分证论治。

明代张景岳更进一步将癃闭病因归纳为"火邪结聚小肠膀胱"、"败精槁血阻塞水道"、"真阳下竭,气虚不化"、"肝强气逆,膀胱闭阻"四个大类。并详细阐述了气虚而闭的病理机制,指出"夫膀胱为藏水之府,而水之入也,由气以化水,故有气斯有水。水之出也,由水以达气,故有水始有溺。《内经》曰:'气化则能出矣!'盖有化而入,而后有化而出。无化而出,必其无化而入。是以其入其出,皆有气化,此即《本经》气化之义,非单以出者言气化也。然则水中有气,气即水也,气中有水,水即气也。今凡病虚而闭者,必以真阳下竭,元海无根,水火不交,阴阳否隔,所以气自气而气不化水,水自水而水蓄不行……气既不能化,而欲强为通利,果能行乎? 阴中已无阳,而再用苦寒之剂,能无甚乎?"于是,他强调治气虚而闭者,必"得其化"! 在此基础上,他还制定了以"左归"、"右归"、"六味"、"八味"等汤丸方药治疗本病的具体方案。真是太深刻、太精辟、太准确了! 可惜的是,临床所见,能潜心揣摩,悟透此中三昧的人,却为数不多,而能以真武汤治此者,则更属寥寥。

真武汤出自《伤寒论》。就第 84 条"太阴病发汗,汗出不解,其人仍发热,心下悸,头眩,身瞤动,振振欲擗地者,真武汤主之"看,仲景用本方治疗阳虚误汗所致的热、悸、眩、身瞤动等变症,丝毫未涉及癃闭。后世伤寒诸名家,对本方的运用虽多有发挥,也没有深刻论述这个问题。

以此方治疗前列腺肥大,并加以深刻论述者,实始于吾师。他要言不繁,一针见血地指出:前列腺肥大一证之所以多见于中、老年患者,正说明本病多是人入中年之后,体内阳气渐衰,气化不及所致。气化不及则水湿停滞,循少阳三焦下注前阴,潴留凝聚而成前列腺肥大,压迫尿路,形成小便排泄困难,甚至闭塞不通之症。肾阳虚衰,气化不及是本,尿路受压,阻塞不通是标。治当温阳化气,利水泻浊。真武汤原为少阴阳虚,水湿内停而设,所体现的治法,正是温阳化气利水之法,故用治阳虚湿滞之前列腺肥大,确为的对之方。

本方用辛热的附子以壮肾阳,肾命阳气旺盛,则气化行而浊阴自利;用生姜温胃散水,白术运脾除湿,脾胃健运则水有所制;生姜还能开宣肺气,启上闸以开水源;用茯苓淡渗利水,通调三焦,导浊外出;用芍药通利血脉,解除经隧挛急,畅通水道。全方在结构上,体现了对五脏功能的全面调整,而又重在壮气化之源,启气化之机。因而较之"八味"、"右归"用药更为精省,而助阳之力专,利浊之用更宏。用治阳虚湿滞型前列腺肥大,其效最著。

吾师认为,单就排尿困难而言,对前列腺肥大的定性诊断并无特殊价值,欲判定其是否少阴阳虚所致,当从舌、苔、脉象求之。舌体胖、淡、有齿痕,舌苔白滑,脉象沉迟,才是少阴阳虚、水湿壅滞的可靠辨证依据。因为体内气、血、津、液是流动不息的,气血充足是正常现象,不会引起舌体变大,而未化之水液属浊阴之质,最易潴留壅滞,舌有齿痕,是水湿壅滞的特异指征;舌苔白滑,是阳虚失于蒸腾温化之象;脉沉迟,是阳虚鼓动无力所致。故有此三症,阳虚湿滞病机可以成立。

【病案讨论】

阳虚湿郁癃闭案

肖某,男,56岁。1991年10月5日,以小便排泄困难,前来吾师处就诊。

自述:4年前即出现小便排解不利,小腹膨胀而排解细小,冲击无力,每次小解需费时数分钟,且有逐渐加重之趋势。曾投某中医师处求治,连续服用木通、前仁、茯苓、泽泻类药数十剂,初服尚有一定疗效,久则效果不显,且停药即发。近月来症状加重尤为迅速,时有点滴不下之症情发生,每发必导尿而后安。

问诊:小便不利时即手脚发胀,自觉皮肤绷紧,关节屈伸不利,余无所苦;望诊:眼睑浮肿,目下隆起如卧蚕,舌胖淡有齿痕;切诊:六脉细缓无力。

诊断:癃闭。

辨证:肾阳虚衰,水湿郁滞。

治法:温阳利水。

方药:真武汤。

熟附片 30g 先煎 60 分钟　炒白术 20g　茯苓 30g　生姜 30g　白芍 30g

上方水煎服,1日1剂,连服3剂。

二诊:前方1剂未尽,尿量大增,服3剂,精神、脉象好转,小便通畅,但仍觉排尿乏力。原方生姜易干姜15g,白芍减至15g,加红参10g、川牛膝10g、台乌5g,连服10余剂,精神倍增,排尿正常。

讨论:

[1] 本案前期治疗是典型的阳虚而纯用通利,虽可取快一时,久则有愈利阳气愈伤之弊。

[2] 治水之法,当发汗与利小便并重,故初诊重用生姜,欲借其辛散以开宣肺气。二诊时肺气已宣,小便已畅,但元气

未复,故加人参以补益元气。本病大多病程较长,阳虚水停、水停气滞,气滞血瘀,是本病基本病理过程,故加牛膝、台乌行气活血,去旧生新,以助其康复。

十、高血压诊治经验

中医本无高血压之名,而多在眩晕、中风等病症中加以讨论,病机以肝阳上亢多见。从中医病因病机角度看,导致血压升高的病理因素十分复杂,或热壅血分,或寒滞经脉,或阴虚经脉失濡,或阳虚痰湿壅阻,种种不一。

其最直接的病理影响主要是血量多少和血管状态的改变,因此,吾师认为治疗高血压应从脉内、脉外、脉管三个方面思考。只有通过调节阴阳平衡,改变脏腑组织结构及功能状态,尤其是脉管状态,才能有效调理气血津液的升降出入、盈虚通滞,最终收到有效治疗高血压效果。

心肝两经有热者,血液奔走逆行于上,即《素问·调经论》所谓"血之与气,并走于上,则为大厥",常用"泻心汤"、"龙胆泻肝汤"等方泻火清肝,火降则血压自降,肝清则藏血有制而血运自宁,血压何由而升?

风寒外束者,脉络收引以致血压上升,可用解表之方以散其外邪,邪散则经脉挛急自解,不降压而压自降。

阴虚阳亢,经脉失于濡养,致脉络紧张而血压升高者,当滋阴平肝息风以治之,滋阴则脉濡而风自息,平肝则气降亢自消,张锡纯"镇肝熄风汤"为首选。

阳虚水湿不化,津壅气逆而成高血压者,虽所见相对较少,但其辨治最难。有的医师一见血压升高,便谓阴虚阳亢,信手开出,都是"镇肝熄风汤"、"龙胆泻肝汤"、"天麻钩藤饮"之类,施之阳虚,何异饮鸩止渴!

阳虚型高血压必当温阳化饮,才能饮化而湿除,气降压降,非真武汤、五苓散类方化裁运用莫能从本取效。

[病案讨论]

阳虚湿阻高血压案

刘某,女,56 岁,宜宾人。1976 年 2 月,因患高血压,头昏不能站立,时吾师回乡省亲,巧遇应诊。

自述:半年前因头晕就诊西医,查为高血压,具体数据不详,后病状持续,又多次检查,仍定性为高血压,便一直服用降压西药,服药时血压可控制在正常范围内,症状亦较轻,但不能停药,停药则头晕欲倒,心理压力极大。

问诊:无家族高血压病史,半年前未发头晕时亦不知自己血压是否正常,便溏,膝以下怕冷;望诊:观其体胖舌淡,苔润;切诊:六脉沉缓细涩。

诊断:眩晕。

辨证:阳虚湿阻,浊阴上逆。

治法:温阳利水,活血通络。

方药:真武汤加味

制附子 30g 先煎 60 分钟　苍术 15g　白芍 10g　生姜 20g
茯苓 30g　牛膝 20g　泽泻 10g　桂枝 15g

上方水煎服,1 日 1 剂,服中药期间停服降压西药。连服10 余剂后,血压下降至正常范围。为固成功,嘱原方两日 1剂,续服 10 剂。1984 年吾师回宜宾老家省亲时,专访该患者,得知自 1976 年服吾师中药治愈后,病情一直未再复发。

讨论:

[1]　本案辨证要点在舌淡、脉沉细而涩。血压指标不能作为辨证依据。若舍脉证而反求之于血压,正好犯了以西说导中用的原则错误。

[2]　温阳法治高血压,医者最畏惧的无非是血压既高,还用桂、附、姜类温热之品,是否会加重病情?此种忧虑,实则是只见血压升高,不明中医病机病理,不明中医治疗之理。此种高血压,不温阳化气,就不能排出体内蓄积的浊水废液,浊

水废液壅阻经脉之中,妄用滋阴,反助其壅,妄用镇敛,反增其滞,是必降而复升,日益加重。

十一、睾丸炎诊治经验

本病临床多见于成年男性,以绝育手术后继发为常见,也可见于少儿甚至婴幼儿。有的有明确感染,有的并无明确感染。

无论有无明确感染,西医多采用抗菌消炎治疗,部分有效,部分毫无效果,还转为慢性状态,百药无效,其治最难。

此症虽非顽恶大病,但临床症状甚为痛苦,婴幼儿严重影响正常活动,成年人则严重丧失劳动能力。为适应"经济搞上去,人口降下来"这一时代需要,对本病的研究治疗是值得高度关注的。

吾师认为,肝经经脉络阴器,睾丸虽属肾系,但与肝经经脉也有着十分密切的联系。肝主身之筋膜,本病的发生,是因结扎术直接损及筋膜,影响了肝气的畅通,气机不通,则津液郁滞,气滞津郁则肿大疼痛,与《圣济总录》所谓"寒气客于筋脉,足厥阴肝经经脉受邪,脉胀不通,邪结于睾卵"的"卵胀"病机极为相似。故治疗仍当以调畅肝气为主。

由于本病局部症状非常突出,也引起了不少临床医家的关注,他们通过实践已经反复证实,非泛泛疏肝行气之剂所能见功。

吾师在研究本病治疗过程中,经过苦心搜求,长期验证,终于发现并确定了其族兄珍藏的秘方"木香蜈蚣散"具有十分优秀的疗效,于是在他的代表作《中医治法与方剂》一书中正式收录,并阐明其方理,以利推广运用。

该方结构简单,药物平淡,其具体组成用法为:木香10g、蜈蚣3条,共为细末,分3次服,1日1剂,成人白酒送服,小儿甜酒送服。

组方原理:木香辛温无毒,《本草纲目》称其为"三焦气分之药,能升降诸气,气滞者宜之,乃塞者通之也";蜈蚣辛温有毒,专走肝经血分,《别录》谓其能"去恶血",《日华子》谓其能治"癥癖",时珍则谓能治"小儿惊痫,风搐脐风,口噤丹毒,秃疮瘰疬"。可见本品有以毒攻毒、祛风解痉、活血通络之功;酒温而善行,走窜百脉。最后得出"此方用木香入三焦气分以疏畅气机,开其窒塞;蜈蚣入血分以解毒止痉,活血通络;用酒以行药力,共奏行气通络、解毒消肿之效"。

该方无明显毒副作用,因而适应面相对较广,对于仅有局部症状,而无典型脉证可凭的睾丸炎患者,亦有较良好的效果。

此方公诸于世后,陆续收到不少读者来信,盛赞其为"奇效良方"。

【病案讨论】

络伤气滞睾丸炎案

吴某,男,38岁,宜宾人。1976年8月3日,以睾丸肿痛近年,前来吾师处就诊。

自述:10个月前做绝育结扎术,术后继发睾丸红肿,大如鸡卵,胀痛难忍。住院经西医抗菌消炎治疗1个月无效,出院后遍求中西医治疗,皆无大的变化。适逢吾师带学生毕业实习至此,应邀会诊。

问诊:阴囊胀痛,痛引两腹股沟,时轻时重,尚可忍耐,饮食、二便如常;望诊:阴囊局部红肿,舌质、舌苔均正常;触诊:睾丸肿大如鸡卵,质较硬,有明显压痛;切诊:六脉稍缓而乏力,其余未见异常。

诊断:睾丸炎。

辨证:络伤气滞。

治法:行气通络。

方药:木香蜈蚣散。

木香10g 蜈蚣3条 黄酒300g

将木香、蜈蚣共研为末,分为3份,每日3次,每次1份,用黄酒100g送下。连续服药1周后,肿痛全消出院。

讨论：

[1]　李某虽睾丸红肿，但缺乏其他更充分的辨证依据，处治有一定难度。唯求诸本病原始起因，因于手术，故"经脉不通"之病理实与《圣济总录》所论正同，故适宜选用本方。

[2]　对创伤性疾病在神、形、舌、脉均无证可辨的情况下，舍整体而求之于局部，是变通之法而非舍本求末。局部损伤而未波及全身者，局部即是病本。局部不是孤立存在的，故通过局部亦可窥见其内在病机变化本质。同样是这个道理，通过整体调治亦可治疗局部病变。此方是吾师族兄陈继戎的经验方，向为治一切睾丸肿痛的不传之秘，吾师在《中医治法与方剂》中将其公诸于世，足见先生确实有济世活人、学术无私的光辉品质。

[3]　本案看似平平，但西医久治无功，中医无证可辨，要找到有效突破点并不是一件容易的事情。吾师从病因入手探求病机，从民间经验中发掘良方，这正是"人循其常，我通其变"的生动体现。他破除崇尚正统知识、鄙夷民间经验的成见，从民间经验中找到了开启这一"锈锁"的法宝，再一次有力地证明了一条永恒的真理——实践出真知。

十二、过敏性紫癜诊治经验

西医之过敏性紫癜与中医之"肌衄"、"肠风下血"颇似，此证为风邪郁于半表半里，外不得疏，内不得泄，从三焦内陷肠道，干及血络所致。

风性开泄走窜，无孔不入，所到之处，门户洞开，气血津液渗泄。西医谓之过敏，中医谓之风毒伤络。

风毒流于肌肤，则津液渗泄，壅遏营卫，而为风丹瘾疹，甚而紫癜紫斑；流于胃肠膀胱，则为泄泻、血溢，非疏散风邪不能消除致病之因，去其过敏之原。

然邪之伤人，非虚不能为害，本病气虚实为致病之原始动因，如正气不复，则邪气去而复返，且愈治愈虚，故疏风当与益气并行,正气充盛则藩篱自固,邪气去则营卫自通,何患敏之不脱,病之不愈。

吾师治疗本病,只要风寒郁表病机未能消除,多以消风散为首选方。

此方并无止血药,而反有活血之品,却能收止血效果,究其治疗原理,则在针对"风邪内郁"这一中心病机,亦即西说之"过敏"施治,以开张邪路为基本原则,不计其余。邪气外达,则无内迫之患,不止血而血自止,不抗"敏"而"敏"自消。以消风散治疗风邪内陷胃肠所致下血,扩大了本方运用范围,体现了治病求本的原则,确能发人深省。

【病案讨论】

风邪伤络紫癜案

患儿沈某,男,10岁,攀枝花市人,1995年5月17日,以大便下血3个月,前来吾师处就诊。

家长代述:患儿肠道下血已3个多月,经某省级医院诊断为过敏性紫癜,住院西医治疗1月余,疗效欠佳,今仍便中带血,每日二三次,饮食欠佳,时呼腹痛。

望诊:患儿体微胖,面白神倦,四肢有少量淡紫色皮下瘀癜,舌稍淡,苔薄白润;问诊:头昏,纳呆,腹部隐痛不适,痛则欲便,便溏而色黯黑;切诊:六脉弦细。

诊断:肠风便血。

辨证:风邪伤络,气虚邪恋。

治法:祛风佐以益气。

方药:局方消风散。

羌活10g　防风10g　荆芥10g　薄荷10g　川芎10g
僵蚕10g　蝉衣10g　厚朴15g　陈皮10g　茯苓15g　人参10g

上方水煎服,每日1剂。连服3剂,便血即止。效不更方,二诊时,嘱原方续服6剂,2周后患儿父亲来告,便血未再复发。

讨论：

[1]　本病易造成肠道大出血，临证不可等闲视之！及时救治，最为致胜关键。倘有延误，恐生气随血脱之巨变！

[2]　一见出血，便清热凉血，已成举世通病，岂知风、寒、瘀、虚，皆可令血液不循常道而溢，非独火也。现实临床所见，火热有之，虚寒亦不少，辨证要点，全在舌脉，若无舌红绛、脉洪数弦实之火热依据，断不可轻率投以寒凉，更夺稀微之气而令血失统摄之权！否则，血暴注而气立脱，欲望其生则难矣。此子面色无华又兼舌淡，显然不是血热妄行而属气不摄血之象。

[3]　局方消风散为治过敏性疾病的优秀代表方，诸如风丹、瘾疹、瘙痒、眩晕，投之皆能获效。方中羌、防、荆、薄能散外入风邪；僵蚕、蝉衣息风止痉，可解膜腠挛急；陈皮、厚朴燥湿运脾而畅三焦气机；川芎活血调营以搜络中贼邪；人参益气以扶正托邪。全方共奏疏风益气止血之功，因而对本证有良好治疗效果。

十三、病毒性肝炎诊治经验

病毒性肝炎是由肝炎病毒侵入人体后，导致肝细胞发炎、变性，甚至坏死的严重传染性疾病。西医以病毒颗粒的形态大小、致病特点分甲、乙、丙、丁、戊等型论治，治无特效之药。

中医并无"病毒性肝炎"之名，古人将本病纳入"阳黄"、"阴黄"中论治。对本病的病理变化特点则多从湿热蕴结立说，认为本病系湿热郁蒸而发，并因本病多见身、目发黄，以黄色之鲜、晦、明、黯将其分为阴黄、阳黄两类论治，阳黄用茵陈蒿汤，阴黄用茵陈五苓散。

时下中医诊治本病，认识极其混乱，或以病毒说指导用药，无论何型何证，一概投以金钱草、板蓝根、满天星、茵陈、贯众之属；或以甲、乙型强分阴黄、阳黄，套用仲景之方；或根本不明肝炎为何病，治之用何法，而一见胁下痞闷，便疏肝行气。致法不明，方不效，中医对本病的治疗优势不能充分发挥。

临证精华篇

吾师对本病的诊治经验十分丰富,他特别强调:要充分发挥中医药在本病治疗上的优势,首先得在病因、病机方面澄清认识。在病因上要特别着眼一个"毒"字,此类邪毒的致病特点重、滞、缠绵,具有"湿"的性质,故古人以"湿"字概之。在病机上要特别着眼于一个"滞"字。此"滞"字所包含的内容有三个方面,一是邪毒阻滞;二是肝气郁滞;三是肝血瘀滞。邪毒阻滞是因,气滞血瘀是果。在本病的全过程中,都贯穿这三大病理环节,只是在不同阶段矛盾的主从不同罢了。初期以邪毒壅盛为主,气滞血瘀次之;中期邪毒阻滞与气滞血瘀并重;后期气滞血瘀为主,邪毒凝聚次之。

在辨证分类上,要重视临床客观证候,而不能以西医分型为依据。古人以阴黄、阳黄类分本病,可以明其属性而不可明其病理进程;今之教材以湿热轻重为区分,可以明其矛盾主从,不能明其病理阶段性。只有将西医的辨病分期与中医辨证相结合,才能既明其病性,又明其矛盾主从,还能明其阶段性病理特征。

无论甲肝、乙肝,其急性期多属阳黄,热重于湿的矛盾较为突出。相对而言,甲型肝炎的热势更盛,属阳黄者尤多。乙型肝炎病情缠绵,热势不扬,属阴黄者尤多。

甲肝慢性期则正气大伤,邪正相争之势反趋缓和,正气鼓动无力,邪毒滞留而成胶着状态,热象多不显,也可出现类似中医学之阴黄的临床特点。

乙肝的临床特点多为阴黄,本病尤其病程漫长,但仍当分初、中、晚3期。初期除邪毒壅滞外,气虚的矛盾较突出;中期除邪毒壅盛外,气滞血瘀的矛盾逐渐上升;晚期邪毒凝滞,气血瘀阻,肝脏硬变,属癥瘕之证,血瘀的矛盾占了主导地位。转入慢性后,一年之内算初期;一年之后,肝实质未明显硬变算中期;肝实质明显硬变算后期。

治疗上:阳黄用茵陈蒿汤作主方,甲肝之阳黄,原方加板蓝根、虎杖,以增强清热退黄之功;乙肝之阳黄,原方加丹皮、赤芍,以增强活血化瘀之力。阴黄用茵陈五苓散作主方,初期加生山楂、生麦芽、黄芪,以增强疏肝健脾、益气扶正之力;中期加黄芪、当归、郁金、丹参,以增强益气养血、化瘀通滞之力;后期则当与大黄蟅虫合为丸散之剂,以增强破瘀攻坚之力,且又便于常服久服。

近年来,吾师在临床中运用上方如法加减,治疗慢性活动性乙肝,其精神疲乏、面色晦黯、胸胁痞满疼痛、纳呆便溏、口腻等症状明显改善者在90%以上,对肝功好转率、"两对半"阴转率尚未做严格的统计学对比,仅宏观地看,其分证、分期及方药加减化裁,确已形成系统性、规律性,很有特色。值得进一步做专题研究。

【病案讨论】

湿毒郁阻肝炎案

丁某,男,38岁,重庆某单位干部。85年患乙型肝炎,1986年7月因肝功受损住某医院治疗,医治数月,收效甚微,于10月15日,求治于吾师。

自述:因自幼肠胃功能较差,养成了十分严谨的生活习惯,从不乱吃乱喝,家族无本病患者,不知何以罹患本病?自患病以来,心甚忧惧。3个月前因食欲不佳,睡眠不安,脘痞胁痛查知肝功受损住院接受中西医治疗,西医以保肝为主,中医以除湿解毒为主。但疗效不佳。

问诊:身倦乏力,脘痞胁胀,进餐后尤其突出,长期大便不畅,小便微黄,肝区有时隐隐疼痛;望诊:面色萎黄,舌尖微红,苔微黄,中心稍厚;切诊:六脉弦缓而无力。

诊断:阴黄。

辨证:湿毒郁滞肝脾。

治法:疏肝除湿解毒。

方药:小柴胡汤化裁。

柴胡10g 黄芩10g 大枣10g 人参10g 半枝莲15g 千里光15g 蒲公英20g 丹参10g 贯众10g 干姜10g 茵陈20g 虎杖10g

上方水煎服,1日1剂,连服5剂。

二诊:腻苔消退,食欲增进,大便成形,脉之弦象改善而神气仍嫌怯弱,胁痛明显减轻。原方去黄芩、虎杖,加黄芪25g、当归5g,续服30剂。在服药过程中,肝功逐渐恢复正常。

讨论:

[1] 乙型肝炎之慢性期属中医阴黄一证,阴黄一证属后世之湿温范围,与湿温之脾阳虚衰证颇相类似。薛生白谓:"湿热病,太阴、阳明二经居多,中气实则病阳明,中气虚则病太阴。"湿温本是湿热邪气相合伤人,如油入面,难分难解,更兼中气不足者,则如胶如漆,滞着最甚,难以根除。湿热又兼气血不足者,其治最难。故本病治疗,在辨证无误的前提下,特别贵在一个"恒"字上,非经年累月,难收全功。本案肝功恢复正常后,并不意味病情从根本上好转,稍有劳逸饮食失调,仍易复发。后续健脾除湿通络之治疗不可中断。

[2] 本案患者之病本在脾虚而又湿毒久陷,时或发作加重,多因正虚邪动所致,纵有肝功受损之明确指标存在,亦断不可恣肆清解通下,以为排毒之妙法!须知愈清愈通则阳气愈伤,邪毒愈陷,后续补救愈难,扶正祛邪才是有效的治疗原则。

十四、慢性肾炎诊治经验

中医古无肾炎之病名,亦无慢性肾炎之说,因本病临床多见下肢甚至全身水肿和腰膝冷痛、乏力、气短、心累、神疲等正气虚衰症状,与"水肿"、"虚劳"相似,故多纳入这两种病症中论治。

中医药治疗本病,初期、中期尚可有为,发展到肾实质严重坏死,亦即中医之所谓阳绝阴极阶段,大多也就爱莫能助了。故救治贵早!

中医学认为,本病的发生,主要是久伤寒湿,机体阳气受损,积久浸渍深入,伤及脏腑,五脏之伤,穷必及肾而成。病势一旦形成,就绝不是一个系统的孤立病理反应了。反之,肾脏虚极,必累他脏,从这个角度看,慢性肾炎所造成的病理结果也不能简单地用一个系统来加以说明。内外合邪,湿毒深陷,阳气衰极,一脏败坏,多脏受累,才是本病病理本质的全面概括。这也正是本病治疗难度极大,而且最易反复的根本原因。

本病的治疗当以温阳化气行水为主,以真武汤为首选。由于本病大多病程较长,"久病入络",又当适当佐以通络之治。本病的每次复发,则无不因外感风寒,引动深伏之湿毒而起,故复发初期又当兼以祛风散寒之治。需要特别指出的是,此际的疏风散寒,仍须在温阳的前提下进行,只有借真阳之鼓动,才能真正有效祛邪外出。

如果一见水肿,就投以"五皮饮"、"四苓汤",甚至"八正散"、"萹蓄瞿麦散",不仅隔靴搔不着痒处,而且愈利阳气愈伤,正气愈耗,邪气愈陷,断无脱困之望。

当然,也不排除本病还有湿热型、瘀热型等其他多种证型的客观存在,又当视脉证而鉴别之,不得以阳虚湿滞为定说。

【病案讨论】

阳虚慢性肾炎肾功衰案

陈某,男,58 岁,重庆某军工单位干部。1985 年患肾炎,1986 年因肾功衰竭住入成都某医院,医治数月收效甚微,求治于吾师。

自述:1985 年秋,因精神疲惫,全身乏力,继而渐见双下肢水肿,始惊惧而就医,经西医检查确诊为慢性肾炎,此后四处求医,中西两法并用,水肿时轻时重,没有收到稳定性疗效。

问诊:小便量少,大便溏薄,口淡口臭纳呆,腰膝软弱,时隐隐作痛,遇阴雨加重;望诊:舌体淡胖,苔中等厚度,中心微黄,周边泛白;切诊:脉沉迟无力。

诊断:水肿。

辨证:阳虚水停。

治法:温阳行水。

方药:真武汤化裁。

制附片 30g 先煎 60 分钟　白术 15g　生茯苓 15g　白芍 15g　生姜 15g　人参 15g　桂枝 15g　桃仁 15g　丹皮 15g

上方水煎服,连服 3 月,肾功基本恢复,于 1987 年 2 月出院,后连续 4 年 3 次检查肾功,均属正常。

讨论:

[1]　本案辨证要点在舌胖淡,脉沉迟而微。若舍此不究,而见水肿即利尿,见脘痞即消食,见口臭即清胃,是见标不见本,治必无功。须知水肿有上焦肺气郁闭,中焦枢机不利,下焦气化不行之别;脘痞有食积、湿滞、痰阻、血瘀之异;口臭有肺热、胃热、肾虚之殊。治法亦因证性不同而大相径庭,非追本穷源莫能识见幽微,治得根本。

[2]　本案患者元阳久虚,元阳久虚除影响水液气化外,还直接耗损五脏元气,且阳虚日久,浊液壅遏,障碍气血运行而最终导致络脉瘀阻的潜在病机形成,故治疗时除以真武汤温阳化气行水外,还加人参以大补五脏元气;加桂枝、桃仁、丹皮以化瘀通络,以求更完美地解决问题。

十五、肩周炎诊治经验

肩周炎属寒湿凝滞者多,属湿热、血瘀、血虚者也不少见,定性论治,都应当以辨证为前提,不得以"炎症"之西说概之。更不得以西医之说指导中医治疗而滥用消炎方药,或代之以清热解毒药。只有通过辨证,分清此症证候类型,对证施治,才能收到良好效果。

湿热型多见关节局部胀痛发热,舌红绛,苔黄腻,脉弦数。

血瘀型多见关节局部痛剧而持久,阴雨天及夜间加重,病程长久,舌黯甚至瘀滞,脉多弦细涩。

血虚型多形体较瘦,舌瘦少苔,脉细数无力。

以上诸证,初起仍多从寒湿始,或郁久加嗜烈酒厚味,郁而化热;或素体阳气不足,内运之力怯弱,日久而渐成瘀阻之势;或素体阴血亏损,郁久而渐生燥涸之象。

以吾师膜腠理论观之,本病的发生,与表里皆相关联,外而寒伤肌腠,渐入筋膜;内而脾阳不振,水湿运化不力,水湿潴留,两阴相合,即成凝闭。寒湿搏结于关节而发为疼痛,即成本病。肩关节内而膜腠空疏,外而易于裸露,故病于此者最为常见。

其基本病机为寒凝湿滞。

治疗要点在健脾行水,温经散寒。

苓桂术甘汤是最具代表性的优秀医方。

【病案讨论】

寒湿痹阻肩周炎案

欧阳某,女,55岁。1992年8月10日,以双肩关节疼痛、四肢胀麻就诊。

自述:近2年来,双肩关节疼痛,日轻夜重,四肢胀麻,春夏尤甚,西医诊为肩周炎,曾接受封闭疗法,中医针刺疗法;并内服西药保泰松、贝诺脂、氢化可的松、地塞米松,中药豨莶丸、蚕沙、薏苡仁、桑枝、松节等,均未取得巩固性疗效。

问诊:肩关节痛多因受凉而发,痛时酸胀难忍,常于半夜痛醒,大便溏薄;望诊:面色苍黯,舌黯红,上罩黄厚腻苔;切诊:六脉细数。

诊断:着痹。

辨证:寒湿阻痹。

治法:散寒除湿,行气通络。

方药:苓桂术甘汤化裁。

茯苓 30g　　桂枝 20g　　生姜 20g　　川芎 10g　　炒白术 20g　　炙甘草 10g

上方水煎服,1日1剂。服3剂,肩关节疼痛消除,嘱其改作 2 日 1 剂,再服 3 剂,并注意局部保暖。追访经年,未再复发,春夏胀麻感亦明显减轻。

讨论:

[1] 本案辨证要点在便溏、脉细。舍此不究,而盲从西医炎症之说,必然方向迷失。

[2] 便溏四肢胀麻,春夏尤著者,亦属脾不运湿,湿阻膜腠,妨碍气机流动所致。春夏阳气升发,地气蒸腾,空气湿度增大,影响及体内则膜腠纵缓,湿浊郁积壅遏,阻碍营卫敷布,故胀而且麻。治当健脾行水,温阳散寒。

[3] 脾主四肢,寒湿凝滞者,其中心病理环节在脾阳不运,且浊阴阻于膜腠,非泛泛淡渗所能疗,故加生姜助白术、炙甘草以温中健脾,加川芎助桂枝以行血中之气。脾健则浊阴自消,气行则寒邪自散。本证贵在调养防护,倘能内忌生冷,外避风寒,则药疗可事半而功倍。

十六、暴盲、暴聋、暴哑诊治经验

非先天性、理化性失明、失听、失音,或由浊邪壅阻,清窍闭塞而发,或由精亏血少,清窍失养而生。

邪阻窍闭为实,精亏血少为虚。

实证其发急骤,虚证其发缓慢。

临床所见,暴盲、暴聋、暴哑三症,以实证为多,虚实兼夹之证相对少些,纯虚之证更少。

因肝开窍于目,其经脉上连目系,故暴盲一般多责之肝经火郁气逆,血闭、血溢,采用疏肝清肝法治之。

足少阳胆经循耳后,入耳中,出耳前,故暴聋一般多责之六淫邪气阻滞,胆经气机窒塞,采用清利疏通少阳法治之。

手太阴肺经至喉部,音声之器在于喉,且喉为肺之门户,肺主气,为音声之源,故暴哑一般多责之六淫犯肺,肺失宣发,采用开宣肺气法治之。

吾师认为，以上治法，是针对外感六淫、清窍闭阻的一般证候而设，故对于大寒伤人之重证，则病深治浅，断难奏效！唯麻辛附子汤能当此重任。

肾藏五脏六腑之精，五脏六腑之精皆上注于目而为之睛，肾开窍于耳，其经脉穿膈，入肺，循喉咙，至舌根，与视力、听力、发音均有密切关系。

寒为阴邪，最易伤人阳气，大寒袭人，往往长驱而入，直中三阴。伤太阴则吐、利不止，伤厥阴则挛痹、寒疝，伤少阴则目盲、耳聋、失音，以寒性收引凝固，闭人机窍故也。因而暴盲、暴聋、暴哑证中，属寒邪直中少阴，上窒窍隧，下闭肾气，伤伐肾阳病机者最多。仲景《伤寒论》《金匮要略》不曾论及，后世五官科学也很少从这方面作深入探讨。

治此，当以开宣肺气、温通肾气为基本法则。肺气宣通则表里透达，窍隧顿开；肾气温通则真阳鼓动，阴寒自散。

能充分体现这一治法的优秀医方，当首推"麻黄细辛附子汤"。本方出自《伤寒论》，原为"少阴病，始得之，反发热，脉沉者"而设，用治素体阳气虚衰，感受寒邪，邪正相争而发热，阳气虚衰而脉沉的证候。

麻黄辛温发散，最能表散风寒，开宣肺气；附子辛热，最能壮元阳，补命火，搜逐深陷之寒邪；细辛大辛大温，最能入髓透骨，走经窜络，启闭开窍，既助麻黄表散风寒，开通上焦清窍，又助附子温暖命门，拨动肾中机窍。全方虽药仅3味，但却具有强大的宣肺散寒、温肾通阳、开窍启闭功力，用治寒邪困阻肾阳，窒塞清窍而引起的暴盲、暴聋、暴哑，确能收到奇特疗效。

亦有六淫邪气伤人，干及清窍，使清窍功能骤然下降，症似暴盲、暴聋、暴哑而症状相对较轻者，又当视邪气性质，感邪量而权衡治之。不可偏执暴盲、暴聋、暴哑说而妄投峻剂！

【病案讨论】

寒凝暴盲案

苏某,女,24 岁,会计。2002 年冬 2 月 6 日,以两眼视力骤降数日,前来本书作者处就诊。

患者自述:因春节临近,1 周前大搞家庭环境卫生,脱去羽绒服,身着单薄毛衣,以冷水擦洗门窗桌凳地板后,当晚即觉恶寒,半夜加重,伴全身肌肉酸痛,次日晨起觉开目无力,视物不清,初以为蒙眬未醒,遂用力挣扎坐起,顿觉头晕身痛难忍,目盲不能睹物,始惊骇莫名,失声痛哭。经西医检查,眼内、颅内均无任何异常发现,住院治疗 5 天,未见寸功,遂改投中医治疗。

问诊:素无眼病,家族无暴盲病史,平日较易患感冒,余无特殊,今大便溏薄,小便量少,纳呆厌食;望诊:面色略苍白,夹鼻青灰,舌质稍淡,苔薄白如霜;切诊:六脉细而沉紧。

诊断:暴盲。

辨证:寒滞少阴,精气闭阻。

治法:温肾散寒。

方药:麻黄细辛附子汤化裁。

制附子 30g 先煎 60 分钟　　麻黄 15g　　细辛 5g

上方水煎服,1 日 1 剂,暂服 1 剂。药未尽剂,全身汗出,视力恢复,然身尚倦怠,眼觉沉重,口尚乏味。二诊时原方麻黄减至 9g,细辛减至 3g,另加生姜 20g,再进 1 剂,诸症尽解。三诊时嘱改服真武汤 2 剂以善后。

讨论:

[1]　本方所治暴盲,特指寒邪袭虚,闭滞少阴肾气和目系经腧之证,其他原因所致暴盲不得纳入本汤证范围论治。

[2]　肾藏五脏六腑之精,五脏六腑之精皆上注于目而为之睛,目能明察秋毫,全赖肾精充足,肾气通畅。阳虚寒凝,可致肾精闭阻,发为暴盲。

治疗这种暴盲,升散清利皆在严禁之列,犯之则或阳气散亡于上,或精气脱竭于下,唯温阳散寒通窍才是正法正治,麻黄细辛附子汤则是体现本法最具代表性的医方。

本案患者虽正值青春年华,但由其"易患感冒"一点,可以推知素体并不强盛,加之严冬减衣,复以冷水浸渍劳作,致寒邪深入少阴,伤伐肾阳,闭阻肾气。肾为元阳之根,又聚藏五脏六腑之精,肾气闭则元气不得通行,五脏六腑之精不能上聚于目而为之睛,故视力严重障碍,两眼昏暗无所见。

针对寒凝窍闭这一中心病机,治疗之要在温通,断不可与精亏血少,清窍失养相混而妄投滋腻填塞,更增其闭,若属精亏血少,必有一逐步发展的渐进过程,断不致如此迅急。因该患者伤冷之前并无情志剧变、大量饮酒等生活史,又无气滞、湿阻的临床依据,故亦不可与肝郁气滞、湿热阻闭相混而妄投疏利开泄,徒耗气津。

湿热郁遏视力骤降案

吴某,女,29岁,某信箱资料翻译,1992年8月3日,以剧烈眩晕伴视力模糊7天,前来本书作者处就诊。

自述月前赴川东公干,历时旬余,时值盛夏炎天,一路渴饮茶水,恣食瓜果无度,返程途中,即感脘痞纳呆,两眼混蒙模糊,自思劳累使然,初不以为意。归家后,视力急剧下降,心甚恐惧,即去眼科检查,颅内、双眼底及外眼均未见异常,而两眼视力均从原1.5降至0.5,西医深感怪异,不知所为,劝其改投中医治疗。

问诊:两眼模糊,如烟如雾,头晕目眩,如坐舟车,夜暮尤甚,便溏尿黄,脘闷纳呆;望诊:体魄尚健,神形无异,唯舌苔黄腻而滑,检视前医所用方药,一医从肝肾阴亏入手论治,投驻景丸3帖,服后不仅视力无补,且并发剧烈眩晕。改投另医治疗,服旋覆代赭汤2剂,仍无效;切诊:六脉浮滑。

诊断:视昏。

辨证:暑湿郁遏,气机不利。

治法:利湿解暑,通阳益气。

方药:定眩饮化裁。

桂枝 3g　茯苓 3g　泽泻 3g　白术 15g　半夏 20g
人参 5g　滑石 30g　甘草 5g

上方水煎服,1日1剂,连服4剂。1剂尽,小便清长,眩晕立止,连服4剂,视力恢复,诸症痊愈。

讨论:

[1]　从前服驻景丸和旋覆代赭汤可知,一见视力减退,便认定肝肾阴血亏损,一见眩晕,便认定气机上逆,已成今日临床思维之定式,辨证论治荡然无存,治疗效果何从谈起?

[2]　暑性开泄,湿浊氤氲,弥漫天地,濡蒸万物,人在气交中生,气交中长,难免不受其影响,何况旅途劳顿,受之更易,加之生冷伤中,脾运失健,内湿滋生,内外合邪,伤人尤甚。本病正是暑湿上蒙清窍所致,故始即视昏如雾,治当清暑利湿。前医不察,误以秽浊上闭为阴血亏损,妄投滋腻填塞,更滞其脾,增其闭,令浊不得泄,暑不得越,进而并发眩晕。其治仍当涤暑泄浊,方仍选用定眩饮。本病既有暑热耗气,又有生冷伤中,参、桂不可去;还有暑湿蕴结阻滞于内,故参、桂又不可多。

寒湿暴聋案

朱某,女,27岁。1994年7月11日,以双耳突然听力障碍2日,前来吾师处就诊。

自述:20多天前进行剖腹产,此后一直多汗潮热。2日前因天气酷热难当,不听家人劝阻,洗冷水浴1次,当晚即身痛项强,晨起双耳听力模糊,耳心阵发掣痛,自服"重感灵"、"感冒通"不效。

问诊:脘闷厌油,恶寒汗不出,两手指掌发紧发胀;望诊:面白,夹鼻青灰,舌淡,苔白厚;切诊:六脉沉细而紧。

诊断:暴聋。

辨证:寒湿伤阳。

治法:温阳散寒。

方药:麻黄细辛附子汤加味。

制附片 30g 先煎 60 分钟　麻黄 10g　细辛 5g　羌活 15g
苍术 15g　生姜 20g

上方水煎服,1 日 1 剂,1 剂未尽,汗出,听力恢复,诸症悉
减。二诊时,麻黄减至 5g,羌活减至 10g,细辛减至 3g,再服 1
剂,诸症痊愈。

讨论:

[1]　本方所治暴聋,特指寒邪阻闭少阴肾气和膜腠三焦
所致之证,其他原因所致暴聋不得纳入本汤证论治。

[2]　吾师认为:三焦为膜腠所构成,是沟通表里、联系上
下、无处不在的管状网络组织,人体气机由此升降出入,水液
由此布散流行,故凡气、津病变,均可通过三焦影响耳窍,发为
耳鸣、耳聋等症。若大寒袭虚,或寒证误用寒凉,致肺气闭郁不
宣,肾命气化不行,气闭津壅,窍隧不利,而成暴聋者,可以此方
温化肾气,开宣肺气治之。肾气化则气津升降有序,流行无碍,
肺气宣则寒凝解散,窍隧顿开,耳聋自愈。若不思辨证,妄以清
肝利胆方药治之,每多变增耳心掣痛连脑,或吐泻眩晕等症。

[3]　本病发生虽当炎夏,但患者产后阴血大耗,元气大
伤,机体对各种致病因素的抵抗能力明显下降,一旦被伤,邪
入必深。冷水洗浴,寒湿之邪由太阳之表直入少阴之里,致听
力障碍,非大辛大温不能搜逐其至深之寒湿邪气,开通其闭塞
之机窍。虽产后有禁汗之说,但有病则病受,虽产后亦在所不
避,所当谨记者,全在量随证减,中病即止。

寒郁暴哑案

苟某,男,40 岁,农民,四川剑阁人。1970 年 8 月,因声音
嘶哑 3 年,时逢吾师正好在当地参与贫下中农医学教育工作,
故慕名前来吾师处就诊。

自述：3 年前因患感冒后声音渐渐嘶哑，曾经中西药治疗无效，未作深入检查。

问诊：三年前曾患重感冒，发烧，身痛，经西药治愈，愈后声音渐渐嘶哑，经中西医治疗几次，不但无效，反而加重。因家庭经济困难未再服药，问诊时虽仅相距咫尺亦难辨其辞；望诊：舌淡苔白而厚；切诊：六脉沉细无力。

诊断：暴哑。

辨证：阳虚外感，肺气不宣。

治法：助阳解表，开宣肺气。

方药：麻黄附子细辛汤化裁。

附子 20g 先煎 30 分钟　麻黄 10g　细辛 5g　桔梗 10g

上方水煎服，1 日 1 剂。服 1 剂，声音即出，连续服用 3 剂而愈。

讨论：

[1]　从其病史、治疗史可以窥见，3 年前所患感冒当属风寒之证，结合临床惯例，治感冒西医多用抗菌消炎之剂，中医多用苦寒清热之方，声音嘶哑正是由于风寒而误用抗生素及寒凉中药所致，故愈治其哑愈甚，更兼舌淡、苔白厚，脉沉细无力，阳虚寒凝湿滞见证愈明。

[2]　似此积年寒湿，非麻辛附子汤不能鼓动其少阴之阳，交通其肺肾之气，开解其太阴之闭；因苔厚而知痰湿阻于内，故佐桔梗以助其宣肺排浊之力，以冀一鼓而功成。

十七、慢性牙周炎诊治经验

牙周炎是一种常见的口腔疾病，以齿龈肿痛脓溢，久则牙齿松动甚至脱落为主要临床症状。

中医学以龈为胃之络，齿为骨之余，故多从胃、肾两经分型论治。对肿痛较著者，多责之胃经实火；对齿松牙浮者，多责之肾阴亏损。而对脓溢久久不愈者，尚乏以脏腑为依据循经分型论治的系统论述。

根据慢性牙周炎患者的临床特点分析,本病应属中医脾经湿毒郁滞证型,当从脾论治。凡脾虚湿滞之证,最易造成脾愈虚而湿愈滞,湿愈滞则脾愈虚,久则化毒腐肌的恶性因果循环,病情最为迁延难愈。若从脾论治,去其郁陈,畅其气机,解其邪毒,往往可以收到事半功倍的疗效。

本证临床特点为:龈色黯,酸痛绵绵,微肿胀,压之脓血杂见,脓质稠,血色黯,舌黯,苔厚腻而黄,脉缓滑。尚多伴见面色晦黯如积油垢,神疲倦怠有似劳损,大便溏薄不爽,小便黄热不畅等症状。病情多迁延难愈。

导致本证发生的病因为"湿",或久处雾露,湿从外入;或过食肥甘,湿自内生。相感相召,合而为患者居多。无论内湿外湿或内外兼夹之湿,其浸渍郁积,都与脏腑功能状态密切相关,脾气不充,脾阳不振,是其重要的内在原因。

本证的中心病机为湿遏脾滞。人身脏腑气机,不独六腑为通为顺,五脏亦然,一有窒碍,营运顿衰,湿浊壅遏,则滞塞脾气,脾气滞塞,则运化呆钝,外湿难化,内湿倍增,进一步加重湿遏脾滞的程度,成为恶性因果循环。湿遏日久,最易酿热成毒,化腐为脓。脾主肌肉,开窍于口,龈为肉之属,口为饮食受纳之门户,酸甘日蚀,辛辣屡侵,以及残渣刺激等,每多损及齿龈,成为至虚容邪之所,脾经湿毒上聚,发为本证。所以,本证的辨证论治,均不必拘执于胃、肾两脏。

本证的治疗,以畅脾解毒为基本原则。湿遏脾滞病机一经形成,脾气阻滞便成了核心的病机环节,不推逐其积滞,开通其气机,恢复其健运,则湿不得化,浊不得运,郁不得解,故通畅脾气为第一要法。湿浊既已化热酿毒,腐肉成脓,非解毒莫能排毒去腐,推陈致新,故解毒之法并举。

治疗本证的首选方为平胃散合五味消毒饮化裁。平胃散苦温芳香,最能除湿化浊,行气畅脾,五味消毒饮芳香苦寒,既有突出的解毒作用,又无严重耗伤中阳弊端,二方合用,正可充分体现畅脾解毒的原则。外湿重者,加紫苏、藿香;内湿盛者,重用苍术,另加白蔻、砂仁;脾滞甚者,加山楂、神曲、莱菔子;脓多者,去天葵子,加土茯苓、薏苡仁。脓去肿消至八九分时,改用益气解毒方药善后,以固成功。

【病案讨论】

脾胃湿热齿龈脓肿案

郭某,女,12岁。1992年3月18日,以左上第二磨牙根尖脓瘘2个月,前来吾师处就诊。

其母代述:2个月前患急性牙根肿痛,口腔专科诊为急性根尖脓肿,经服抗菌消炎药并行局部穿刺清洗后肿痛缓解,其后虽仍时呼牙根隐痛,因痛不甚剧,家长未再经意。半月后患儿自以指压迫病齿根部,有脓血溢出,于是再度赴专科检查,发现原病灶已形成瘘管,管口开于相邻第一磨牙根部,X光片检查见牙根尖周围骨质成轻度弥散疏松透明区,诊为慢性根尖脓瘘。经抗菌、消炎及中药清热解毒治疗月余,疗效不佳。

询知此子平素嗜食甘甜生冷,正常三餐反胃纳欠佳。观其瘘管周围有轻度水肿,面色黄晦,舌红,苔黄厚垢腻;切得六脉濡缓。

诊断:牙疳。

辨证:中焦湿毒郁滞。

治法:畅脾解毒。

方药:楂曲平胃散合五味消毒饮化裁。

焦山楂20g　神曲10g　苍术20g　厚朴15g　陈皮10g　蒲公英30g　薏苡仁30g　银花藤20g　炙甘草5g

上方水煎服,1日1剂,连服5剂。外用"雅士洁口净"饭后漱洗,脓尽痛止。二诊时舌上腻苔退尽,原方去楂、曲、银花藤,加党参15g、干姜5g,再进5剂,瘘道愈合,未再复发。

讨论:

[1]　此子嗜甘贪凉,久则损伤中阳,湿浊内生,壅遏营

卫,酿热成毒,结于牙根,化腐成脓,变生本病。其辨证要点为面色黄晦,舌红,苔黄厚垢腻;其中心病机在湿遏脾滞。

[2] 针对湿遏脾滞这一中心病机,治当运脾除湿解毒。前医不审病机,只见其毒,不见其滞,单纯运用抗菌消炎、清热解毒药物,脏腑机能障碍未能消除,机体自身处于消极状态,故事倍功半,转成慢性。本病滞通毒尽后,治疗重点当转移到益气健脾上去,故减苦寒而增甘温。

十八、白发、脱发诊治经验

对于毛发脱落变白的病理认识,历来均从精亏血少立说,吾师通过对本病的长期临床观察研究后认为:本病与精血亏虚确有不可分割的联系,但绝非精血亏损一端。精血流行障碍或布运无力,也可导致本病发生。

吾师强调,在本病的诊断过程中,既要考察精血盈亏状态,又要考察精血通滞程度,才能真正做到去伪存真,准确无误。

影响精血营运灌溉的原因,以痰滞、血瘀、气郁、气虚最为多见。痰滞则浊阴潴留,精气不布;血瘀则脉络闭塞,血运不畅;气郁则经隧挛急,精血流行窒碍;气虚则推运无力,精血布散不能,皆可导致毛发失养,变生本病。临床所见,单一因素病例较少,多因素复合病例较多。

所以,在本病的治疗上,除应分证论治外,通治之方的研制也很有实用价值。

吾师正是以上述理论为指导去研究本病治疗方法的。为适应多因素复合类病情需要,也为简化本病的治疗章法,他在通治之方的研究上用力尤多,积累的经验也最为宝贵。

其对本病的治疗经验,集中体现在他研制的"乌须生发饮"上。该方是在填精补髓、滋阴养血基础上,加入益气、活血、涤痰、疏郁之品,制成的通治毛发脱落变白的综合性医方。

实则阳和汤与当归补血汤之变方。

药物组成:鹿角胶 20g　枸杞 20g　熟地黄 20g　制首乌 30g　当归 6g　黄芪 30g　麻黄 6g　白芥子 10g　肉桂3g　干姜 6g　三七粉 3g

方中鹿角胶、枸杞、熟地黄、首乌、当归填精养血为本;黄芪大补肺气而助精血营运敷布;麻黄宣通肺卫,开启毛窍,而为精血营运敷布之先导;白芥子逐经隧痰浊,三七粉活血通络,共畅精血布散流行;肉桂温下元,通经脉,既促精血生化之机,又促精血布散流行;干姜暖中土,助诸药及水谷之运化吸收而壮精血生化之源。全方从骨髓到经脉,到肌腠,到肤表,到毛窍,层层开通;从精血之滋到精血之化,到精血之运行,到精血之敷布吸收,环环紧扣,用思之精深,结构之严密,法度之严谨,古今同类方罕与伦比。

他在运用本方时,并非呆执不变,而是随证化裁,力求丝丝入扣。精亏较甚者,鹿角胶增至 40g,另加紫河车粉 15g、黄狗肾 20g;血虚甚者,制首乌增至 50g,另加桑葚 30g、阿胶25g;气虚甚者,黄芪增至 50g,另加红参、升麻各 15g;痰滞甚者,去熟地黄,增麻黄至 10g,白芥子至 20g,另加桔梗 10g;血瘀甚者,三七粉增至 6g,另加桃仁 15g、红花 10g;肝郁气滞者,加柴胡 10g、川芎 10g、刺蒺藜 20g。

【病案讨论】

血虚痰凝脱发案

殷某,男,27 岁。1993 年 10 月 7 日,以头发全部脱落 11年,前来吾师处就诊。

自述:16 岁时头发脱落,一年内全部脱光。此后十余年来,四处求医,八方寻药,从未间断。所服多为养血益精、乌须黑发之品,终无一效。

问诊:头皮无异常感,脱发前无特殊接触,饮食、二便正常;望诊:形体胖瘦适中,面色白,头皮光亮,一发不生,舌红润,苔薄白;切诊:六脉沉缓。

诊断:脱发。

辨证:血虚失荣,阳虚痰凝。

治法:养血填精,温阳益气,化痰通络。

方药:乌须生发饮化裁。

熟地黄 20g　鹿胶 20g　枸杞 20g　制首乌 30g　黄芪 30g　当归 6g　白芥子 10g　肉桂 3g　干姜 6g　三七粉 3g　红参 15g

上方水煎服,1 日 1 剂。连服 50 剂后,头皮上生出灰白色绒发,又服 30 余剂,绒发增长至 2cm 左右,色亦逐渐灰黑,现仍继续服用此方。改汤为丸,以方便久服。

讨论:

[1] 本案无特殊兼证,辨证较难,唯面白、脉沉缓可作为气虚辨证依据,故加红参。

[2] 本症脱发严重,病程又长,故纵有仙丹,亦非期月所能见功,原方既已初见成效,不宜轻易改弦更张,但作为丸,以为久服计。

十九、荨麻疹诊治经验

本病临床极为常见,患本病者,以中青年为多,女性似更多于男性。中医谓之瘾疹、痒疹、风丹、游风。

其病因主要与风邪密切相关,如由外感风邪,郁于腠理,欲出,表气闭郁而门户不畅,欲进,里气尚未大衰而道路不通。邪气进退无路则郁于膜腠,膜腠外通肌表,内联五脏,是津气升降出入的道路。风邪羁留腠理,膜络挛急,外不得疏,内不得泄,影响气血津液运行,以致气滞、血郁、湿阻。攻于皮肤,与卫气相搏,即成风丹。

受年龄、性别、体质诸因素影响,临床所见,本病有风热、风寒、血热、湿热、血虚、气虚、阳虚等多种证型。

观今日中医临床之风气,则多不深究病因、病性,概以血热、风燥论治,所用以凉剂、润剂为多,是愈治而表气愈闭,里气愈结,正气愈耗,邪机愈陷,终成积年难愈的顽固性病证,甚至转化为肌肤顽麻、关节肿痛、经筋挛痹、心脉阻滞、肾气衰损等重证、难证、怪证。

吾师指出:本病见证虽多,但每次发作时大多都因感风寒而起,此际治疗多应以疏散风寒为主,首选方为局方消风散。更有久病不愈,或发作欲死之重顽型荨麻疹,多为血虚、阳虚之证,只要见证确凿,血虚者养血通络息风,归脾汤为首选;阳虚者温阳活血息风,真武汤为首选。化裁运用,自有奇功。

【病案讨论】

表卫郁闭风丹案

廖某,男,8岁,四川宜宾人,其父为某医院儿科医生。1975年7月11日,因全身起风疙瘩就诊。时逢吾师正在当地带学生毕业实习,巧遇应诊。

家长代述:此子一个多月前突发风疙瘩,遍身皆是,奇痒难受,西医诊断为荨麻疹,认为属花粉或其他过敏原所致,经抗敏治疗,病情减轻,但继而频繁复发,或三五日,或一二日一发,发则团块累累,遍布全身,瘙痒难耐,哭闹抓挠,终无宁日。数用抗炎抗敏西药、凉血息风中药及民间单方,百无一效。今天上午9时许在玩耍嬉戏中又突然发作。

问诊:大便溏薄,小便正常,风丹多发于玩耍打闹之际,或暮夜时刻,发作时心中烦躁,团块局部有刺痒感。望诊:舌尖微红,苔薄黄而润;切诊:脉浮滑。

诊断:风丹。

辨证:风邪郁于腠理。

治法:疏风开郁。

方药:局方消风散合麻黄连翘赤小豆汤化裁。

羌活 12g　　防风 15g　　荆芥 15g　　川芎 15g　　厚朴 10g
茯苓 15g　　蝉衣 5g　　僵蚕 10g　　陈皮 10g　　连翘 15g　　赤
小豆 15g

上方水煎服，2日1剂。1剂未终，丹块退尽，服完1剂后
药不再进。此后吾师在多次回家省亲时追访，仅此1剂中药
之后，风丹从此未再复发，其父叹为神奇。

讨论：

[1]　患儿风丹发于嬉戏打闹之际，或夜暮之时，对诊断
辨证具有较重要的参考价值。动则生阳，阳动而丹发，是知表
卫有气机郁闭，膜腠有风邪郁滞，由舌尖较红可知郁久而有化
热之象，阳动则正气鼓动于内，邪气骚动于中而有外向之势，
然表卫不开，邪不得泄，外达不能，气津凝闭而成丹块瘩疹。
暮夜为阴气渐升之时，阴愈升则阳愈遏，阳愈遏则邪愈闭，邪
愈闭则津气升降之机愈碍，机体正气欲祛邪外出以恢复正常
生理机能的要求愈益强烈，此丹发实闭而生变之征。

[2]　8岁顽童，稚阴稚阳之体，生机正旺，且病程并不太
长，正气未伤，或所伤亦微，故凡补益之品皆不用，只要顺势而
为便能腠开邪达。

气血两虚风丹案

赵某，女，21岁，1993年4月2日风丹反复发作两年
就诊。

自述：近两年多来，全身起"风疙瘩"，反复发作，每发成团
成块，灼热瘙痒难忍，严重时头面团块密集如肿，西医诊为荨
麻疹。曾服抗炎抗敏西药及凉血疏风止痒中药多剂，每次服
药后团块即逐渐消退，但疗效不巩固，移时又发。今晨骑自行
车外出办事，约1小时后返家，即又复发。

问诊：每次发作，均在受风遇冷之后，如月经期遭遇风冷
则其发最剧，无口渴、便结、尿黄；望诊：头面、四肢散在顶部苍
白、四周淡红之团块，舌红，苔微黄、滑腻；切诊：六脉浮滑，重

按无力。

诊断：风丹。

辨证：气血不足，风寒郁表。

治法：祛风散寒，佐益气养血。

方药：消风散化裁。

羌活 12g　防风 15g　荆芥 15g　川芎 15g　厚朴 10g　茯苓 15g　人参 5g　陈皮 10g　紫苏 15g　藿香 15g　大枣 15g　生姜 10g

上方水煎服，1 日 1 剂，连服 3 剂。二诊时，患者谓服前方 1 剂即块散痒消，但仍谨遵医嘱，服完 3 剂。

二诊：服药期间小便清长，大便畅解呈条状，舌上腻苔已退，审六脉浮细无力，是邪气已尽，表郁已解，但气血不足，表卫不固，故遇风冷则发。

拟归脾汤化裁以善后。

人参 10g　黄芪 30g　白术 15g　当归 5g　龙眼肉 10g　大枣 15g　白芍 15g　桂枝 10g　川芎 15g　生姜 10g　炙甘草 10g

上方水煎服，2 日 1 剂，连服 15 剂。

讨论：

[1]　风丹色淡，苔润，无口渴，尿黄、便结是本案辨证要点。遇风冷则发，经期发作尤甚，也是重要的辨证依据。治疗要点贵在及时疏散外来之邪气，最忌寒凉抑遏，闭门留寇！

[2]　丹块灼热瘙痒是风寒外束，表气闭郁，营卫壅遏，邪正相争之象，不可误为风热温毒，更不可误为血热。风热当见口渴气热、苔黄乏津之征；血热当见唇舌绛红、丹色深红、心烦易怒之象。

[3]　风丹反复发作，历时数载，是正虚邪恋之象，故风丹退净后当益气养血，佐调和营卫以善后，才能使气血充盛，营固于内，卫守于外，而邪无可乘之机，容留之所。不可一见风丹、痒疹，便谓温毒、血热，妄投清热解毒、凉血滋阴之品，误用

则更伤其正,更滞其邪。更不可把"治风先治血"孤立地理解为"凉血"一法,活血、补血、温血皆在其中。

阳虚风丹案

袁某,女,43岁,四川宜宾人。1980年春,因患风丹,每发即昏倒,两度住院,仍未根治,时吾师正在宜宾带学生毕业实习,患者乃登门求治。

自述:23岁结婚,共顺产3胎,自生第一个小孩后不久,即断续散发风丹,开始发作量少,丹块稀疏,间隔时间也较长,用民间新笤帚烘热后在丹出局部刷扫数次即愈。生第二胎后,发作次数增加,丹块也较前增多,民间疗法效果不佳。生第三胎后,丹发越来越频繁,丹块成片相连,心中嘈杂慌乱,继而昏倒,不省人事。经中西医内外科治疗,效果不佳。

问诊:此次发作始于今日晨起,只觉心中慌乱不适,尚未昏倒。长期大便溏薄,食生冷易腹泻;望诊:精神尚可,形体略胖,面白不泽;切诊:六脉细缓,沉取略弦。

诊断:风丹。

辨证:阳虚气郁。

治疗:温阳益气。

方药:真武汤加味。

制附子30g先煎60分钟　白术15g　白芍10g　生姜20g
茯苓30g　当归10g　黄芪50g　炙甘草10g　人参10g

上方水煎服,1日1剂,连服3剂。1剂未尽,风丹完全消散,3剂尽而精神转佳,饮食倍增,大便畅解成形。为求其长治久安,嘱2日1剂,续服15剂,此后病情从未复发。

讨论:

[1] 导致风丹发生的原因十分复杂,有外感,有内伤,外感中又有风寒、风热、风湿、湿热,内伤中又有血虚、血热、气虚、阳虚等种种不一,单纯外感者少,内伤而兼外感者最为多

见。诊断时当详审细察，以明辨其性质，然后对证施治。绝不可以某一法一方通治之！

[2]　今日之时弊，在于一见发疹、发丹、发斑，大多不详加辨证，便主观臆断为火热内炽，草率运用凉血解毒甚至泻下之剂，寒证、虚证误用，或致邪机内陷，或致阴阳两伤，病情加重。

[3]　阳虚发丹相对较少，难辨而又难治，非温阳不能内固元气，非益气不能外固藩篱，非养血活血不能交通营卫，沟通表里，故三法并用，共奏殊功。

二十、圆癣诊治经验

圆癣一病，民间称为"铜钱癣"。本病多由风湿热邪伤表，郁于肌腠，壅遏营卫，久而酝酿成毒，积毒生虫，损皮伤络而发。

《诸病源候论》生动描述其症状特点为："癣病之状，皮肉隐疹如钱文，渐渐增长，或圆或斜，痒痛，有匡郭，里生虫，搔之有汁。此由风湿邪气，客于腠理，复值寒湿，与血气相搏，则血气痞涩，发此疾也。"西医则谓之真菌感染。

本病初起为丘疹或水疱，逐渐形成边界清楚的钱币形红斑，表面覆盖细薄鳞屑，以后病灶中心多出现自愈倾向，而向四周蔓延，有丘疹、水疱、脓疱、结痂等损害，日久形成环形。

前人治疗本病多采用外治法，擦涂除湿杀虫止痒的水剂、粉剂治癣药物，近期效果尚可，远期效果不佳，复发性极强。每春夏发作，秋冬渐愈，渐发渐多，数年不愈，根除不易。

其实，中医对皮肤病的治疗，也十分强调整体观思想的深入贯彻，《素问》"病机十九条"早已有"诸痛痒疮，皆属于心"之论，其所强调的正是任何局部病变，都与整体脏腑强弱、气血盛衰有着极为密切的联系，圆癣的发生也不例外。

没有脏腑功能的失调，气血盛衰的偏颇，就不会有真菌孳生的土壤,真菌何由而生? 一旦真菌生成,则正是脏腑功能异常,气血盛衰失调,体质发生改变的最有力证据。对于这样的病症,不通过调节脏腑功能,调理气血盛衰,从整体论治,使体质特点得到有效纠正,何能收巩固疗效?

吾师治疗本病,更重内服药物的运用。他在长期临床实践中把握到本病病性属本虚标实,气血亏损,阳郁不发,是造成湿毒久郁的根本原因,因而主张温养脏腑气血为主,辅以除湿解毒杀虫之治,常用方为乌梅丸。随证化裁,疗效甚佳。

乌梅丸为治胆道蛔虫要方,业医者尽人皆知。本方治疗正虚邪恋的久泻久痢,也是不少临床家所熟悉的。唯此方能治癣疾的作用却很少有人知晓。

吾师指出:方中乌梅、川椒、黄连、黄柏都有较强的抑菌作用,其中乌梅尤有良好的抑制真菌作用;桂枝、细辛辛温走窜,通络开窍,从里逐邪透达于外;附子、干姜振奋脾肾之阳;人参、当归益气养血,共同鼓舞人体正气。正气充盛则邪无容留之地,脉络通畅则邪有外出之路,抑菌力专则邪无再生之理,故对癣疾也疗效甚佳。

【病案讨论】

阳虚湿郁圆癣案

李某,女,29岁。1992年7月4日以圆癣反复发作3年就诊。

自述:3年前春夏之交,颈部两侧散发团片状红色痒疹,初未经意,约半月后有钱币样癣斑形成,随之渐发渐多,延及四肢、胸腹。外用癣药水,内服中草药,住院接受西医药等治疗,百无一效,经其他患者介绍,从数百里外,专程来求吾师诊治。检视其前服中药,多为凉血解毒、祛风除湿之剂。

问诊:红斑处皮下隐隐有刺痒感而不甚,便溏纳减,神疲心烦;望诊:患者全身红色癣斑大如钱币,斑斑相连,体无完肤,舌润,散在细碎红点;切诊:六脉沉细数。

诊断:圆癣。

辨证:脾肾阳虚,湿热郁滞。

治法:温阳益气,通络解毒。

方药:乌梅丸。

乌梅 30g 蜀椒 3g 细辛 5g 黄连 10g 黄柏 10g
干姜 10g 桂枝 10g 人参 10g 当归 10g 附片 10g 先煎20分钟

上方水煎服,每日 1 剂,服药 1 周后,全身癣斑退尽。嘱其续服 1 周,以防复发。至今该患者病情从未复发。

讨论:

[1] 便溏、神疲、脉沉细为本案辨证要点。皮肤病灶局部虽有燥象,但舌湿润而口不渴,是内无燥润之真情;舌上细碎红点虽属血热之象,但脉无盛实之火热真情,可知阳气虚损,气郁不发是本,热毒郁滞是次要矛盾。不可一见燥热之外象,迷失气虚阳损之真情。

[2] 以乌梅丸治疗癣疾,不仅拓宽了该方应用范围,同时也为癣疾的治疗另辟了一条内治途径。以抑菌作用释解毒杀虫药,尤其是以抑制真菌作用释乌梅疗效,实予古方以新意,有助于对该方治癣作用的理解和分析。

扶正通络不仅有助固本逐邪,而且有助改善肤腠气血津液营运布散,促进皮损修复或更新。病属正虚邪恋,单纯祛邪,是见标而不见本,故治无必效之功。扶正祛邪,双管齐下,机体祛邪托毒能力被充分调动起来,对祛邪药物作用的反应敏感度也大大提高,则治无不效之理。

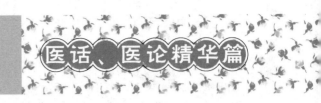
医话、医论精华篇

一、医话存真

（一）强调辨证辨病相结合

陈潮祖教授强调指出，辨证论治是指导中医临床工作的灵魂，没有这样一个活的灵魂，中医整体观、恒动观思想就无法在医疗实践中得到生动体现。所以，中医临床一刻也不能脱离这个原则。

辨证本质上是从哲学的高度通过宏观现象去把握疾病这一事物的客观存在和演进规律。对于那些运用现代检验手段无法找到具体病因，而临床症状又客观存在的疾病，以及虽感染源明确，但对因治疗却久久无功的病证，辨证尤有特殊价值。

无数临床事实证明，建立在"辨证"基础上的因时、因地、因人、因证治宜原则，确是最科学、最有效的治疗纲领。

但由于历史的局限，辨证的总体认识还是停留在宏观水平，论治也就不可避免地存在一定模糊性。而建立在现代科技检测方法上的"辨病"，对某些病变的认识具有具体、生动的优点。只有把二者紧密结合起来，才能做到既在宏观上把握其规律，又在微观上认识其特点，最终指导我们更精当地遣方用药和更准确地选择治疗点。

　　无论中医、西医,在今天这样一个全方位深入认识世界、认识宇宙万物的时代,如果还把自己严密地封闭在一个狭窄的学术环境里,不去深刻检讨并不断克服自身的短处,冷静考查并充分吸收其他学科的长处,思路就要经常发生"短路",认识也就要经常发生"偏盲",这是知识结构不健全的表现。以这样的学力,中医何能明癥、瘕、痞块、虚劳、痿废及诸般脏器损伤之病理本质? 西医何能在病因不明或对因治疗无效或机体功能失调类病证的诊治上找到正确出路?

【病案讨论】

木火刑金肺痨咯血案

　　汪某,男,34 岁,医生。1982 年 3 月 25 日,以咳血、盗汗4 个月,前来吾师处就诊。

　　自述:咳血伴盗汗 4 个月,自投滋阴凉血药数十剂无效,经 X 光片确诊为空洞型肺结核,住院接受西医抗痨止血治疗1 个月,仍咳血不减,转求吾师诊治。

　　问诊:入夜烦热汗出而黏,呛咳咯血,咳则胁痛,口苦干呕;望诊:舌红苔黄腻;切诊:六脉浮数。

　　诊断:肺痨咳血。

　　辨证:湿热郁蒸,木火刑金。

　　治法:清热利湿,平肝止血。

　　方药:蒿芩清胆汤化裁。

　　青蒿 20g　黄芩 15g　陈皮 10g　法半夏 15g　茯苓30g　竹茹 15g　枳实 10g　甘草 5g　青黛 10g　滑石 20g龙骨 30g　牡蛎 30g

　　上方水煎服,每日 1 剂。连服 4 剂,热退苔化,汗收血止。嘱继续抗痨治疗。

　　讨论:

　　[1]　肺结核属中医之"传尸痨瘵",又称"肺痨"。治肺痨咳血,常法多用滋阴抗痨,凉血止血,本案患者身为中医师,不

以辨证求病机,而循成说觅良方,故用药无功。

[2] 明知肺痨以水亏为本,用药仍不避其燥,是知疾病在不同阶段,或受其他因素影响,病机亦可发生较大差异,治疗亦当随病机而异,辨证才是指导治疗的灵魂。以病机为根据,立法、遣方、用药才是最有效的治疗。

[3] 本案以汗出而黏,舌苔黄腻为辨证要点,病史虽亦为重要参考依据,但湿浊不去,旧病的治疗也必然受到严重影响,以治湿热为先的积极意义在于为肺痨的治疗创造了有利条件。否则,呆执养阴抗痨,势必愈补愈滞,咳血终不可止。

[4] 不通过现代医学手段的检查,就无法精确了解其为空洞型结核之病本,病本不明,西医之抗痨药物无从投入,不运用强有力的抗痨西药,本病就难以从根本上得到控制,暂止之血,仍有复出之机。更为严重的是,一方面,进行性消耗仍在持续发展,另一方面,导致病势垂危的出血性标证亦难以迅速缓解,标证不解,不仅抗痨西药的效价难以充分发挥,且随时可演变为暴发性大出血而危及生命。故治标亦寓救本之义。

木火刑金支扩案

范某,男,43 岁。1973 年 10 月 22 日,以咳血半年,前来吾师处就诊。

自述:半年前咳血住院,每次咳血量少则 30~50ml,多则 200~300ml,或一日数发,或数日一发,发无定时。咳血前有气息上涌、腥气上泛之感。经某地区医院诊为支气管扩张,治疗半年,收效甚微,于是转某医学院附属医院住院治疗。该院再一次确诊为支气管扩张出血。经治 2 周,效仍不佳,于是转来吾师门下诊治。

问诊:脘痞胸闷,口苦心烦;望诊:舌绛,苔黄厚而腻;切诊:六脉沉弦滑数。

诊断：咳血。

辨证：肝经湿热壅盛，木火刑金。

治法：清热除湿，清肝凉血。

方药：蒿芩清胆汤化裁。

青蒿 30g　黄芩 10g　青黛 10g　陈皮 10g　半夏 15g　茯苓 15g　枳实 10g　竹茹 10g　栀子 10g　瓜壳 15g　滑石 20g　芦根 30g　生甘草 10g

上方水煎服，每日 1 剂，渐服腻苔渐退，咳血渐少，至 5 剂苔尽血止。

讨论：

[1]　仅木火刑金所致咳血，即有阴虚、血热、痰火之别。此证一派湿热壅滞之象，显然属痰火一类无疑。治此若单纯清热凉血止血，则越清凉而阳气越弱，气机愈闭，湿浊壅阻愈甚，虽血可暂止而出血倾向不能从根本上得到纠正，甚至有可能愈演愈烈；若单纯燥湿，则出血倾向难以得到有效纠正。故当二者兼顾。此方实为蒿芩清胆汤合咳血方化裁而成。方中陈皮、半夏、茯苓、甘草、竹茹、枳实、瓜壳、滑石、芦根，宣肺降气，燥湿化痰，利湿泻浊；青蒿、黄芩、青黛、栀子，清热透邪，凉血止血。全方能使湿热上下分消其势。邪去、郁开、火散、血宁，这就从根本上消除了出血动因。

[2]　蒿芩清胆汤原方用碧玉散——青黛、滑石、甘草共9g，青黛用量很轻。本案仅青黛一药即用至 10g，正是这一味药物剂量的调整，便将原本是用来治疗胆胃气分湿热的方剂，改造成了气血两清之剂，扩大了该方的应用范围，说明吾师用方不拘成法，具有很大灵活性和创新性，古方在他的实践过程中，又获得了新的生命力。

[3]　此证脉沉是湿遏热伏，气机郁闭之象，切切不可以阳虚论！若误阳郁为阳虚，妄投温热方药，无异于是火上浇油，就会造成严重医疗事故！

痰湿阻络脑梗案

樊某,女,64岁。2004年5月18日,以右侧偏瘫1周,前来本书作者处就诊。

家人代述:就诊前1周,身体左侧突然失去知觉,随后晕倒。经医院CT诊断为脑梗死。有冠心病、糖尿病、心动过缓、高血压病史。

问诊:平素痰多,二便正常;望诊:右侧偏瘫,舌淡苔薄白腻;闻诊:语言不清;切诊:六脉缓。血压170/90mmHg。

诊断:中风。

辨证:痰阻脑络。

治法:开郁化痰,益气解痉。

方药:温胆汤加减。

陈皮10g 半夏15g 茯苓20g 甘草10g 枳实15g 竹沥20ml 生姜汁15g 菖蒲15g 胆星10g 三七粉10g 地龙15g 黄芪120g 人参15g 泽泻30g

上方水煎服,1日1剂。用药10剂,语言渐转清楚。在本方基础上加蜈蚣2条,继续服药,1个月后基本能走动。

讨论:

[1] 痰涎壅滞形成的高血压脑梗死,是因气血不和,津凝为痰,痰随气升,阻于脑络所致。推求痰浊的产生原因,十分复杂,饮食营养过剩是最常见的原因之一,机体自身的体质素质是另一个重要原因。无营养之过剩,则痰浊之生无源,无机体功能之异常,则痰浊之生无由,中医对本病例以痰浊论脑梗之因,看似模糊,实则深刻。西医以血栓为梗阻的具体物质发现,则更加生动地诠释了中医认识的科学性。

[2] 治疗法当涤痰解痉,双管齐下,随着痰去脉舒,偏瘫可渐渐好转。

（二）主张灵活化裁成方

吾师临证，选用医方时，不以经方、时方论尊卑，不以古方、新方分贵贱，而以切合病情为准则。并且主张灵活化裁。

执法而不拘方，是历代著名医家的共同特点，也是吾师的高明所在。有人以为，后世诸家的医方可作如是观，而独仲景方当属例外。这种认识也是很偏颇的，仲景是人不是神，他的一方一法，也都从实践中得来，而非神赐仙传，仲景本人更是旗帜鲜明地反对"各承家技，终始顺旧"的僵化学风，他怎么会要求后世学者一成不变地继承他的学术经验呢？在继承仲景学术遗产时，到底应该用什么态度去认识，去研究，去发扬，这确是一个值得严肃思考的问题！

所有医方都是医生的临床经验结晶，每一个医方里，都包含着一个以辨证论治为核心的活泼灵魂，其创制时，可能是针对当时证情所设计的最佳结构，所搭配的药物用量间的最佳比例。但世易、时易、人易，即便证性相同，其附加影响条件也绝难等同。用方时如不结合现实各种要素加以灵活化裁，只是机械照搬，则无异刻舟求剑，必然导致形似神非而经验不验。只有灵活化裁，才能使原作者的原创灵魂得以生动体现。只有生动体现这一灵魂，一切前人的经验才能真正重获生机，再现光辉。

【病案讨论】

湿热咯血案讨论

宜宾范某，咳唾带血，某院诊断为早期肝硬化，久治无效，经两家省级以上医院西医检查肝功正常，求治于吾师。

检视前服中药处方，或养阴清肺，凉血止血，或凉血活血，软坚散结，不仅百无一效，且有愈治愈重之势。询知尿黄便滞，胸闷心烦，观其舌苔黄腻，切得六脉滑数。

诊断：咯血。

辨证:湿遏胸膈,热迫肺卫。

治法:化浊清热,佐宣肺气。

方药:蒿芩清胆汤加栀子、瓜壳、苇茎数剂而愈。

讨论:

[1] 血之一物,与生命相系,人所共知。故出血一证,无论见于何部,均给医家病家带来极大压力,一见出血,便谓险证,必以止塞为第一要务。且以"血得寒则凝,得热则行"为要诀,动手便是凉血止血之剂,举世莫不皆然。岂知出血之机,断非热迫一端,损而溢、阻而溢、虚而溢,临床并不罕见,可叹医者多见而不察,察而不识,以致妄投寒凉,遗害无穷。

[2] 一闻"硬化",便用峻攻剧破,是当今中医临床工作的又一突出倾向。既成"硬化",必然病程久长,络脉瘀阻自是重要病机,但临床所见,"硬化"而又气血大亏,阴阳虚极者为数不少,倘施之此等病例,欲望其生,尚可得乎? 中医治病,总以平调阴阳为要,破散方药的运用亦当以此为依托,方能破而无伤,散而有制。

[3] 湿热结聚,湿遏胸膈,清阳不升,浊阴不降,脉络挛缩,气道不利,热迫于肺,炼液成痰,痰阻气逆,气逆血奔,欲静不能,欲行不畅,乃破络而出。湿不除则清气不展,气道不利,血行不畅;热不解则痰不化,气不降,血行奔涌之势不止。故治当湿热分消而并除之。

[4] 方中加栀子以泄三焦郁热而止血,郁热解则气自降,血无奔迫之势而自静自止,更兼止塞而见效尤速;加瓜壳清化热痰开宣肺气,痰化肺清则胸膈宽,抑遏自解;加苇茎清肺气而通肺络,肺气清宁,肺络通畅,血行无碍,皆是一药两用。

(三) 强调治实务要开张邪路

"实"指外邪伤犯机体,或机体内生实邪所致的实证及虚实夹杂之证的邪实一面。对于这类病证的治疗,吾师强调务要开张邪路。

吾师的主张与金代攻邪专家张从正的见解可谓一脉相承，张氏所论"天之六气，风、暑、火、湿、燥、寒；地之六气，雾、露、雨、雹、冰、泥；人之六味，酸、苦、甘、辛、咸、淡。故天邪发病，多在乎上；地邪发病，多在乎下；人邪发病，多在乎中。此为发病之三也。处之者三，出之者亦三也。诸风寒之邪，结搏皮肤之间，藏于经络之内，留而不去，或发疼痛走注，麻痹不仁及四肢肿痒拘挛，可汗而出之，风痰宿食，在膈或上脘，可涌而出之。寒湿固冷，热客下焦，在下之病，可泄而出之"，所强调的，也正是治实当以开张邪路为先。

凡邪实之证，只有邪气迅速排出，才能尽快实现病情的缓解和机体的康复。倘若邪无出路，则必然导致闭而生变，如湿郁而黄，寒凝而痛，气郁而胀，痰结而肿，血瘀而坚等等，郁是邪机闭阻而生出的种种病状的关键所在。

因此，在治疗邪实之证时，或通大便，或利小便，或开肌腠，或宣肺气，遣方用药，都应事先考虑到邪气的出路，才是最科学与最有效的方案。也才能使医生深刻把握病情的后期发展转归和正确作出疗效判断。

【病案讨论】

风寒头痛案

李某，女，28岁，1996年3月，以右侧偏头痛甚剧，前来吾师处就诊。

自述：半月前感冒以后，右侧头痛如掣，经两位中医师治疗，其痛不减。

问诊：前服何药不明，二便正常，微恶寒；望诊：舌淡苔白；切诊：脉浮紧。

诊断：头痛。

辨证：外感风寒，筋脉挛急。

治法：辛温解表，柔肝缓急。

方药:葛根汤加味。

葛根 20g　麻黄 10g　桂枝 10g　生姜 15g　白芍 10g
炙甘草 10g　大枣 12 枚　川芎 10g　白芷 10g　防风 15g
细辛 6g

上方水煎服,1 日 1 剂。1 剂未尽,疼痛完全消除。

讨论:

［1］ 本案辨证要点在苔白、脉浮紧。有此两点,便是较典型的风寒伤表之证。

［2］ 风寒伤表,表卫闭郁,血络因受寒而挛急,气津阻滞作痛,葛根汤加川芎、白芷、防风、细辛,不仅具有较强的发表解肌作用,还具有良好的缓解筋膜挛急作用,故可广泛施之于筋膜挛急、血络挛急、胃肠挛急之证。古人常从气血津液盈虚释方,不从组织结构弛张释方,显然不够全面。

［3］ 现实中医临床,几乎到了不承认伤寒证候客观存在的地步,一见头痛,便谓风热上干,盲目运用辛凉甚至苦寒之剂,或以西医神经性疼痛为治疗指导思想,直接集合大量镇痛镇静中药进行治疗,危害最广最深,是热是寒,不能但凭主观想象猜测,当以舌脉症状为依据,更不能以西说导中用,强为非中非西之谬说。

寒湿身痛案

李某,41 岁,1992 年 12 月,以身痛 2 日,前来吾师处就诊。

自述:冒雨骑车,衣衫尽湿,畏寒,发烧,四肢及全身肌肉疼痛。

问诊:初病无汗,自服解热止痛散 2 次,汗出痛减,已无发烧,但疗效难以持久,入夜疼痛加重,辗转难眠,仍恶寒,二便正常;望诊:舌淡,苔薄白微腻;切诊:六脉浮缓。

诊断:感冒。

辨证:寒湿郁于肌表。

治法：祛风散寒，发汗解表。

方药：麻黄加术汤。

麻黄 9g　杏仁 6g　桂枝 9g　白术 12g　甘草 3g

上方水煎服，1 日 1 剂，连服 2 剂，汗出热退，恶寒亦减。二诊时身痛如故，嘱再服 2 剂，身痛大减。三诊时身痛尚未痊愈，嘱前方续服 2 剂，诸症悉愈。

讨论：

[1]　本案由严冬受病，又感湿冷之邪，所伤相对较重，病理层次亦相对较深，如治不得法或迁延日久，必内陷经络，而成痹证。求医贵在及时，遣方贵在力专。

[2]　麻黄加术汤系仲景为"湿家身烦疼"而设，寒郁湿困，非发汗不能开解肌表之郁滞，畅通湿邪外出之道路，故用麻桂表解肌以散无形寒邪，杏仁宣肺利气助麻桂以畅通十二经隧，白术燥湿健脾，得甘草之助以鼓动中焦阳气，中焦气盛则五脏阳气俱盛，外助汗源，内固根本，湿邪郁滞胶着之势自解。故为治寒郁湿滞之奇效良方。

[3]　解热止痛散有较强的发汗止痛作用，本证患者服后何以汗出热解而身痛不愈？其主要原因是汗出郁热发散而湿邪未去，肌腠郁滞未解，故疼痛如故。

（四）重视气血津液的升降出入盈虚通滞

陈潮祖教授在治疗疾病时，无论外感内伤，均十分重视气、血、津、液的升、降、出、入和盈、虚、通、滞变化。气、血、津、液是脏腑功能活动的物质基础，升、降、出、入是气、血、津、液在脏腑功能活动过程中的基本形式，盈、虚、通、滞是气、血、津、液在脏腑功能活动过程中的基本状态。

气、血、津、液的充分摄纳、生化，有效贮藏、调节、输泄，必有赖五脏六腑协同配合，通过有序升降，顺利出入，真正做到盈虚适度，通滞得宜，才能实现。

升降与出入相因互赖，升降废时，出入不行；出入不行，升降亦必废。

无论何种原因引起的脏腑功能失调,都必然导致气血津液发生病理改变,出现盈、虚、通、滞的不同征象。也必然使气血津液的升降出入等运动形式遭受破坏,而气血津液一旦发生盈虚通滞的病理改变,也同样可以导致脏腑功能失调。

以气血津液之升降出入运动失序,盈虚通滞状态失常的改变为中心病理环节的,杂病中尤为多见。故治杂病当重视调理气、血、津、液的升、降、出、入和盈、虚、通、滞。"气虚的补气,气散的敛气,气滞的行气,气逆的降气,气陷的升阳。血虚的补血,血瘀的活血,血溢的止血。津虚的润燥,滋阴;津壅的祛痰,涤饮,除湿,行水;津泄的固表敛汗,涩肠止泻,固肾缩便。胆液、胰液等虚损的,宜补之使充;过盛的,宜抑之使平;壅滞的,宜疏之使泄。精虚的宜补精,精闭的宜通精(指男子不能射精,女子不能排卵),精滑的宜固精。"这正是吾师调理气、血、津、液治疗学思想的具体体现。临床实践证明,这一治疗学思想的正确运用,确能收到很好的疗效。

【病案讨论】

阳虚便秘案

李某,女,51岁。1982年6月19日,以大便秘结5年以上,前来吾师处就诊。

自述:大便四五日1次,艰涩难解,病程长达5年以上。遍服中西药疗效不能持久,平日唯赖服上清丸或番泻叶以求暂通。望诊:面色黄黯,舌胖,苔润;问诊:四肢无力,余无所苦;切诊:六脉沉弦。

诊断:便秘。

辨证:阳虚湿滞,津液不布。

治法:补脾温肾,化气行水。

方药:五苓散。

桂枝 20g　　白术 20g　　猪苓 15g　　泽泻 15g　　茯苓 15g

上方 1 剂未尽,大便日解 2 次,连服 6 剂,便解畅利,每日 1 次。嘱其 3 日 1 剂,续服 6 剂,此症未再复发。

讨论:

[1]　便秘一证,无非三种基本病理,一是热灼津竭,当用承气汤、五仁丸、增液汤之类。二是水津不布,当用五苓散,小柴胡汤之类。三是传导无力,当用补中益气汤之类。今患者神、色、舌均无燥、热之象,知非寒下、温下、润下所宜;又无滞、陷之征,亦非畅气、益气所宜;其舌、脉均为水湿郁滞见证,故可断为肾之气化不及,浊阴闭阻,肠道津液不布之证,与水肿而兼便秘同理。以上三种便秘之基本原理,完全符合临床实际,对指导治疗有较大的现实意义。

[2]　仲景用五苓散共 9 条。《伤寒论》6 条都有消渴、烦渴、汗出而渴;渴欲饮水,水入即吐;心下痞,其人渴而口燥烦等症。其中有两条提出小便不利。《金匮要略》第 3 条则治"小便不利,微热消渴";"渴欲饮水,水入则吐";"瘦人脐下悸,吐涎沫而颠眩"等症。9 条所治都是脾的运化不及,不能转输津液,肾的气化不及,不能化气行水引起的水液敷布失调。吾师根据《素问·经脉别论》"水精四布,五经并行"之论,提出便秘亦有因此种病机而发者,并开以五苓散治便秘之先例,可以说是根据病机施治的典范,最为发人深思。用五苓散化气行水,令浊阴排泄,气化流行,肠道津液敷布,大便自然畅通。若只知五苓散治气化失常的泄泻,不知治气化不行的便秘,则是对《内经》"水精四布,五经并行"的道理尚未透彻理解,对"治病求本"原则亦未真正掌握。

阳虚尿崩案

顾某,女,26 岁。1994 年 5 月 13 日,以渴饮多尿,前来吾师处就诊。

自述:口渴尿多,每日饮水 2500ml 以上,经当地中西医治疗数月无效,转来某省级医院住院治疗,西医诊为"尿崩症"。

问诊:平素心累气短,腰膝酸软疼痛;望诊:精神委顿,面容惨淡,形削骨立,舌淡苔薄润;切诊:六脉细数。

诊断:消渴。

辨证:阳虚湿郁,津不化气。

治法:益气温阳,利水除湿。

方药:春泽汤。

桂枝 20g　白术 20g　茯苓 15g　猪苓 15g　泽泻 20g
人参 15g

上方水煎服,每日 1 剂。连服 3 剂。二诊时尿量减半,渴饮改善,精神好转。效不更方,嘱原方续服。服至 9 剂时,尿量已趋正常,口渴基本消除。嘱改服金匮肾气丸以善后。

讨论:

[1] 《素问·经脉别论》云:"饮入于胃,游溢精气,上输于脾,脾气散精,上归于肺,通调水道,下输膀胱,水精四布,五经并行,合于四时阴阳,揆度以为常也。"阐明了水液在体内的升降出入,化贮布用,有赖脾之转输,肺之宣降,肾之气化。此证上渴下消,但并无燥热之象,反有阳虚气怯之征,故当从脾运障碍不能转输津液,肾阳受困不能化气行津角度分析病机,才能深刻把握此证病理本质。正是由于脾肾阳气不足,不能排浊用清,以致水津不布而直趋下走,发为上渴下消之证。

[2] 五苓散本为治阳虚气化不行,水阻膀胱,小便不利,渴不欲饮之方,此证以渴饮多尿为主症,何以仍用此方?治病贵在谨察病机,把握病变本质,不能只看表面现象,征象相反,病机亦可相同。仲景用肾气丸的五条就有小便不利、小便不通、小便反多的相反征象。

用五苓散治尿崩,其理论依据也正是病机与小便不利之五苓散证同一。五苓散虽为治小便不利之方,但功在化气行水,桂枝、白术是最重要的药物。桂枝助肾阳气化,白术转输脾津,恢复脾肾输津化气功能;人参大补元气,益气可以摄津;

二苓、泽泻再泄已聚之浊阴,浊阴一去,更有利于阳气的伸张舒展,流行化育,故对此上渴下消之证有效。

[3] 不可因二苓、泽泻具渗利之功而谓尿多不能应用。可与不可,当求之病本,果属阳虚气化不力,浊阴聚集,非去其有形之浊阴,莫能彰其无形之气化,这正是通因通用,以通为塞的优秀范例。

肝郁月经期失调案

颜某,女,46 岁。2005 年 4 月 6 日以月经不规则半年就诊。

自述:半年来月经不规则,或提前或推后,经量少、色淡。

问诊:经前乳房胀痛、腹胀,平日常常口苦、心烦,易出现头晕、头顶痛、潮热、上半身汗多;望诊:神疲乏力,面色晦黯,舌淡胖苔水滑;切诊:六脉弦缓。

诊断:更年期综合征。

辨证:肝郁津凝。

治法:疏肝和营,调气利水。

方药:柴苓汤合桂枝汤加减。

柴胡 25g 黄芩 10g 半夏 15g 生姜 15g 人参 10g 甘草 10g 大枣 15g 桂枝 15g 白芍 15g 白术 15g 泽泻 20g 猪苓 15g

上方水煎服,1 日 1 剂。服药 5 剂症状全部消失。

讨论:

[1] 患者属更年期综合征。临床所见,更年期综合征以阴阳两虚型多见,治疗多用金匮肾气丸。

[2] 该患者究其病机,属于邪在少阳、气郁津凝,营卫不和机理。用小柴胡汤、桂枝汤合五苓散能调和营卫,和解少阳,导湿下行。

[3] 患者服药 5 剂症状消失,善后调理仍可考虑使用金匮肾气丸。

寒湿带下案

何某,女,35 岁。2004 年 9 月 5 日以腰胀反复发作 10 年就诊。

自述:10 年前因小产后出现腰胀,10 年来反复发作。

问诊:腰胀伴白带量多清稀,肛门坠胀,月经一直比较正常,曾服用补中益气汤之类药物,效果不佳;望诊:面色黄黯,面容疲倦,舌淡胖苔白润;切诊:六脉沉滑。

诊断:带下。

辨证:寒邪凝结,血郁湿滞。

治法:温肝活血,健脾除湿。

方药:当归芍药散合调肝散加减。

当归 10g　川芎 10g　白芍 15g　白术 20g　泽泻 20g
细辛 6g　台乌药 20g　木香 10g　半夏 15g　木瓜 20g
菖蒲 20g　桂枝 15g　甘草 10g　柴胡 15g　车前仁 20g
枳壳 15g

上方水煎服,1 日 1 剂。服 3 剂,腰胀、肛门坠胀感明显减轻,白带量减少,嘱原方续服 5 剂后,以补中益气汤善后而尽收全功。

讨论:

[1] 小腹坠胀及腰胀痛病机有二:一是中气下陷;二是气郁湿滞。气机下陷的补中益气汤证多伴有低血压、月经量少、经期提前或推后、头晕乏力等气血不足征象。

[2] 患者既有寒湿困脾,水液失调的表现;又有寒滞血郁,肝失疏达的征象。选用当归芍药散合调肝散为正法正治。

(五)强调疑证重在辨伪识真

吾师指出:一切疑证,在诊治过程中,最关键的还是辨伪识真。现代意义的疑证,所指有三个方面,一是寒、热、虚、实不典型,一时性质莫辨的病证;二是矛盾真相掩盖,假象反较突出的病证;三是通过现代理化检查,找不到确切病因的病证。

第一类疑证,可用"诊断性治疗"去识真。寒热难明者,可先作热证治,万一有误,寒证误用寒药,两阴相加,反应迟缓,纵令邪机凝闭,亦不致陡然生变;倘作寒证治,万一有误,则热病误用热药,两阳相加,其变最速,祸不旋踵。虚实难明者,可先作虚证治,万一有误,实证进补,不过助邪,尚有开解之机;倘作实证治,万一有误,虚证受攻,正气竭绝,恐无挽回余地。通过这种诊断性治疗,大多可以揭其虚、实、寒、热之底蕴。这种诊断性治疗,是不得已而为之,西医也时有运用,甚至还有开颅开胸之诊,中医不必以探病为耻。但也绝不可以探病为由,胡乱用药,草菅人命!

第二类疑证,通过详察舌、脉,可以去伪。因为这类疑证矛盾比较尖锐,真相难以尽掩。最能深刻反映脏腑强弱的是脉,最能敏感反映气血津液盈虚通滞的是舌。一般说来,脉洪数者,寒象是假,盛实者,虚证难真;舌胖润者,绝非实热,绛干者,不是虚寒……只要留心审察,定能透过蛛丝马迹的真相,洞察其伪。还应充分运用现代检查手段通过辨病来帮助明确诊断。

第三类疑证是西医之疑,疾病这一自然事物是极其复杂、难以穷尽的,运用现代科技手段找不到明确原因的病证还多,而且还将长期存在。中医诊断治疗这类疑证均不必为其疑所惑,而简单得出中医亦无从论治的结论。恰恰相反,对这类病证的诊治正是中医的临床优势所在。其处理原则仍是以辨证论治为纲。只要辨证准确,针对病家体质特点、生命水平进行调治,大多数情况下都能收到较肯定的治疗效果。

总之,对所有疑证来说,都最忌置疑不究,盲目用药,寒、热、温、凉、补、泻、散、敛面面俱到,广络原野,以翼有得。这种做法,不仅使得证情进一步复杂化,而且使得治疗方向迷失,无论是对病家还是对医家,都是有害无益的。

【病案讨论】

瘀阻腰痛案

古某,女,33 岁。1994 年 8 月 23 日,以腰痛 2 个月,前来本书作者处就诊。

自述:两个多月前,乘坐公共汽车外出旅游时,因路面凹凸不平,在突然受到一次剧烈颠簸时,顿感腰部一闪,有触电样感觉,瞬间即逝,腰骶部便生不适感。其后,渐觉疼痛绵绵,时轻时重,无休无止。X 光片检查无异常发现。西医诊为腰肌劳损住院半月,接受西药、红外治疗无效。出院转求中医治疗,服药 40 余剂,仍无疗效。检视其前服中药处方,大约可分行气活血止痛、温经通络止痛、散寒祛风除湿、滋阴养血四类。每类服药均在 5 剂以上。其用药先后顺序亦如上所列。

问诊:腰骶部深处胀痛,尚可忍耐,饮食、二便如常;望诊:面色明润、精神状态良好,舌红润,苔薄白;切诊:腰部俯仰转侧轻度受限,叩击时有震痛;审六脉缓滑。

诊断:腰痛。

辨证:气虚血瘀。

治法:益气活血通络。

方药:补阳还五汤加味。

黄芪 50g　当归 10g　桃仁 12g　红花 10g　赤芍 20g
熟地黄 15g　地龙 15g　乳香 5g　没药 5g

上方水煎服,每日 1 剂,连服 4 剂。

二诊:疼痛无改善,除舌根部见少许薄黄微腻苔外,余无异常发现。遂在辨证思路上另寻出路,改为"可疑性阳虚夹瘀"。

方药:真武汤加味。

制附子 20g　炒白术 15g　白芍 20g　茯苓 20g　生姜 20g　淫羊藿 20g　补骨脂 15g　川芎 15g

前方水煎服,每日 1 剂,连服 3 剂,口唇生疮,大便燥结,腰痛如前。

疑病有隐曲，嘱其去某医科大学附院检查。经磁震荡诊为左侧腰3处脊神经瘤，瘤体细小如粟，西医神经科肿瘤科专家会诊认为，瘤体生于何时不得而知，平素漂浮椎管内脊液中，因受剧烈震动时发生嵌顿，瘤体受压产生疼痛。即在该院施行手术摘除，术后不久又向上逆行继发，在不得已的情况下又连续进行两次手术，治疗终告失败，半年后死亡。

讨论：

[1] 病发于闪挫损伤之后，前医从气滞血瘀入手论治，乃是正法正治。历久不愈，改从寒凝络阻，风寒湿合而为痹，精血亏损，腰府失养等角度辨证用药，虽然是常法常方，却也思维细密，步骤谨严。由此可见，前医确是学有根底，并非庸碌之辈。然而毫不见效，已值得深思。本病辨证依据极不充分，于是将发病原因和病程结合起来考虑，因于损伤，则气滞血瘀不能排除，久久不愈，则正气不足，邪气滞着亦当虑及。前医实际上也考虑到了这个问题，故有温经通络、填精养血之治，只不过扶正的角度不同罢了。无论祛邪还是扶正，在缺乏充分辨证依据的情况下加以应用，都带有盲目性、试探性，都属诊断性治疗。故两诊之后仍无寸功，应引起高度警惕，乃建议采用现代科学方法进一步探查病本，以排除某些病变的存在，减少盲目性。

[2] 本病经现代科学检查，豁然明朗，虽救治失败，仍深刻说明此类无证可辨的特殊疑证的本质，单凭中医的诊断、辨证、辨疑等手段是难以查明的。不明病本，盲目施治，治必无功！失败之后也弄不清失败的原因何在？只好由糊涂始而糊涂终。中西医诊断方法可以互相补充，互为参考，如完全拒绝西医诊法的运用，部分疑难顽怪病证就难以明其病本，此现代中医之大忌！

[3] 本案宏观辨证无效，微观查验有据，虽明确诊断后仍不免于死，其结果令人深感遗憾，但并不能因此认为明确诊

断没有意义。明确诊断使我们既直面医药有限、疾病无穷的残酷事实，又提示我们对某些微观明确的特殊病证的治疗，既要重视辨证所反映出的整体要素，又要重视开发寻找新的治疗措施，以期最终在治疗上真正有所突破。

（六）强调难证重在抓主要矛盾

难治之证大多矛盾错综交织，临床表现征象复杂，若各方兼顾，常彼此牵制，反为掣肘。吾师主张先抓主要矛盾，主要矛盾一经解除，次要矛盾多可不药而自化，纵令不能自化，治疗起来也容易措手了。这是经验之谈，也是治疗难证的纲领性认识。

因外感而致脏腑功能失调者，当先解其表，表证一去，则人与自然的协调平衡关系恢复，人体脏腑用精排浊功能也随之得到恢复。

因脏腑功能障碍而致邪气壅遏者，重在调其脏腑功能，脏腑功能恢复正常，气血津液运行无碍，壅开不难，邪散自易。

无形之邪与有形之邪互结者，重在去其有形之邪，有形之邪，性多凝滞，去之则无形之邪自孤，气血流动，转机立见。

三焦受困者，重在调中焦以复津气转枢之机，津气流转，枢机不息，升降有序，上、下二焦易调。

气血俱病者，实证当先行其血，血行则气滞无碍。

虚证应先补其气，气盛则血自易生。

二便闭塞与他症俱见者，当先通二便以复其出入之机，出入复则神机运转，他症多可不治自消，纵令未消，调治亦易。

总之，只要紧紧抓住主要矛盾，有效解决主要矛盾，难治之证多可化难为易，其复杂的病理层次也多可逐渐变得简单明了起来。

【病案讨论】

肝寒头痛案

范某,女,40 岁,四川仁寿县人。1977 年 5 月因头痛如掣,十余年不愈就诊。时吾师正在仁寿带学生教学实习,遂应邀赴诊。

自述:头掣痛十余年,起因不明,经中西医多方治疗无效。

问诊:疼痛主要集中在巅顶,四肢欠温,头痛肢冷,遇阴冷天气均明显加重,饮食尚可,二便正常;望诊:面色晦黯,舌质略淡,舌苔薄白;切诊:两手冰凉,六脉沉细而紧。

诊断:头痛。

辨证:寒郁肝经,络阻气滞。

治法:温经散寒,通络行滞。

方药:当归四逆汤。

当归 10g   白芍 10g   桂枝 10g   细辛 3g   大枣 15g
通草 5g   炙甘草 5g

上方水煎服,每日 1 剂,连服 3 剂。二诊时巅顶痛已愈,而痛处下移颈部,脉象较前充盛有神,余无特殊变化。原方加葛根 10g,续服 3 剂而诸症悉愈。

讨论:

[1] 本案辨证要点在舌淡、苔薄白、肢冷、脉细而沉紧。

[2] 肝主身之筋膜,筋脉遇寒则收引,遇热则松弛;肝为藏血之脏,血遇寒则凝涩,遇热则沸溢。今因寒伤厥阴,血脉受病,血因寒而凝涩,凝涩则血运不利;脉因寒而收引,收引则隧道挛缩,进一步妨碍气血运行。血以载气,血不至则气无由达,阳气不达四肢,则肢冷脉弱;阳气不达巅顶,则巅顶掣痛。当归四逆汤服后巅顶不痛而项痛作,此是寒邪太甚,挛急未解,再书此方,项痛亦解。认识得定,守法守方,非临床历练深厚者莫能为。

[3] 本病头掣痛历十余年不效,且现代理化检查亦无特

殊发现,从表面看,似属难辨难治之证,但详察舌脉形证,虚寒之象仍较为突出,前期久治无功,或许正是失于详察之故。如舍脉证不究,则寒滞经脉这一主要矛盾就无从把握,治疗就无法摆脱以药试病的盲目性,盲目运用降逆止痛、缓急止痛、发散止痛等方药治之,则愈治而或邪气愈陷,或气液愈耗,不仅病不得解,且邪陷正伤,方向迷失,最是临床之大忌!

(七)重证当知标本缓急

重危之证,多正气大虚,或邪气盛极,病临险境,最易倾覆。吾师因而时常叮咛:当此之时,既要万分谨慎,仔细诊断、辨证,又要大胆用药,才能挽狂澜而扶将倾。

老师的叮咛告诉我们,治疗重证,首先必须分清何为病之本?何为病之标?而且还要分清孰缓孰急,只有这样,才能在确定治疗方案时分清主次先后,避免误诊造成医疗事故。

正气大虚者,急当固本,若本元不固,生命处于垂危状态,命且难保,何谈其余?故当务之急,在留人治病。

邪气盛极者,急当救标,标证不解,病情处于某种极端状态,其他一切治疗方案都难以实施。所以,救标也是为继续治疗创造条件。

在现代医学高度发达而又全面普及的今天,对于重危病证的治疗,应提倡中西两法并用,而不应相互排斥。以气虚所致的大失血证为例而论,凡失血超过 2000ml 者,气随血脱,若无西医之迅速补充血容量措施,病人处于休克状态,中医止血摄血之剂何从投入?且配制煎熬,费时延慢,又何从立续稀微之气?但同时应当看到,倘无中医之有效止血方法,对于这类出血,西医之凝血剂、三腔管、手术等方法都难以使其内在的出血动因从根本上得到消除,动因一日不除,潜在的出血倾向就一日不能有效纠正,只有两法并用,才能共创回生救死的奇迹。

对这个问题的认识,有两点值得提示:

一是从临床治疗的全局看,急则治标不是普遍原则,而是在某些特殊情况下,不得已而采用的权变方法。普遍的治疗原则只有一个,这就是《内经》所提出的:"治病必求其本。"如肝血瘀阻的臌胀,不峻下逐水,其他治疗难以施行,但逐水之后还得从本论治,才能使已消之水免于再生。

二是从急重证的治疗看,"缓则治本"也是相对而言,很多时候,急重证的"急"、"重"之标,也只有通过治本才能缓急解困。如中寒气闭而致猝然腹痛,腹胀,欲呕不能,欲泻不得,病情急迫重困,无以复加,一切针对症状的止呕、止痛、缓中、行气之治都无异于隔靴搔痒,是无济于事的,唯温中开闭的治本方药,才能使寒散气通,诸症消失。所以,急症的治疗,很多时候也当以治本为首务。

【病案讨论】

气虚呕血案

余某,男,73岁。1995年4月24日,以胃大出血,本书作者受师命差遣赴诊。

其子代述:近20年来,患者常感脘部隐痛不适,经多次检查均诊为慢性浅表性胃炎。1周前又旧病复发,4天前解黑大便后继发昏仆,即入住某市医院。经西医止血、输血、三腔二囊管治疗4天仍出血不止,欲行手术治疗,经患者及其家属请求,先进行中医药试验性治疗,暂缓手术,特邀会诊。因路途尚在百里之外,老师行动不便,遣学生前往诊视,余即受命赴诊。

检视病历:入院时无恶寒发热,脘腹部无牵涉痛,反跳痛,无腹肌紧张。既往无肝炎、肺结核、高血压、冠心病、外伤及手术史,无烟酒嗜好,X光片、心电图、B超示心、肺、肝、脾、胰、肾无异常……唯胃脘部轻度压痛,诊断为慢性胃炎急性发作伴出血。用止血敏、甲氰咪胍、氨苄青霉素、维生素、三腔二囊管、输血治疗4天,先后输血4000ml,三腔二囊管压迫7小时,仍呕血、便血交替发作。

问诊:脘痞欲呕,心悸气短、纳呆口淡;望诊:患者神志尚清,神情淡漠,形体微胖,面色苍白无华,舌淡苔黄白相兼而水滑;切诊:六脉缓滑无力。

诊断:吐血、便血。

辨证:气虚血逸。

治法:益气摄血。

方药:补中益气汤加味。

升麻15g　柴胡15g　黄芪50g　当归10g　红参30g
白术15g　陈皮10g　茯苓30g　陈棕炭15g　血余炭15g
炮姜炭15g　炙甘草10g　三七粉10g

上方水煎服,1日1剂,少量频服。药未尽剂,呕血便血即止,连服3剂。二诊时,便中隐血已净,神气渐佳,开始进半流质饮食,舌色仍淡,舌体仍胖,脉细数无力。元气大虚之势已得到遏止,但仍未完全恢复,改投举元煎加血余炭、砂仁、法半夏、神曲,又3剂,食欲增进。三诊时,精神气色大有好转,脉转细缓,改投理中汤合当归补血汤,连服5剂,精神、食欲大增,临床治愈出院。嘱原方两日1剂,再服5剂,以巩固疗效。

讨论:

[1]　似此大失血之证,非西医之输血急救,何能苟延性命,以求续治?救急挽危之功不可没!持续出血百余小时,西医内治止血诸法失败,不得已而拟用手术止血时,中医药却能迅速收到巩固的无创伤止血效果,其整体调治的卓越疗效亦不可否认。是中西医结合共创了起死回生而又丝毫不破坏脏器实质的奇迹。

[2]　血上溢最忌升提,本案呕血频频,何以还用大剂补中益气?应当看到,本案既有血上溢,又有血下泄,是胃中出血量多,下泄不及,分走于上的表现,故不足为辨证依据,而当四诊合参以求其病机本质。本案患者之神、色、舌、脉所反映的都是气虚之象,气不摄血这一病机本质在四诊合参中已毕

医话、医论精华篇

露无疑,故补中益气当为首选。在益气基础上佐以升提,更有助脏腑机能的迅速复苏,组织弛纵状态迅速改变,提高止血效果。似此元气大虚之证,止血最忌苦寒降泄,误投则气愈陷而阳愈微,脉失约束而愈弛,血失统摄而愈逸,是医杀之也!

[3] 本病出血是标,气虚是本。出血多则气随血脱而死亡立至,故标证特急。中药炮炙煎熬,费时延慢,西医之输血正可缓标证之急,以留人治病。气虚不复则出血终不可止,病情难以稳定,中药益气才是治本之道。

肝火鼻衄案

孙某,女,年逾七十,温江人。1976年春,因鼻衄一个月不止,多方医治无效,巧遇吾师正在温江教学,遂上门求诊。

问诊:鼻衄反复发作,每发则出血不止,必用冷水渍其后颈方渐止。自有此证以来,心烦易怒,夜卧不安;望诊:面色青黄,舌质绛红,苔黄,前服何药? 患者述说不清,无从查考;切诊:六脉弦数略细。

诊断:鼻衄。

辨证:木火刑金。

治法:清肝泻火。

方药:自拟清肝止血饮。

焦栀15g 青黛10g 丹皮10g 瓜壳10g 青蒿15g
上方水煎服,每日1剂。连服2剂。

二诊:服1剂血即止,服完2剂后,心烦不眠亦愈,然愈后又突发心前区刺痛难忍。望诊:面黄少华,青色稍减,舌色已转正常,黄苔消退殆尽,仅舌根部残余少许;切诊:脉数象已减,而弦细如前。

诊断:胸痛。

辨证:血不养心,心脉挛急。

治法:滋阴养血,平肝缓急。

方药:一贯煎加味。

熟地 20g　　沙参 15g　　枸杞子 20g　　麦冬 15g　　当归 10g　　川楝子 10g　　白芍 30g　　生甘草 10g

上方水煎服,1 剂而愈。嘱两日 1 剂,再进 2 剂以巩固疗效。

讨论:

[1]　鼻衄反复发作逾月而仍舌绛、苔黄、脉弦,是木火刑金之基本病机未发生改变,故治疗仍以清肝泻火见功。

[2]　以今日之临床常规治法推测,前期所用应不出凉血止血之品,性虽寒凉,然未切中病机、病位,肝火不熄,则肺、肝之生理平衡难以恢复,故凉而不止。中医之生理认识,微妙精深,由此可见一斑。

[3]　失血性病证,久必兼虚,且前期可能已多服寒凉,阳损在前,血久不止,阴伤继之,然血液流失,终是阴亏血虚为本,故肝火亢盛的矛盾消除后,血虚失养的矛盾上升,心脉失营,发为心前区刺痛,故以大剂滋阴养血收功。若无脉迟、舌淡之阳虚确凿证据,此际断不可妄行温通,使木火复炽,前功尽弃。

(八) 强调顽症当出奇制胜

吾师指出:治疗顽症,不能循守常规常法,而应当选择新的视角去寻找新的突破口,才能于"山穷水尽疑无路"时,觅得"柳暗花明又一村"。

此所谓顽症,特指除不治之证和特异性慢性病外,那些经年累月、久治不愈的病证。

这类患者,大多有过八方求医、四处觅药的复杂经历,一般常规辨证方法和常用方药以及常用剂量都反复运用过了,不能再以常法、常方、常量敷衍塞责,而应当考虑出奇制胜。

出奇制胜不等于为出奇而出奇,更不等于盲目标新立异。"奇",也必须有自己的理论支撑点,这个支撑点的获得,很可能就是在对前期治疗的深入考查中。

如前期辨证大方向无误,则应考虑治疗层次是否准确?同样是气虚,肾病治脾,则药力不达病所,无异隔靴搔痒;脾病治肾,又药力已过病所,同样搔不着痒处。当易位而治,此奇在人求于此,我循此以求其彼;思之于细,求之于微,以得其真。

如前期治疗层次无误,则应考虑选方是否最优? 同样是治气虚易于感冒,玉屏风散自不如补中益气汤效验卓著,此奇在人求其守通世之常法,我求其择用宏之良方。同样是益气敛汗,补中益气汤自不如浓煎独参汤功效强大,此奇在人求其泛泛,我求其力专。

如前期选方无误,则应考虑选药是否最良? 同样是用四君子汤,泡参、党参,自不如人参之效用卓著,此奇在人用寻常之兵,我用骁勇之将。

如前期选药无误,则应考虑药物间用量比例是否最佳?仲景用大黄、厚朴、枳实三药时,各药用量不同,主治也不尽相同,甚至连方名都迥然不同了。大黄 4 两、厚朴 3 两(炙)、枳实大者 3 枚(炙)时,名小承气汤,主治"下利谵语";大黄 4 两、厚朴 8 两、枳实 5 枚时,名厚朴三物汤,主治"痛而闭";大黄 6 两、厚朴 1 两、枳实 4 枚时,名厚朴大黄汤,主治"支饮胸满"。由此可见,药物间的比例关系是至关重要的。各药用量是根据矛盾主从、标本缓急来确定的。用药不知因证定量,则治失标本,方乱君臣,效何由生? 故当仔细斟酌,反复权衡。此奇在人失之粗疏草率,我得之精益求精。

如前期之治,辨证、选方、用药、配伍比例均似允当,但却久治无功,则应考虑或病重药轻,尚需继续坚持守法守方治疗,以待功行圆满,转机自现;或病有隐曲,辨证、治疗均当另辟蹊径,而隐曲所在又一时难辨,如病非危急,亦可反其道而行之,以冀矛盾激化,真相显露。此奇在人寻其常,我通其变。

总之,对于顽固性病证的诊治,贵在知常达变。倘不知变通,继续重复别人已经走过的道路,多半只会越走偏离真理越远,是永远找不到光明的。

【病案讨论】

阳虚反复感冒案

某七旬翁,1999 年 6 月 22 日,因患反复感冒前来吾师处就诊。

自述:历来形寒怕冷,炎暑亦衣不可单,夜仍复被,严冬更是重裘加身,炉火相向,足不出户。纵然如此,仍稍有不慎,即喷嚏不断,清涕流涟。昨日晨起即觉头身沉重,涕流如注,自服参苏丸 3 次,汗出身重稍减而恶寒反加重。

问诊:微纳呆厌油,肢体略感沉重疼痛,小便清长,大便溏薄;望诊:形体偏瘦,面色青灰,舌略胖稍淡;切诊:六脉细缓无力。

诊断:风寒感冒。

辨证:阳虚气弱,表卫不固。

治疗:温阳益气,实卫固表。

方药:真武汤合当归补血汤。

制附子60g 先煎60分钟　　白术 20g　　白芍 15g　　茯苓 30g
生姜 40g　　黄芪 25g　　当归 5g

上方水煎服,1 日 1 剂,连服两天。二诊时诸症痊愈。

讨论:

[1] 本案辨证要点在脉微细,舌胖淡,感冒反复发作。治疗要点在温里固本,实卫固表,切切不可专事发散!专事发散则易生脱越之变。

[2] 本案患者既肾阳不足,又肺气大虚,肾阳不足则浊阴内聚;肺气大虚则藩篱不固,故常在不知不觉中即外邪加身,一年四季感冒不能脱体。此类体质的患者,纵是新感,只要不属重证,解表仍在其次,温阳固本才是当务之急!且须重用附子、生姜始能见效,用量太少,则杯水车薪,无济于事。生姜温里发表化饮,一药三用,非单一走散发越所能

替代。

[3] 伤风感冒，看似寻常微恙，但凡有临床体验者无不知晓，对于感冒反复发作，数年乃至数十年不愈者，要想收到良好效果，绝非易事！君子汤、玉屏风散、补中益气汤类处方，无异隔山吹火！本案所以能收到较好效果，奇在人用寻常之兵，我用骁勇之将。

（九）怪证当知守常不乱

疾病的临床表现十分复杂，变象万千，对于每一个临床医生来说，都可以见到一些闻所未闻的"怪证"，吾师主张临"怪"不乱。仍然运用常规方法去进行辨证施治，大多能揭其寒热虚实之底蕴，制订出有效的治疗方案来。

无论多怪的病证，其内在病理机制，总不外失阴阳平衡，脏腑功能失调，气、血、津、液发生盈、虚、通、滞的异常改变。有诸内，必形诸外，一切怪诞病证，也都背离不了这种事物内外统一的基本规律。因此，其矛盾本质也必然通过形、色、舌、脉表现于外。只要运用四诊的方法认真检查，以严密的逻辑思维深入分析，以治疗常见病、多发病的原则去指导用药，便能诊断无误，辨证准确，治疗有效。最忌讳的是以"怪"应"怪"！因为盲目使用"怪招"，最容易使自己的思维混乱，"怪招"本身也最易脱离甚至背离中医理法，轻则延误治疗时机，扰乱其他续治医生的视听，重则雪上加霜，火上浇油，造成无法弥补的损失。所以明代医学家张介宾在他的《景岳全书·传忠录·论治》中，谆谆告诫说：凡看病施治，贵乎精一，盖天下之病，变态虽多，其本则一，天下之方，活法虽多，对证则一。故凡治病之道，必确知为寒，则竞散其寒，确知为热，则竞其清热，一拔其本，诸证尽除矣。故《内经》曰"治病必求其本"。是以凡诊病者，必须先探病本，然后用药，若见有未的，宁为稍待，再加详察。可谓慎之又慎！这对于今天诊治怪证也是很有指导意义的。

【病案讨论】

肝火腹痛案

魏某,男,30岁。1976年10月18日,以腹痛发则不可忍,前来吾师处就诊。

自述:腹痛数年,十数日一发,发无定时,发作时腹中绞痛难忍,欲撕咬异物以助忍耐。一次病发时偶见家中木柜上有古钱一枚,急抓取放入口中,尽力咬嚼,不意铜钱立被咬碎。伴随铜钱嚼碎,腹痛亦渐渐缓解。此后便四处收集铜钱,随身携带,以备腹痛发作时急需。也曾多方求医问药,但医皆不识为何病何证?无从措手。有以行气止痛药治之者,不效。言毕从衣袋中掏出一小纸包,展示为碎铜钱屑,谓为当天上午所咬碎。时吾师正带学生实习,在场学生无不惊为异闻。

问诊:痛作欲死,痛止如常人,痛作可咬碎铜钱,痛止无力咬破;望诊:形体壮盛,舌红苔黄;切诊:六脉弦滑。

诊断:腹痛。

辨证:火郁肝经。

治法:泻火解郁。

方药:大柴胡汤加味。

柴胡15g 枳实10g 黄芩15g 法半夏15g 白芍30g 大枣15g 生姜10g 大黄10g 甘草10g

上方水煎服,每日1剂,连服3剂后,腹泻10余次,此后原历年所苦之腹痛未再复发。

讨论:

[1] 患者发病前后如常人且病程短暂,发作突然,可知本病的发生既非外邪相侵,亦非器质受损;发病前后皆无力咬破铜钱,唯病发时力倍于常,可知其非体质特异,而系咬肌高度紧张所致。参合舌、脉,可知其为痉挛性疼痛无疑。此证病位虽在胃肠,而病机实关乎肝。肝主身之筋膜,五脏之道皆由肝系筋膜构成,肝木克土而成腹痛,当是本病基本病机,以大

柴胡汤泻其郁火则病根自除。

[2] 本案确属怪异之证，初看似无证可辨，细审则真情难遁，且真情就在痛发可以嚼铜——嚼铜可以止痛这一怪症之中。其人体壮脉弦，舌红苔黄，正是肝胆郁热之征，郁积日久，不得发越则暴张横逆，侮脾克土，骤攻肠胃，欲夺路以求伸达，肠胃受攻调节不及，发为腹中绞痛。剧力咬铜，则火势转为能量得以耗散，故病痛随愈。可见嚼铜怪症正是我们探求病机本质的重要突破口。

[3] 咬铜虽能暂缓火热之势，但不能拔其火势之根，故蓄积数日，其势又成，其症又发。大柴胡汤以柴胡、生姜发越郁积之气，黄芩、大黄、法半夏、枳实泻热下气，釜底抽薪，拔其火势之根，使郁火上下分消以治其本；白芍、甘草、大枣柔肝缓急，解肠道痉挛以治其标。其火热郁结病机逐得以从根本上消除，病无再发之理。持之有据，言之成理，很有说服力。

[4] 本案反映了针对五脏经隧挛急施治的特点，也印证了先生在其所著《中医治法与方剂》中所提出的"解痉"这一治疗大法，确有较大的临床指导价值。

[5] 提出五脏经隧均由肝系筋膜构成，无论何脏经隧挛急都宜从肝施治，与《素问·脏气法时论》"肝苦急，急食甘以缓之"的治疗原则若合符节，加甘草即是这一理论的具体运用。

阳虚肚脐吸气案

李某，男，52岁。1978年2月23日，以自觉肚脐吸气，前来吾师处就诊。

自述：每日上午觉肚脐不断吸气，渐吸腹亦渐胀，直至膨闷难忍，虽用长巾紧束腰腹亦无济于事。后半夜频频矢气，腹胀随之渐消。周而复始，每日必发，历时一年，苦不堪言。辗转求医，医皆不识为何病何证。盲目用药，百无一效。吾师初以为患者故作无稽笑谈，后经患者反复剖白申言，始信其非妄,乃详为诊治。

问诊:患者曾服行气宽中药多剂,病情反加重,余无所苦;望诊:面白少华,舌淡而胖;切诊:无特殊发现。

诊断:间歇性腹胀。

辨证:阳气虚衰,表卫不固。

治法:温肾扶阳,益气固表。

方药:真武汤合当归补血汤加味。

制附子 30g 先煎 30 分钟　炒白术 15g　茯苓 20g　白芍10g　干姜 10g　当归 6g　黄芪 30g　五味子 10g

上方水煎服,每日 1 剂。连服 3 剂后,肚脐吸气感消失,腹胀亦随之而愈。

讨论:

[1]　本案"怪"在肚脐有"吸气感",脐与外界并不相通,内亦不与肺脏相连,何得吸气？真是闻所未闻。此种症状确易一叶障目,蔽人视听。但值得注意的是,舌胖而淡,面白无华等反映阳气虚衰本质的蛛丝马迹也同时存在,诊断时切切不可忽略！

[2]　服行气宽中药症状加重,是气虚而用耗散,致愈散而愈虚,愈通而愈滞,这对辨证具有重要参考价值,可提示医者从逆向思维角度去探求病本。

上述两案生动说明了"怪证"只是表现形式离奇,并不等于其内在病机也因怪而丧失疾病基本规律而不可辨识,只要守定常规常法,以不变应万变,怪证的诊治并不十分困难。相反,倘若一临怪证,医生自己便先乱了方寸,不知以常制变,而刻意追求以怪应怪,最终必然导致诊治方案脱离中医理法,陷于荒诞古怪的困境而不能自拔。

(十) 特重肾命之阳,尤长补火益元

吾师指出:内伤杂病,阳虚者过半,因此,他在研治内伤杂病时,特别重视肾命之阳,尤其长于补火益元。不知扶阳者,

是不知生命之本,不知补火者,是不知气化之根。

《素问·生气通天论》说:"阳气者,若天与日,失其所则折寿而不彰,故天运当以日光明。"从男女交合,到生命的形成,到机体的成长,到精神意识的觉悟谋虑,到脏腑的功能发挥,到四肢百骸的运动,到五官的言、行、视、听,到气、血、津、精的化、贮、布、用,到水谷精微的吸收,糟粕的排泄,凡人体生命活动的进行,无一不是阳气作用的具体体现。

人身阳气根植于肾精,发源于命门,循三焦运行全身,阴无阳不化,精无阳不成,血无阳不生,赵献可喻之为"走马灯"中之火,张景岳视之为人身之"大宝",确为人体生命活动之原动力。

倘若真阳竭绝,生机顿息。当今内伤杂病中,造成阳虚者过半这种病理倾向的原因有三,一是生活,二是医药,三是疾病本身。世人不懂得"夫精者,生之本也"的重要性,不知节欲保精,积精全神,而"以酒为浆,以妄为常,醉以入房,以欲竭其精,以耗散其真",而令真阳亏损,此养生不慎所致也。

自明清以降,热病之说昌行,本有羽翼伤寒之功,孰料临证运用,多偏执一端,滥用苦寒,致令虚寒病患者,又历雪上加霜之不幸,久而伤及真阳,此医误药误所致也。

杂病多虚实相兼,矛盾交织,病程较长,五脏之伤,穷必及肾,无论所衰在何脏何腑或何种基础物质,日久必累及肾阴肾阳。阴亏者阳无由生,阳亏者阴无从化,阴阳互根,其盈虚总是密切联系的,此杂病病理特点所致也。

正是由于上述三个方面的影响,使得临床所见,阳痿早泄、宫冷不孕、肢体不温、二便清冷、筋骨痿软、心胸痛闷、腹胀纳呆、咳喘无力、气短自汗、痛经闭经、关节冷痛等与阳虚关系密切的病证比比皆是。

人知阴精难成易亏,不知真阳易耗难生,补阴精者多,壮元阳者少,因而更使得阳虚患者与日俱增。

阳气虚衰,人体气血津液必然气化不及,布运迟缓,甚至潴留停积,而生痰水瘀浊之变,成为内伤杂病的重要成因,也是内伤杂病的重要病机。要想对这类病证进行有效治疗,就必须从根本上纠正这一病理机制。

最精当、最强有力的纠正措施,不是行气利水,不是破瘀荡浊,不是宣肺涤痰,而是益火培元。命火旺则三焦元真充沛,气血流转,阴凝自散;元阳盛则脏腑强健,形骸坚劲,化育无穷,生机勃然。不化痰而痰自化,不蠲饮而饮自蠲,不行气而气自行,不散瘀而瘀自散,益火培元可以重新激活和最大限度地调动机体的排污去废和自我修复能力。只要医家正确运用本法,病家持之以恒,前述多种病证都能从根本上得到好转甚至彻底康复。

体现益火培元法的医方甚多,如内补丸、右归丸、右归饮、金匮肾气丸、参附汤、四逆汤、真武汤等。

吾师对上述各方均研究深刻,运用熟练,而尤以对真武汤的运用最为精妙。化裁四十余种,治病五十余证,半数以上是他个人的创造性发挥。

如以此方为中心结构,加减化裁,治疗慢性气管炎、慢性肠炎、前列腺肥大、肥胖、阳虚感冒、遗精滑精……都是前人所不曾道及的(其具体内容参见"方剂学成就举隅"一文)。

他在运用补火益元诸方时,补火特别重视和擅长对附子的运用。他指出:附子大辛大热,性质悍烈,作用迅猛,补火益元,力最雄峻。用救肢冷脉微、冷汗淋漓的亡阳虚脱之变,其功最著,其效最捷。其他如腹泻腹胀、水肿、眩晕、肢体冷痛诸症,但属阳虚湿滞所致者,用之亦效如响应。他运用本品,常与姜同伍,欲其温而燥者用干姜,欲其温而散者用生姜。制附子用量 10~50g,均要求比其他药物先煎,每 10g 约先煎 20 分钟,先煎时间随药量变化而增减。

益元特别重视和擅长对人参的运用。他说:人参大补元气、安五脏、益精神、兴肾阳,力大而性驯,效佳而又安全。用治短气喘促、大汗脉微之元气将脱重证,确有起死回生之功。

其他如纳呆口淡、自汗、怔忡、惊悸、健忘、失眠、阳痿、阴冷、神疲倦怠等症,运用本品亦有显著疗效。

他运用本品,救脱常与附子同伍,一暖命门,一补元气,相得益彰,其力倍增。益元则多同紫河车、鹿角胶相配,取其精生于气,气化于精。吾师临证数十年来,运用补火益元法拯危起困,不可胜计。

【病案讨论】

阳虚呃逆案

唐某,男,34岁。1975年7月18日,以呃逆甚剧,前来吾师处就诊。

自述:两周前回家探亲途中,骤发呃逆,断续不止,三五分钟一呃,服中西药10余日不效。

问诊:纳呆便溏,气短心悸;望诊:精神疲惫,面色苍白,舌体淡胖;切诊:六脉皆弱。

诊断:呃逆。

辨证:阳气虚衰,寒滞筋膜。

治法:温阳益气解痉。

方药:真武汤化裁。

茯苓15g　白芍20g　人参10g　干姜15g　白术20g
制附片30g 先煎60分钟

上方水煎服,每日1剂。2剂尽,呃止纳增,精神好转。嘱2日1剂,续服3剂,以固前功。

讨论:

[1] 本案以舌体胖淡、六脉皆弱为辨证要点,而不可以壮年、盛暑为立法依据。因时,因人制宜固属中医治疗学的重要原则,但最终都要落实到证上,这些原则才能得到正确体现,所以因证制宜才是核心。若舍证而顺时就人,是弃实而求形,则形无所附。

[2] 治呃当分寒热虚实,呃声连续不止属实,断续而作

属虚。中焦虚寒可用丁香柿蒂汤温中止呃,此属下焦阳虚,古法多用参附汤治之,今用真武汤加人参,参附汤已在其中,且真武汤中的芍药有柔肝解痉作用,以此方为基础既可补阳虚之本,又可缓膈肌痉挛之标,较单用参附立意更为周详。

[3] 患者年华方壮,又当盛暑,吾师却能通过四诊,抓住阳损气耗本质,以温阳益气为治则,立定脚跟用药,确非历练深厚、学验俱丰者莫能为。论阳虚呃逆并非自吾师始,而以真武汤治阳虚,却属吾师之首创,且说理透辟,化裁精妙,于人启发良多。

阳虚产后自汗案

吴某,女,28岁,中医师。暑天产后自汗不止,自拟桂枝汤无效,求治于吾师。

自述:两日前自然分娩,顺产一男婴,当晚即发热汗出,至半夜汗出湿衣,越来越多,晨起微觉恶风,自忖系产后血虚,风邪袭虚,营卫失和所致,因自拟桂枝汤1剂,服后病情仍无大改善。

问诊:未婚时即长期畏寒肢冷,便溏易泻,因体弱多病才选择学习中医;望诊:舌体淡胖,苔薄黄而水滑;切诊:六脉浮而略大,空虚无力。

诊断:阳虚自汗。

辨证:阳虚不固,营卫失和,津气外越。

治疗:温阳固表,调和营卫。

方药:真武汤加桂枝汤。

制附子10g_{先煎60分钟}　白术20g　白芍20g　茯苓10g 生姜15g　桂枝10g　大枣30g　炙甘草10g

上方水煎服,1日1剂,连服两剂。热退汗止。

讨论:

[1] 本案患者自身即是中医师,其自拟桂枝汤在辨证立法选方上基本正确,并无原则性失误,然而却未能取效的根本

原因何在? 细细推究,可能主要在于把产后生理变化看得太重,以致思路完全为产后失血所束缚,忽视了结合体质特点进行综合分析。

[2] 产后以阴虚于下,阳无所附而发热者为多见,本案产妇素体阳虚,生产时气随血耗,阳随阴脱,进一步加重了阳虚病机的发展,阳气内虚,机体调节能力低下,此际单纯调和营卫,虽基本原则无误,但无脏腑生机为内应,故仍疗效不显。为鼓舞元气,调动生机,虽产后亡血,不宜温燥,但温阳之法仍势在必行。同时应当虑及的是,新产之体,毕竟失血量多,温阳药的用量又不宜过大,这是此证用药的关键技术点,非久经历练,难以精当把握。

寒湿痹阻肢体疼痛案

林某,男,43岁,四川崇庆县人。1971年元月11日,因四肢强直疼痛,恳请吾师往诊。当时正值吾师在该县参与赤脚医生培训教学,应邀赴诊。

自述:一周前参加兴修水利工作,在水中浸泡一日,返家后当晚即四肢强直疼痛,经中西医治疗无效。

问诊:形寒肢冷,脘痞厌油,二便尚可,前期治疗方药不详;望诊:形体尚健,面色黯黑,精神委顿,舌胖,苔白而满布;切诊:脉沉细数。

诊断:寒湿痹证。

辨证:寒湿郁闭,络脉凝滞。

治法:散寒除湿通络。

方药:四逆汤化裁。

桂枝30g　生姜30g　细辛5g　当归10g　白芍10g 炙甘草10g　制附片20g_{另包先煎30分钟}

上方水煎服,每日1剂。连服两剂,诸症痊愈。

讨论:

[1] 本案病程不长,有明显的受病史,病因明确,辨证治

疗并无很多疑点难点,更不是什么顽怪病证,与新感风寒之证相似,前期中医何以治而无功? 着实令人费解。或许是畏寒凉而盲目偏执西医炎症之说,误用消炎药物,令寒邪冰伏所致也未可知。

[2] 本案辨证要点在受病之因及舌苔白而满布、脉沉而细。治疗要点在温阳通络,搜逐沉寒。用药要点在剂量宜适当放大,桂、附、姜、辛都应给予足够剂量,才能收到良好效果。否则,杯水车薪,无济于事。

[3] 本案患者体虽健而隆冬受病,重感于寒,邪气深入血脉筋骨,好在病程不长,仍是治疗的较佳时机。如治不及时或治疗不当,迁延日久,则有发展成关节变形类顽固性痹证之可能。

[4] 外入之寒,温必兼散,故以当归四逆汤为首选。取方中当归、桂枝、细辛温经散寒,祛邪出表;本证不仅血因寒凝,津气亦因寒而滞,故用当归、桂枝畅旺血行,温通血脉,细辛散滞气而开腠理,使脉内之血与脉外之津气并通;芍药、甘草缓经脉之挛急,使经隧通畅,阳气布运无碍;加入大辛大热之附子,以求其能深入少阴,鼓动脏腑元阳,一鼓作气,逐邪外出。

阴阳两虚阳强易举案

胥某,男,41岁,四川宜宾人。2005年2月11日,以阴茎易勃3年,前来吾师处就诊。

自述:3年来,一直阴茎易勃起,睡眠时常因勃起胀痛而醒。接触异性则特别敏感,夜间三四点尤甚。

问诊:最初该症状的发生无明显诱因。性生活基本正常,无早泄。饮食及二便正常;望诊:舌淡红苔薄;切诊:脉象平和,无明显异常。

用知柏地黄汤加味服药多剂无好转。

诊断:阳强易举。

辨证:阴阳两虚,血郁湿滞。

治法:阴阳同补,温通津血。

方药:金匮肾气丸化裁。

制附片 50g(先煎 1 小时)　肉桂 10g　　熟地黄 30g　　山药 15g　　丹皮 12g　　枣皮 12g　　泽泻 15g　　茯苓 20g　　杜仲 20g　　狗脊 30g　　续断 15g　　川牛膝 20g　　姜黄 12g　　大枣 10g　　甘草 10g

用药 5 剂后阴茎勃起次数明显减少,疼痛减轻。原方加川芎 10g、当归 10g、细辛 6g,服药 20 剂症状完全消失。

讨论:

[1]　对"阳强易举"症,一般从阴虚阳亢论治,而本案却从阴阳两虚施治获效,可以说是理论上的一次突破。阳主温化固护,阴主滋养涵纳,凡阴阳两虚之体,根本不固,最易发生阴阳偏亢偏衰变化。阴阳偏亢偏衰病理影响范围甚广,凡精神、精血、津液,乃至各系统生理功能,无所不及。阴阳偏盛偏衰病症的临床表现极为复杂,或有余,或不足,颇难定论。就性功能而言,以阳痿阴冷为多见,阳强易举者相对偏少。阳痿阴冷者多属真元大亏,纯虚无实,阳强易举者大多虚损程度较轻,且或夹少阳湿滞,或夹阳明气郁,病情虽较阳痿阴冷为轻,但病机却更为复杂。

[2]　本案阳强易举,吾师在案中所提供的临床诊断标准虽脉、舌、症并具,但所述仍嫌过于简略,联系其阳事易举症情和所用方药推之,舌虽淡红当指略偏红,是强调偏红程度不甚,而非强调偏淡;苔当见薄黄微腻,是阴阳两虚而又兼夹胆经湿郁之象。湿邪郁久,必络脉郁滞,气机不畅,且化生相火。夜间三四点正是少阳之气萌动时刻,湿热相火扰动而阴阳失守,阳气勃发于内而阳强易举。阳事兴举时,或微见烦热汗出也未可知。

[3]　若无上述隐情,何以要大补真阴真阳药物与淡渗利湿的茯苓、泽泻,活血通络的丹皮、川牛膝、姜黄同用? 读吾师

书时,或有其意当从用中求之者,读者又不可不用心体察。

[4] 加入甘草、大枣,意在解其阴茎之急,《药性论》谓甘草"令人阴痿",此言可信。

二、医论演义

(一)"五脏宜通"论

长期以来,五脏通塞之气机活动特点一直晦涩不明,当代著名中医专家陈潮祖教授在研究中医脏腑病机的过程中,响亮提出:"五脏宜通。"《内经》中有关"天地气交"、"阴阳更迭"、"气血营运"、"五脏生克"等多方面的论述,为此说提供了充分的理论根据,并深刻阐明了天地之大宇宙与人身之小宇宙中,气机升、降、出、入,无不以"通"为用。人在气交中生,气交中长,"五脏宜通"正是物质运动状态之基本特征,在人体生命活动过程中的必然体现。

本文还从理论和临床两个方面,阐明了"五脏宜通"论的实用价值。最后以临床实际案例为基本内容,举例介绍了陈潮祖教授运用"五脏宜通"论诊治郁、滞、闭、塞、瘀、虚六类脏气不通病变的丰富临床经验。

1."五脏宜通"论的提出

在《素问·五脏别论》"所谓五脏者,藏精气而不泻也,故满而不能实;六腑者,传化物而不藏,故实而不能满也"之论的基础上,后世明确提出"六腑以通为用"而未及五脏。五脏气机活动到底是"以通为用",还是"以塞为用"?自此晦而不明。

这是一个直接涉及临床治疗学思想的重大问题,有鉴于此,陈潮祖教授在其《中医病机治法学》一书中,响亮提出"五脏宜通"。他还以《内经》之说为依据,对"五脏宜通"的生理、病理及治疗意义作了深刻论述。

但由于体例所限,此说的理论基础、临床价值,以及具体到各脏的生理、病理、诊断、治疗意义都还没有得到十分系统的阐述,于是嘱意我这个医理未精、文理未畅的学生,撰文以尽其未尽之意。这是师命,也是使命,我感到那么沉重,那么力不从心,好在有高人的肩头让我去踏,加之多年来,在老师的谆谆教诲下,学术上获益不少,我才敢勉力而为。

2. 五脏功能活动特点晦而不明探源

要解决好一个问题,首先必须找到问题的根源所在。五脏气机活动特点晦而不明的根源在哪里?沿着"六腑以通为用"说这条线索溯源而上,源头并不难找到,它就在《素问·五脏别论》有关脏腑藏、泄、满、实之论中。因为在这段文字里,藏与泄相对而论,脏与腑完全对立,很容易让人在探讨脏腑气机活动特点时,建立完全对立的认识,加上后世学者在研究发挥这段经论时,明于腑而晦于脏,只高揭"六腑以通为用"说之帜,却不见五脏通塞之端倪。所以,这段经论既是"六腑以通为用"说的滥觞,也是五脏气机活动特点晦而不明的根源所在。

查明源头,仅仅是找到了解决问题的起点,并不等于问题得到解决。要真正从学术本质上澄清这一疑点,还得首先辨明经论与后世之说是否性质同一?

对于经论有关脏腑藏、泄、满、实之说的辨析,1986 年由光明日报出版社出版,成都中医学院郭重夫教授主编的《黄帝内经讲解》一书,最为畅达透彻。其谓"五脏主藏精气,其所藏精气,即是水谷所化生的精微之气。只有所藏精气丰满充盛,五脏乃至全身的脏器组织才能发挥正常的生理功能,所以五脏精气宜贮藏于内,不宜散泄于外",又"'化',指转化。'传化物',指六腑不但有传送水谷的功能,而且也是水谷消化腐熟、化生精微的场所。水谷只有在六腑中依次传送,才能化生精微,排泄糟粕",又"藏,就是吸取水谷精华;泄就是传送水谷,排泄糟粕。所以脏有'满而不实',腑有'实而不满'的特点"。

显然,经论所阐述的是脏腑生理功能特点,而并非脏腑气机活动特点。后世在研究阐释这段经论时,提出的"六腑以通为用"说,并不是以"泄"为根据得出的有泄才有通的结论,也不是对六腑生理功能的进一步概括,而是强调了"通"对六腑生理功能正常发挥的重要性和必要性。非"通"不能维持其"胃实肠虚"、"肠实胃虚"、"实而不满"的生理状态。"通"是由六腑气机升降来实现的,"六腑以通为用",实质上是对六腑气机活动特点的概括,其与经论之藏、泄、满、实说虽有密切联系,但一言脏腑生理功能,一言六腑气机活动,性质绝不相同。

因而在研究五脏气机活动特点时,绝不能简单地以"藏"而"不泄"去机械类推,更不能错误地以"六腑以通为用"说为对照,反其意而求之,而应当是在深入研究"五脏藏精气"之生理意义的基础上,去探求五脏气机运动特点,才能得出真正符合客观规律的认识。

经论所谓"不泄",是指五脏所藏精气不直接排泄于体外,并非藏而不用。恰恰相反,五脏所藏精气是机体生命代谢活动的基本物质,必然,也必须源源不断地输送到机体包括脏腑内在的各个部分,机体生命代谢活动才能持续进行,作为健康机体的言、行、视、听以及喜、怒、忧、思、悲、恐、惊也才能正常发挥,六腑的"传化物而不藏"和五脏的"藏精气而不泄"也才能得以实现。五脏要正常地发挥其"藏精气"作用和把所藏精气输送到全身,气机通畅仍然是必不可少的前提条件。不通,则六腑运化所得之精何由而出? 机体欲用无路。似此,五脏还有何存在的价值和意义? 所以,只有"五脏宜通"才是五脏气机活动特点的正确概括。

3. "五脏宜通"论的理论根据

学术不是无源之水,无本之木,"五脏宜通"的学术见解,绝不是凭空想象得来的,而是通过对中医理论的深入研究,并以之为根据提炼得来的。当我们把研究的目光投向中医理论渊薮——《黄帝内经》时,便不难发现,"五脏宜通"说与中医理论无一不相契合。

（1）从《内经》天人观看"五脏宜通"

以《黄帝内经》为代表的中医学术思想，是以对自然界的宏观研究为基础，以对人体生命规律研究为核心的。无论是在论述宏观自然现象还是人体生命现象时，都自始至终贯穿着一个共同的认识，这就是"万物恒动"。

《素问·六微旨大论》说："成败倚伏生乎动，动而不已，则变作矣。"自然万物和人体自身都处在永恒运动之中，正是由于运动不息，决定了寒暑交替，春秋往来，朝暮移易，以及植物生、长、化、收、藏，动物生、长、壮、老、已的变化发展。

自然世界那么万象纷呈，其运动形式有无共同特点？

答案是肯定的。因为无论世界多么复杂，其本元之质均为"气"，《内经》正是以把握气的运动特点来把握天地万物的运动特点的。

气的基本运动形式是什么？

那就是《素问·六微旨大论》所明确指出的"升、降、出、入"。欲升降、欲出入的必要条件是什么？仍然是"通"，不通，升降奚为？不通，出入何由？是故天地气交，阴阳消长，万物生化，天人相应，无一不"以通为用"。

天地气交，非通不行。早在《内经》问世之前，中华先民便透过风、雨、雷、电等自然现象，深刻把握住了弥散于天地之间的自然之气并不是静止不动的，而是在一刻不停地运动变化着。

《内经》为了通过认识自然去认识人体生命规律，大量继承吸收了有关这方面的知识。

如《素问·阴阳应象大论》说："清阳为天，浊阴为地，地气上为云，天气下为雨；雨出地气，云出天气"，不仅科学地解释了云雨的变化，而且形象地说明了天地之气的基本运动形式。

《素问·六微旨大论》进一步明确指出："气之升降，天地之更用也……升已而降，降者谓天；降已而升，升者谓地。天气下降，气流于地；地气上升，气腾于天。故高下相召，升降相因,而变作矣。"深刻阐明了气的升降是天气和地气相互作用的结果,以及这种相互作用对自然气象、气候的重大影响——使之不断地发生变化。

无论是天气之降,还是地气之升,也无论是云气之布,还是雨气之施,都离不开气机的交通流行。倘若天地闭塞,气机不行,云气从何而升? 雨气从何而降? 地气从何而上? 天气从何而下? 所以说,天地气交,非通不行。

阴阳消长,非通不达。有了天地气交,便有了阴阳的对立统一。四时往复,昼夜交替,无一不是阴阳对立统一规律的具体体现。

《素问·至真要大论》说:"阳之动,始于温,盛于暑;阴之动,始于清,盛于寒。"一年之中,由春温变为夏热,是阳长阴消变化的结果;由秋凉变为冬寒,是阴长阳消变化的结果。

《素问·金匮真言论》说:"平旦至日中,天之阳,阳中之阳也;日中至黄昏,天之阳,阳中之阴也;合夜至鸡鸣,天之阴,阴中之阴也,鸡鸣至平旦,天之阴,阴中之阳也。"

这种四时中的阴阳消长和一日中的阴阳转化,都是阴阳互通互用在气候、气象等方面的生动体现。倘无阴阳相通,何来春温夏热,秋凉冬寒? 又何来一日之中朝晖夕阴、昼明夜暗的阴阳盛衰变化? 当我们求之于阴阳运动的实质——天体运动时,便更能深刻地理解"通"对于阴阳消长运动所具有的重大意义。

《素问·六节藏象论》以"天为阳,地为阴;日为阳,月为阴;行有分纪,周有道理"的论述,揭示出自然界阴阳运动变化的实质,是天、地、日、月按照一定轨道运行变化所导致的。

这绝不仅仅是天体间位置关系的影响,而是天之阳、地之阴、日之阳、月之阴相互流通,亦即光、热、磁、电等诸种天体物理因素相互作用及其位置关系影响的结果。

如果太阳的物质流被完全阻断,不能达到地球,或天体间位置固定不变,则地球之寒热何由交替发生? 四时何由往复出现？昼何由始？夜何由止？阴阳运动何由体现？所以说，阴阳消长，非通不达。

万物滋生，非通不化。有了阴阳的消长运动，便有了万物的滋生。万物的滋生，经历了一个由简单到复杂、由低级到高级的过程。影响并促进这一过程完成的重要因素，仍然是"通"。

《素问·天元纪大论》说："在天为气，在地成形，形气相感而化生万物矣。"天气之施，地气之受，天地气合而有生，这是生命的特点，也是万物繁衍的起点。"相感"就是在相通基础上的相互作用。没有相通，无从相感，天气自是独阳，地气自是孤阴，孤阴不生，独阳不长，生命的发生便失去了最基本的条件。

正是由于天地之气能相通而后相感，天体运动中的阴阳消长，才能作用于地球自然，使之发生有如《素问·气交变大论》所说的"东方生风，风生木……其化生荣……南方生热，热生火……其化蕃茂……中央生湿，湿生土……其化丰备；西方生燥，燥生金……其化肃杀……北方生寒，寒生水……其化清谧"的不同气候、气象、物候、物象变化。

没有春气的流通，便没有和煦的春风，也就没有万物的复苏；没有夏气的流通，便没有炎热的南风，也就没有万物的蓬勃发展；没有长夏之气的流通，便没有天地氤氲，也就没有累累硕果育成；没有秋气的流通，便没有干燥凉爽的西风，也就没有万物精气的聚敛；没有冬气的流通，便没有凛冽的北风，也就没有万物精气的闭藏贮存。

可以肯定，季节气候的变化，绝不仅仅只是温差的变化，而是包含着除光、热、磁、电外，迄今尚未能完全知晓的种种物质流的改变。正是来自宇宙的各种物质流与地球物质流的相互流通，相互作用，才有了生命的滋生，也正是来自宇宙的各种物质流在各天体运行中处于不同位置时的量变，对生命体直接或间接的影响，才有了生命由简单到复杂、由低级到高级的繁衍;以及植物的生、长、化、收、藏和动物的生、长、壮、老、已的发展。"通",仍然是决定性的条件。所以说,万物滋生,非通不化。

天人相应,非通不能。正是由于有了万物的滋生、演化,才逐渐有了人类的诞生。《素问·宝命全形论》说:"夫人生于地,悬命于天,天地合气,命之曰人。"人和其他自然万物一样,也是天地之气相互流通、相互作用的产物,与自然界也有着息息相通的关系。

《素问·六节藏象论》说:"天食人以五气,地食人以五味。"这是最容易被人们感知的以呼吸、饮食与自然的相通。

不仅如此,而且正如《素问·生气通天论》所指出的那样:"天地之间,六合之内,其气九州九窍、五脏、十二节,皆通乎天气。"人体以五脏为中心的五大系统,无一不与自然界相通,无一不时时刻刻受到自然界种种因素的影响。

有关这方面的论述,《内经》中十分丰富。如《灵枢·本藏》说:"五藏者,所以参天地,副阴阳,而连四时,化五节者也。"指出了机体在适应自然变化的过程中,五脏和外界并不是单纯地相通,而是有着十分特殊的联系,所以五脏之气升、降、浮、沉与四时阴阳的消、长、盈、缩,具有相应的节律性。

又如《灵枢·五乱》谓:"经脉十二者,别为五行,分为四时……五行有序,四时有分,相顺则治,相逆则乱。"进一步阐明了不仅五脏与自然有着相通的关系,就连十二经脉也与四时、五行相应,而且只有相应,才能维持正常的生理状态。

《内经》中的这些有关天人相应的理论,是猜度臆断之词呢? 还是言之有据,确有所本?

《灵枢·五癃津液别》以"天暑衣厚则腠理开,故汗出;……天寒则腠理闭,气湿不行,水下留于膀胱,则为溺与气"这一最直观的生理现象,作了通俗易懂的回答和说明。

《素问·八正神明论》则以天气的阴、晴、冷、暖变化对人体气血浮沉的影响,作了更为深刻的说明。其谓:"是故天温日明,则人血淖泽而卫气浮……;天寒日阴,则人血凝涩而卫气沉。"没有天人之气的相通,天之寒、暑、阴、晴何能被人感知?又怎么能引起机体腠理开阖,汗蒸尿聚,乃至气血浮、沉、滞、畅的种种内在变化?可见,天人相应,非通不能,《内经》是持之有据的。

但《内经》毕竟不是单纯讨论天人相应的作品,而是以研究人体疾病这一客观事物为宗旨的医学著作。所以,有关天人相应、非通不能的大量依据,主要还包含在对人体发病和病理现象的论述中。

《灵枢·岁露》十分肯定地说:"人与天地相参也,与日月相应也。故月满则海水西盛,人血气积,肌肉充,皮肤致,毛发坚,腠理郄,烟垢著,当是之时,虽遇贼风,其入浅不深;至其月廓空,则海水东盛,人气血虚,其卫气去,形独居,肌肉减,皮肤纵,腠理开,毛发残,膲理薄,烟垢落,当是之时,遇贼风则其入深,其病人也卒暴。"天体运动之所以能对人体生理和发病产生那么深刻的影响,绝非神灵所为,而是建立在人气与自然之气相通基础上的"天人相应"的具体体现,同时也是"五脏以通为用"的具体体现。因为人身气血、毛发、肌腠,无一不为内脏所主,其应时而动、应时而变的现象,正是内脏气机运动随时变异的外在表现。

《灵枢·顺气一日分四时》以疾病发展过程中朝、暮、昼、夜的不同变化,对天人在相通基础上的相应,作了更为生动有趣的说明,其谓:"夫百病者,多以旦慧、昼安、夕加、夜甚,何也?……四时之气使然。……春生夏长,秋收冬藏,是气之常也,人亦应之。以一日分为四时,朝则为春,日中为夏,日入为秋,夜半为冬。朝则人气始生,病气衰,故旦慧;日中人气长,长则胜邪,故安;夕则人气始衰,邪气始生,故加;夜半人气入藏,邪气独居于身,故甚也。"这不是凭空想象,这是一切有过患病经历的人都有过的客观感受。《内经》深刻揭示了这一现象的所以然之理,就在于人气与天气相通,并随天气之阴阳消长而盛衰变化。如果不能相通,昼、夜、旦、夕对于人体来说,不过是一种景象罢了,绝不可能施加如此微妙的影响。

《内经》中相关的内容还有很多,无须一一列举了,以上内容足以说明"天人相应,非通不能"是对"天人相应"关系的本质揭示。

综上可见,《内经》在讨论天地气交、阴阳消长、万物滋生、天人相应等问题时,无一不以"通"立说。"通",是宇宙万物运动的必然条件,也是宇宙万物运动的特点之一。宇宙万物如此,五脏独何不然?所以,《内经》在论述人体生理病理时,对"五脏宜通",作了更为深入系统的总结。

(2)从《内经》的生理观看"五脏宜通"

《内经》从人体生理结构、生理功能以及各系统生理关系方面,深刻阐述了天人相应,五脏互生、互用、互制等复杂而又微妙的关系,都是建立在气机相通基础之上的。不通,则内外隔绝,人体小宇宙的生命活动与自然大宇宙的阴阳升降,便失去了节律同步的联系,客观上等于失去了生命体生长繁衍所必需的外环境;不通,则脏腑气血营运阻绝,各系统之间便失去了有机联系,客观上等于失去了生命代谢活动所必不可少的内环境。迄今为止,还没有发现自然界有不需外环境或内环境而健康繁衍的生命体存在。所以,无论是从天人相应看,还是从脏腑间的相互联系看,离开了"通",都是不可能实现的。

人体结构,无处不通。从《内经》所描述的人体结构看,以五脏为中心的五大系统,是由无数大小不同的管道或信息纤维紧密联系在一起的。《素问·调经论》说:"五脏之道,皆出于经隧,以行血气。"《灵枢·逆顺肥瘦》又说:"手之三阴,从藏走手;手之三阳,从手走头。足之三阳,从头走足;足之三阴,从足走腹。"又,《素问·血气形志》谓:"足太阳与少阴为表里,少阳与厥阴为表里,阳明与太阴为表里,是为足之阴阳也;手太阳与少阴为表里,少阳与心主为表里,阳明与太阴为表里,是为手之阴阳也。"又,《灵枢·经脉》称"肺手太阴之脉,起于中焦。下络大肠,还循胃口。上膈属肺,从肺系横出腋下,下循臑内,行少阴心主之前,下肘中,循臂内上骨下廉,入寸口,上鱼,循鱼际,出大指之端……"(其余各经循行略)。五脏以经隧相通,十二经属脏络腑,布行全身,阴阳经首尾相连,如环无端。正是这套网状系统组织,把脏腑、肢体、窍道乃至毛孔都结成了一个统一的有机整体,使得表里透达,上下交通,气血津液营运无碍。在生理学范围内,只有物质基础尚未弄清的功能活动特点的存在,而绝对没有脱离物质基础的功能活动特点的存在。经隧、经络系统就正是"五脏宜通"的物质结构基础。

脏腑肢体,气息相通。有了物质结构上的相通为基础,于是便有了五脏与六腑、四肢百骸、五官九窍在生理机能上的息息相通。《灵枢·本输》云:"肺合大肠……心合小肠……肝合胆……脾合胃……肾合膀胱。"与组织相应在"通",与六腑相合亦在"通",手太阴肺之脉,下络大肠,上膈属肺;手阳明大肠之脉,络肺,下膈属大肠。这就是"通"的基础。有了这样的基础,肺气才能通过肃降助大肠传送糟粕。其余脏腑亦然。其要在"通"。

五脏不仅内与六腑相合,而且外与血脉、筋骨、皮毛相应。《素问·六节藏象论》称:"心者,生之本,神之变也;其华在面,其充在血脉,为阳中之太阳,通于夏气。肺者,气之本,魄之处也;其华在毛,其充在皮;为阳中之少阴,通于秋气。肾者,主蛰,封藏之本,精之处也;其华在发,其充在骨,为阴中之少阴,通于冬气。肝者,罢极之本,魂之居也;其华在爪,其充在筋,以生气血……此阳中之少阳,通于春气。"五脏与血脉、皮毛、筋骨等组织相系,气息相通,其气色泽才能在相应组织得到反映,其精气也才能源源不断地充养相应组织,同时,五脏也借助这些外周组织,沟通了同自然界的联系,并接受自然季节气候变化的深刻影响。

五脏与七窍也有着密切的联系，《灵枢·脉度》谓："五脏常内阅于上七窍也，故肺气通于鼻，肺和则鼻能知臭香矣；心气通于舌，心和则舌能知五味矣；肝气通于目，肝和则目能辨五色矣；脾气通于口，脾和则口能知五谷矣；肾气通于耳，肾和则耳能闻五音矣。"人能通过七窍感知外界的形、色、气、味、音，主要取决于五脏气机与七窍的息息相通。

　　好了，不必再一一列举了，《内经》所勾画的以五脏为中心的人体结构，以及所描述的以五脏为中心的人体机能联系，可以说是无处不通。人体是一小宇宙，正是由于小宇宙的无处不通，才得以和无所不通的自然大宇宙建立全息的联系，从而及时、全面、准确、深刻地反映出自然界运动、变化、发展对于人体生命活动的巨大影响。

　　精微布散，所赖在通。人体生命活动的持续进行和健康发展，有赖从自然界源源不断地摄取营养物质，以供代谢之需。从物质的摄入到代谢的完成，都需要以五脏为中心的五大系统，在结构上和功能上都畅通无碍，才能顺利实现。这样的条件，在健康机体是完全具备的。所以，《灵枢·营卫生会》说："人受气于谷，谷入于胃，以传于肺，五脏六腑，皆以受气，清者为营，浊者为卫，营行脉中，卫行脉外，营周不休，五十而复大会。阴阳相贯，如环无端。"《素问·经脉别论》也说："饮入于胃，游溢精气，上输于脾，脾气散精，上归于肺，通调水道，下输膀胱，水津四布，五经并行。"《素问·痹论》还说："荣者，水谷之精也，和调于五脏，洒陈于六腑，乃能入于脉也，故循脉上下，贯五脏，络六腑也。卫者，水谷之悍气也，其气慓疾滑利，不能入于脉也，故循皮肤之中，分肉之间，熏于肓膜，散于胸腹。"由水谷精微化生的气、血、津、液，有的行于脉中，有的行于脉外，运行全身，无处不至，周而复始，无休无止。因而才保证了"肝受血而能视，足受血而能握，指受血而能摄"（《素问·五脏生成》），以及思维、语言等各种生理功能的正常发挥。"通"，在气血营运，

131

医话、医论精华篇

津液布散过程中,仍然是决定性的条件。

五脏生克,非通不立。在《内经》中,有关五脏生克的关系,是以季节气候对脏腑生理影响来曲折阐明的,这在前面有关天人相应关系的讨论中,已转引过不少《内经》的见解,兹不赘引。五脏生克,是五脏间的生理制约关系,生是促进的关系,克是抑制的关系。没有五脏的相互资生,就没有五脏的蓬勃发展;没有五脏的相互抑制,也就没有五脏的平衡协调。正如张景岳在他的《类经图翼》中所论:"造化之机,不可无生,亦不可无制。无生则发育无由。无制则亢而为害。"生与克,共同形成了五脏间的制约关系。这种制约关系仍然是建立在五脏气机相通基础之上的。没有气息的相互灌注,心自是孤立的心,肺自是孤立的肺……五脏之间隔塞不通,生的物质如何布运?克的信息又如何传递?这种制约关系是绝对无从建立的。唯有在通的基础上去求生,生才有根;在通的基础上去克,克才有源。所以说,五脏生克,非通不制。

(3)从《内经》的病理观看"五脏宜通"

五脏气机通畅,是机体健康的根本保证,一旦气机阻滞,就会发生气血营运失序,津液布散障碍的病理改变,而变生种种疾病,正如《素问·调经论》所说:"百病之生……皆生于五脏也……五脏之道,皆出于经隧,以行于血气,血气不知,百病乃变化而生。"

五脏气滞,百病由生。五脏之气,贵在流通,无论何种原因导致的气机阻滞,都会引起气血不和而产生种种病证。《素问·举痛论》说:"五脏卒然而痛,何气使然?……经脉流行不止,环周不休,寒气入经而稽迟,涩而不行,客于脉外则血少,客于脉中则气不通。故卒然而痛……寒气客于背俞之脉则脉涩,脉涩则血虚,血虚则痛,其俞注于心,故相引而痛。……寒气客于厥阴之脉者,络阴器,系于肝,寒气客于脉中,则血涩脉急,故胁肋与少腹相引痛矣……"以上种种疼痛病证,都是由于寒邪阻滞经脉,气机运行不畅所引起。经脉根于脏腑,实际上,一切经脉气机阻滞的病变,都间接反映了脏腑气机受阻,仍然可以看作是五脏气机在一定程度上的不通。

脏腑气机阻滞的病理改变,不独外邪所致,精神情绪的失常也可导致,所以,《素问·举痛论》还说:"悲则心系急,肺布叶举,则上焦不通,荣卫不散……恐则精却,却而上焦闭,闭则气还,还则下焦胀。"无论上焦、中焦、下焦,都不是独立于脏腑经脉之外的生理单位,而是以脏腑为内应、经脉为网络的。任何一焦的气机闭塞,其实质都是内应脏器气机障碍。

五脏不通,生命立危。五脏贮藏精气,并源源不断地将其布散到全身,以维持机体代谢之需。五脏贮精布精作用的发挥,有赖建立在气机畅通基础上的整体协调运动,任何一脏的气机不通,都会使整体协调关系遭受破坏,而导致气血营运废止,精微不藏不布,代谢中断,生命终结。

《素问·经脉别论》从生理角度正面阐述了精气输布与五脏的密切关系,其谓:"食气入胃,散精于肝,淫精于脉,脉气流经,经气归于肺,肺朝百脉,输精于皮毛。毛脉合精,行气于府,府精神明,留于四脏。"由此可以见到,这是一个多么复杂的整体过程。其中任何一环遭受破坏,这一整体协调运动都不可能完成,后果的严重性是可想而知的。所以《素问·玉机真脏论》说:"急虚身中卒至,五脏绝闭,脉道不通……脏真虽不见,犹死也。"正气突然暴绝,或外邪徒然中于人,病起急骤,五脏气机闭塞或断绝,血脉不通,即使没有出现真脏脉,也属死证。

《素问·热论》还进一步指出:"五脏已伤,六腑不通,营卫不行……故死矣"。不仅五脏不通难治,而且一切伴有五脏损伤的六腑不通、营卫阻塞病证都是难以挽回的。有鉴于此,《素问·热论》强调:"营卫不行,五脏不通则死矣"。

五脏不通的病理影响,从微、甚看,主要可分以上两类;从其临床表现看,则或痛,或痹,或机窍闭塞,或神志失聪,现象颇为复杂;从其病性范围看,主要导致的是实证,更确切地说,主要是由风、寒、暑、湿、痰、食、瘀、毒以及由情志激变等引起的脏腑气机阻滞性病变。

这不仅是《内经》理论所及,而且在现实临床实际中例证甚多,俯拾皆是,这在后文将专门加以讨论。所以,从病理的角度也可以反证五脏确实宜通。

4."五脏宜通"论的实用价值

"五脏宜通"论的实用价值,主要体现在理论和临床两个方面。理论方面又分生理、病理两大范围。临床方面则主要是对中医治疗学思想的指导。

(1)理论价值

五脏"通"、"塞"的生理功能活动状态特点研究,是一个长期被忽略的问题,"五脏宜通"说不仅填补了这一研究空白,更重要的是,以精辟的见解,准确提炼出了五脏生理功能活动状态特点,澄清了医林中的一个古老疑团。"五脏宜通",是一切健康机体都必须保持的生理状态,在生理范围内带有普遍的意义,为病理研究奠定了正确认识的基础。

在病理学范围内,则透过"五脏宜通"这一五脏生理活动状态特点,深刻揭示出一切原因导致的阻滞性病证,其内在本质都是五脏不通。这虽不带有覆盖一切病理变化的普遍意义,但所统括的内容仍然很广。广义言之,凡实证及虚实夹杂的病变,十之七八均在此中;狭义言之,凡五脏本脏不通者,多属疑、难、重、危之证。故此说对实证和疑、难、重、危证的病理研究尤有突出的指导价值。

(2)临床价值

"五脏宜通"论的临床价值,主要体现在治疗学方面。

《素问·至真要大论》指出:"必先五脏,疏其血气,令其调达,以至和平。"这可以说是"五脏宜通"论在治疗学思想上的总体现。

具体落实到五脏,又如何体现?

《素问·六元正纪大论》进一步指出:"木郁达之,火郁发之,土郁夺之,金郁泄之,水郁折之。"正如吾师在其《中医病机治法学》中所说:"所谓达之、发之、泄之、折之,确实都是通的治疗措施",意在"反复说明疏通五脏气血津液,才是治病要领"(《中医病机治法学》第 31 页,以下凡引本书内容,不再标书名,只标页码)。在《内经》治疗学思想指导下,后世创立了"解表、涌吐、泻下、温里、清热、补益、和解、理气、理血、除湿、祛痰、固涩、润燥、升降等十四类大法"(同书第 62 页)。在这十四类大法里,除固涩、润燥、清热、补益四法外,其余十类大法均与"通"有着直接的关系。此外,在某些特定的情况下,补法也寓有通的意义。解表、祛痰在于宣通肺气;涌吐、泻下、除湿在于畅通脾胃之气;和解在于疏通肝胆之气;升降在于通调三焦之气;温里在于通行十二经之气;理气中之行气、散结、开窍诸法,则或通心、脑之气,或通百脉之气;理血法中之活血化瘀法在通心、肝、脉、络之气。

　　吾师通过对脏腑病机和历代治疗大法的全面总结和深入研究,认识到在病机上,无论是痰阻还是血凝,湿滞还是食积,六淫外犯还是七情内伤,其关键的病理环节都是"气机郁滞"。始则邪伤气滞,继则气滞邪聚,失治或误治,则邪聚又进一步加重气滞,形成恶性循环,终致气闭邪结,而成"营卫不行,五脏不通"之恶候。在前人创建的各类治法上,无论是解表还是通里,祛痰还是除湿,散结还是导滞,破瘀还是排毒,疏郁还是开窍,无不寓行气于其中。

　　在这一认识基础上,吾师对"五脏宜通"说在临床治疗学上的具体运用,作了全面发挥。其主要见解有以下四个方面。

　　①五脏欲通,贵在调气。五脏不通,主要表现在对气、血、津、精的运行输布上。气、血、津、精在输布过程中的基本运动形式,仍然是升、降、出、入。气、血、津、精的升降出入,是通过五脏气机的升、降、出、入来实现的,而"气在升、降、出、入中居主导地位。在气、血、津、精的运动中,气的升、降、出、入尤起关键作用。因为气为血帅,津随气行,故气行则血行,气滞则

血滞,气畅则津布,气郁则津壅"(同书第15页)。周学海《读医随笔》也说:"升降者,里气与里气相回旋之道也;出入者,里气与外气相交接之道也。"所以,五脏欲通,贵在调气。一切与五脏不通相关联的病变,调畅气机都是最重要的治疗措施。

五脏不通的病变,宏观上可分为虚实两类,虚则正气不足,实则邪气有余,因而其调气原则又迥然有别。

②欲通不能,实则当泻。凡邪气阻遏,而使得五脏气机障碍的病变,邪气阻滞是因,脏器不通是果,如痰阻于肺,血瘀于心,食滞于胃,湿聚于肾等皆是。祛邪即能消除障碍,恢复脏气流行的生理功能,所以祛邪即能通气,故实则当泻。这里的泻,不是具体的泻下法,而是包括泻下法在内的一切排除实邪的措施,在消除病因的同时,仍当视病情需要,不同程度地辅以调气之法,使邪随气行而易祛,正得气导而易通。

③欲通无力,虚则当补。凡脏器虚衰,推动无力而成窒碍之势者,脏气虚衰是因,气机窒碍是果,如心阳虚衰之胸痹,肾阳虚衰之癃闭,肺气虚衰之喘满,脾阳虚衰之胀满等皆是。此类以虚为本,欲通无力的五脏气机障碍病变,补虚即是通气,故虚则当补。这里的补,不是包括滋阴养液、填精养血、收敛固涩在内的一切补法,而是特指益气温阳的补益元气法。此类补法的运用,一般也应佐以少许温通气机药物,以助元气推运激扬之力,但绝不可用破散耗气之品。

④五脏通涩,斟酌其宜。任何事物都存在矛盾的两面性,五脏不通的对立面就是五脏通之太过。不及与太过都是病理状态,都需要通过治疗加以调整。治疗不通的方法是通,治疗太通的方法是涩,其间的界限如何区别? 吾师作了明确的阐述,其谓:"流通受阻会呈气滞、血瘀、痰阻、湿阻;流通太过,又表现为精血津液不藏之证。……综观五脏实证治法,无不立足于通;即使虚证,亦有当补中寓通者。"(同书第56页)太通宜涩者,则"津液不能正常升降出入而外泄,血液不循常道而逸出脉外,阴精不能封藏固密而滑泄无度,都是太过象征,均

宜涩之使固。如体常自汗,肠滑失禁,小便失禁,白带清稀,肝血不藏,精关不固,阳气浮越皆是"(同书第 57 页)。从而为我们划清了五脏宜通宜涩的界限。

自此,五脏宜通宜涩的千古疑义,逐得以从理论和临床运用上全面澄清。以上所论,不过是吾师对这个问题的研究心得的举要罢了,其实际成就远不止此,尤其是他在以"五脏宜通"说为指导,解决临床实际问题方面积累的丰富经验,其中不少是可以发人深省、垂范后世的。

5. "五脏宜通"论临床应用举隅

吾师以"五脏宜通"论为指导,解决临床实际问题的经验十分丰富,其中有许多案例是十分生动有趣而又寓意深刻的,对临床思维具有很大启发意义。当分类总结研究吾师的这些经验时,得知其体现五脏宜通病理变化的案例,约略可分为郁、滞、闭、塞、瘀、虚六类,现每类试举一例,以明其灵机巧变之思。

（1）郁者当疏

五脏皆可为郁,但此处所论,是特指五脏不通病理改变中的肝郁气滞,情志不畅一类,其余概不论及。此类病证多因情志激变,精神受到巨大刺激,未能及时充分宣泄,或长期精神受到压抑而起。其临床表现多为健忘、失眠、头痛、胸闷、便秘、溲闭、不饥不食,终日默默等特点。治当疏肝理气为主。俾气机畅达,郁滞伸张,诸症自解。不宜盲目使用镇静药,更忌滋腻填塞。

【病案讨论】

肝郁健忘案

汤某,女,35 岁,机关职员。1993 年 4 月 13 日以健忘、失眠、头痛、闭经半年,前来吾师处就诊。

其夫代述:患者半年前因工作失误受严厉批评、书面检讨、扣发一月奖金处分,自觉委屈不服,回到家中,遂一睡三日

不起,此后终日不言不笑,做事茫无头绪,过手即忘,家人以为
闷气使然,初不以为意。后历月不改,且月事断绝,频呼头痛,
其夫始惊悟为病态。于是八方求医,四处觅药,西医给予镇静
和自主神经功能调整剂;中医迭用甘麦大枣汤、天王补心丹、
酸枣仁汤以及龙骨、牡蛎、首乌、天麻等品,均无效果。

问诊:二便正常,饮食尚可,月经数月未潮(其夫代述),头
部太阳穴掣痛,时作时止,痛无定时;望诊:面色红润,神情安
静,无异常人,舌红,苔薄黄乏津,气色板滞;切诊:脉细弦。

诊断:健忘。

辨证:肝郁气滞,神机闭郁。

治法:疏肝行气开郁。

方药:柴胡疏肝散合三香汤化裁。

枳壳 6g　香附 10g　香豉 6g　降香 10g　郁金 6g
瓜壳 10g　桔梗 10g　焦栀 10g　石菖蒲 6g　薄荷 6g　柴
胡 6g　川芎 3g

上方水煎服,1 日 1 剂,微煎频服,连服 4 剂。1 剂未尽而
头痛止;3 剂尽而言笑偶见,神识渐清,服第 4 剂后,出现大便
干燥,心中烦热,遂求二诊。

二诊:舌苔松浮黄腻,脉之细象已去而见弦滑。

辨证:少阳热邪郁闭,气机上逆。

治法:开郁通里。

方药:大柴胡汤合涤痰汤化裁。

柴胡 12g　枳实 15g　半夏 15g　茯苓 20g　竹沥 1 瓶
胆星 15g　大黄 6g　莱菔子 30g　石菖蒲 10g

上方水煎服,1 日 1 剂。服 1 剂,下黏液便 4 次,患者精
神不减,并无所苦,嘱其原方再进 1 剂,下至黏液便尽为度。2
剂未尽,大便清稀爽利,神志清朗,4 日后月经来潮,诸症
告愈。

讨论:

[1]　舌象板滞,脉象细弦为气机郁闭的辨证要点,病机

为肝郁不疏，三焦气滞。肝藏血、藏魂、主疏泄而性喜条达，结构上厥阴与少阳相表里，气息相贯，实为同一生理单元。肝气郁结，疏泄不及，则血壅于肝，月事乃乱；魂抑不发，神机闭塞，聪灵顿失。三焦为气机运行之枢纽，治当畅气疏肝，开三焦郁闭。

　　[2]　三焦不仅为气机运行之枢纽，亦为水液流行之道路，气滞水停，湿浊内郁，二诊时，湿浊有随气机发越而外散之象，欲透不能者，盖因中焦之浊阴久郁化热，已成结聚之势，里气不通，则表气不透，机窍不开，治仍守定厥阴、少阳不易，开郁通里并行，在"通"字上下工夫。

　　[3]　本病临床多从百合病或脏躁论治，吾师不为成见所囿，以苔滞、脉弦细为诊断要点，将本证断为肝郁气滞实证，确是历练深厚，慧眼独具。近世以来，凡精神类疾病，实证多以镇敛为治，虚证多以滋补为法，吾师却首先大胆使用宣通法，以伸厥阴、少阳抑遏之机，畅其郁闭之气；继而涤痰荡浊，佐以疏达开通，以排泻浊阴，畅通下焦气机。使上下宣通，升降有序，表里透达，机窍顿开。不调神而神自运，不调经而经自通，是意在法中，功在法外。

　　(2)滞者当导

　　五脏之气皆可滞，但此处所论，是特指五脏不通病理改变中的脾胃食湿壅滞，积久化毒一类，其余概不论及。此类病证，多因久嗜肥甘厚味，湿浊内生，未能及时消磨导逐，久郁成毒而起，其临床表现多为脘闷纳呆，便溏不爽，龈肿口疮，甚或胃痛吐脓等。治当畅通脾气，导滞排毒，俾脾气健运，滞消毒泄，诸症自解，最忌寒凉清解，伤伐中阳。

【病案讨论】

脾湿牙疳案

　　周某，男，42岁，炊事员。1992年4月20日以齿龈溢脓3年求诊。因吾师身体欠安，余奉师命赴诊。

自述:1989年春,患弥漫性牙周炎,经西医抗菌消炎治疗未愈,渐至上下龈酸胀钝痛,伴晨起刷牙脓血俱下。先后3次X片检查,均诊为慢性弥漫性牙周炎。自此,中、西两法并用,西医抗菌消炎,中药清热解毒,但岁历三载,未见殊功。

问诊:既往嗜肥甘,好烟酒,喜浓茶,自谓"五毒俱全",大便溏薄黏滞,小便黄热不爽,齿龈酸胀隐痛,晨起最著;望诊:形体肥胖,面色晦黯,舌质边尖绛红,上结厚腻黄苔,上下齿龈处压之脓出,质稠黏,夹紫血少许;切诊:六脉缓滑而兼弦象。

诊断:牙疳。

辨证:湿遏脾滞,聚毒化腐。

治法:除湿畅脾解毒。

方药:平胃散合五味消毒饮化裁。

苍术 20g　厚朴 15g　陈皮 12g　生甘草 6g　紫苏 15g　焦山楂 15g　神曲 10g　蒲公英 30g　薏苡仁 20g　银花藤 15g

上方水煎服,1日1剂。昼尽1剂,入夜,汗出黏衣,晨起觉齿龈酸胀减轻,刷牙时脓血减少。二诊时效不更方,原方续进3剂,自觉黏汗渐出渐畅,酸胀隐痛渐释,脓血渐尽。

三诊:舌上黄腻苔已退三分之二,齿龈压无脓出,唯紫血少许,其色较前红淡,知邪毒大势已去,余孽未尽。此际脉络空虚,恐余邪卷土重来,啸聚为患,适当填补中气为要,佐清余毒可矣。

辨证:气虚邪恋。

治法:益气健脾解毒。

方药:补中益气汤化裁。

升麻 15g　柴胡 10g　黄芪 15g　党参 15g　炒白术 12g　炙甘草 6g　当归 6g　丹皮 15g　蒲公英 30g　土茯苓 30g

上方水煎服,1日1剂,连进3剂后,诸症痊愈。为固成功,党参换作红参,黄芪加倍,再进3剂,并嘱其减少烈酒炙炒、肥甘厚味,食饮以清淡为宜。

讨论:

[1] 炊事员久居湿地,过食肥甘,外而湿热氤氲,表气郁遏;内而湿热蓄积,营卫壅滞。日久酝酿成毒,上聚齿龈,化腐为脓。此为《内经》所谓"高梁之变,足生大疔"之变象是也。脓见而知毒成;脉缓滑,苔厚腻色黄而知湿盛,又兼郁积化热之象;二便不爽皆属湿浊阻滞,气机不畅的表现。观其脉证,确为湿遏脾滞的证。其中心病理环节在于湿浊壅遏,脾气滞塞,健运不行。倘脾气伸张,运化强健,清者自升,浊者自降,何以聚而化腐?故治当畅脾除湿解毒。

[2] 本证的中心病机为湿遏脾滞。人身脏腑气机,不独六腑以通为顺,五脏亦然。一有窒碍,营运顿衰。湿浊壅遏,则滞塞脾气,脾气滞塞,则运化呆钝,外湿难化,内湿倍增,进一步加重湿遏脾滞的程度,成为恶性因果循环。湿遏日久,最易酿热成毒,化腐为脓。脾主肌肉,开窍于口,龈为肉之属,口为饮食受纳之门户,酸甘日蚀,辛辣屡侵,以及残渣刺激等。每多损及齿龈,成为至虚容邪之所,脾湿上聚,日久酿热成毒,腐龈为脓,发为本证。所以,本证的辨证论治,均不必拘执于胃肾两脏。

[3] 本证的治疗,以畅脾解毒为原则。湿遏脾滞的病机一经形成,脾气阻滞便成了最核心的病机环节,不推逐其积滞,开通其气机,恢复其健运,则湿不得化,浊不得运,郁不得解,故通畅脾气为第一要法。湿浊既已化热酿毒,腐肉成脓,非解毒莫能排毒祛腐,推陈致新,故解毒之法并举。

(3)闭者当开

五脏皆能发生气机闭塞之证,但此处所论,是特指五脏不通病理改变中的邪气阻滞肺气,肺失宣降一类,其余概不论及。此类病证多因风、寒、痰浊等邪气或外束肌表,或内阻气道,未能及时发越宣达所致。其临床表现多为声嘶喑哑,咳嗽气紧,身痛项强,恶寒发热等。治当宣肺解表,豁痰利气。俾表邪去或痰浊出,宣发令行,诸症自愈。切忌滋阴润肺,以免恋邪增闭。

【病案讨论】

痰浊壅肺失音案

许某,男,52岁。1992年3月19日,因喑哑月余,前来本书作者处就诊。

其妻代述:春节归省,得乡邻盛情款待,终日肉山酒海约半月余。其间,因登高览胜,汗出湿衣,当风披襟,临泉饮冷,是夜8时许,觉胸闷纳呆,随后恶寒发烧,身痛头疼,口苦心烦相继出现而住院旬余。经西药青、链霉素,中药银翘汤治疗,上述诸症基本痊愈出院。出院后渐见声音嘶哑,伴暮夜低热时作。此后,续服养阴佐清余热之剂20余剂,三更医而不效,声嘶程度反日益加重,几同哑人。

问诊:胸闷气紧,大便溏滞;望诊:形体丰盛,面色垢腻,目光炯炯,舌质绛红,苔黄厚而腻;切诊:六脉沉弦而滑。

诊断:失音。

辨证:热痰阻肺。

治法:豁痰清肺。

方药:桔梗50g　杏仁50g　瓜壳100g　鱼腥草100g

暮服上方1剂,入夜9时许,咳嗽顿作,随咳随吐黄稠痰,两小时内排痰盈碗。是夜续服1剂,至晨又吐稠痰盈碗。痰渐吐渐白渐清稀,音声亦随之渐出,至午,音声洪亮,诸症尽失。

讨论:

[1]　本证初伤肥甘烈酒,湿热蓄积于内,复登高冒风,寒邪闭束于外,证属风寒外束,湿热内闭,当以藿朴夏苓类宣透疏利分解,而以抗菌素、银翘等寒凉之品治之,致无形气热虽减,有形痰浊愈闭,肺气不通,宣发令废,音声障碍。复以柔润清凉,增其壅滞,是愈治而病情愈重。

〔2〕 诊之误,误在不重舌脉之客观,呆执温热之多发,不仅于肺无补,且使煌煌温热之学亦落于俗套,坠地蒙垢。

〔3〕 以宣肺、豁痰、利气、清气之品治疗本病,小其剂而重其量,使力专用宏,故1剂而通。

(4)塞者当通

五脏皆能发生气机窒塞的病理变化,但此处所论,仅特指五脏不通病理改变中的有形实邪阻滞中焦,气机升降障碍,邪无出路,弥漫三焦一类,其余概不论及。此类病证,多因邪热内传,与肠中糟粕互结,或食积、虫阻所致。其临床表现多为腹胀便秘、嗳腐口臭,或发黄高热、神识昏蒙等。治当通腑逐邪,俾塞结一去,腑气自通,三焦郁闭之象自释。此类病证,邪结程度较甚,情势较为急重,绝非轻清宣化所能胜任,一切呆滞凝敛之治,更属禁绝之列。

【病案讨论】

湿热闭结阳黄案

郑某,男,61岁,某职工医院住院病人。1991年8月25日以高热四十余日邀请会诊,余奉师命前往诊治。

自述:四十多天前,因气候炎热,日冲冷水浴2次,夜半忽觉浑身疼痛,寒战高热,晨起胸闷,口苦,纳呆,遂自服感冒清、银柴冲剂、速效感冒胶囊等常备中成药不效,改投西医接受卡那、庆大、麦迪等抗菌素仍不效,于是住院,一病不起。检阅病历,体温曲线波动在38.5～41℃之间;血象:RBC:4.7×10^{12}/L,WBC:8.7×10^9/L,HB:123g/L,中性分叶核:68%,淋巴细胞:33%……未见异常,其他脏器检查亦未见异常。住院月余以来,静脉滴入青、链、卡那、庆大等抗生素及大剂量维生素C和不断补入葡萄糖生理盐水;中药给予银翘三仁汤、藿朴夏苓汤、黄芩滑石汤等,均未见殊功。

问诊:纳呆脘痞,大便清稀、量少、恶臭,小便黄如浓茶;望诊:虽年过六旬,卧病逾月,身尚坚实,神未大衰,面色发黄,鲜明如橘子色,舌红,唇燥,苔厚而干;切诊:六脉沉实有力。

诊断:阳黄。

辨证:湿热结闭。

治法:攻下湿热。

方药:茵陈蒿汤化裁。

茵陈 30g　栀子 20g　生大黄 15g　莱菔子 50g

上方水煎服,1 日 1 剂。午后服药,至夜 8 时许,小腹隐痛,频频登厕,初利少量清水 3 次,至 9 时,解出如鸽卵大小燥屎五六枚,坠池碰撞有声,如石击然,顿时全身津津汗泄,豁然轻快。10 时许自测体温为 36.8℃,次日薄粥静养,隔日自行要求出院。

讨论:

[1]　本证高热持续 40 余日,似属疑难重证,但参考现代理化检查,知其体内并无脏器实质损伤,亦无恶性潜在病灶,知病情未入险境,诊断辨证当从脏腑气机活动状态求之。此证纳呆脘痞,六脉沉实有力,舌红苔黄厚而干,皆是腑气闭阻之征,其中尤以六脉沉实有力最有诊断价值。所难在于易将热结旁流误诊为泄泻。大便清稀臭秽,正是热结旁流之象,肠中应有燥屎数枚。无形之气依附有形之质而留恋作祟,燥屎不去,气热难消。

[2]　在治疗上,本证为有形实邪闭阻中道,而非无形气热弥漫三焦,当下而不当散,故芳香宣化看似相合,实未深达病所,触动病位。茵陈蒿汤利湿热而逐结滞,使湿热从二便分消而去,其效最捷,故可一鼓而下。若非亲身经历,断不敢相信古人"便通,汗立出,汗出热立解,霍然痊愈"一类词说。

(5)瘀者当破

五脏皆可发生瘀血阻滞的病理改变,但此处所论,是特指五脏不通病理改变中的心脉瘀阻一类,其余概不论及。此类病证多因寒凝痰阻、跌仆损伤等所致。其临床表现多为疼痛、憋闷、健忘、失眠、心悸等。治当化瘀破结,俾瘀结消散,心脉自通,诸症自解。化气行痰,通阳宣痹,均属隔靴搔痒,宁神益智更是风马牛不相及。

【病案讨论】

瘀血阻络胸痹案

肖某,男,26岁。1992年7月4日以左胸疼痛,每发欲死,时作心悸、惊骇,前来本书作者处就诊。

自述:4个月前,与人好胜打赌,共抬以水泥预制件,其重三百公斤有余,初试觉力不从心,继而奋力再试,猛挣之际,觉胸中一震,遂掷之于地而去。此后数日,总觉胸中有憋闷感,并时而隐隐掣痛,瞬间即逝。继之渐发惊惕,胸中闷痛,翌日有所加,遂求医觅药,持续治疗。一医以惊惕而断为血虚神怯,予天王补心汤十余剂不效。医谓药功未深,嘱其坚持久服,又服4剂后,忽于夜半胸痛剧发,如刺如割,自服扑炎痛得解。此后每日必发,发无定时。左胸痛闷不可忍。经X光、心电图检查,心肺未见异常。仍投中医、草医治,连更数医,皆以栝楼薤白汤、栝楼薤白半夏汤、栝楼桂枝汤、伸筋草、舒筋草、老鹳草等相予。前后治疗近3个月,均无大效。

问诊:饮食、二便正常;望诊:形、色无异,舌质红润,舌苔薄白;切诊:六脉细缓。

诊断:胸痹。

辨证:气滞血瘀。

治法:行气活血通络。

方药:血府逐瘀汤加血竭、五灵脂、三七粉。师称妙极!并谓:稍佐乳香、没药,其力更著。

柴胡12g 桔梗12g 枳壳10g 川牛膝15g 桃仁15g 红花10g 归尾12g 生地黄15g 川芎10g 赤芍15g 血竭3g研末分3次吞服 五灵脂10g 乳香5g 没药5g 三七粉3g分3次吞服

上方水煎服,连服3剂,憋闷、胸痛、惊惕诸症悉愈。

讨论:

[1] 瘀血阻滞,变证多而怪异,最难辨识,非独疼痛一端。本病惊惕症状,颇能惑人心目,将思路引入歧途,加之色、脉无大异,更增辨证难度。然其胸痛发作如刺、如割,且有强力任重之因由,瘀血阻滞之象,似又毕露无遗,所赖全在医者辨证胸中有无全局。倘一叶障目,则假作真时真亦假。当舌脉俱不足凭时,原始病因就成了辨证的重要参考资料。

[2] 强力任重,憋气猛挣,不仅气机耗伤、凝滞,且有脉络破损之嫌,初当行气活络。前医不察,误以气滞络伤、心神撼动之惊惕为血虚神怯之惊惕,予滋补镇敛之剂,更增其滞,渐成瘀阻之势,故痛剧。以后数医,血病治气,亦是隔山吹火。今仍当视同伤损论治,证属血瘀气滞,心脉痹阻,治宜破瘀行气。本证之惊惕,实由血瘀气滞,心脉不畅,心神窒碍所致,绝不可作虚证论治。

(6)虚者当补

在五脏不通病理改变中,因虚而致者,相对较少,有一定的特殊性。因此,在解决这类矛盾时,不是以通为治,而是寓通于补。因虚致碍,特指阳气虚衰,推运无力一类,不含精亏血少、推运无力者在内。此类病证,多因素体气虚、阳虚,复又兼感外邪所致。当益气温阳,以助脏腑营运之力为主,佐以祛邪调气,以畅流行之路而助通达之势。切忌专以流行耗散为治,伤根伐本。

【病案讨论】

阳虚耳聋案

刘某,男,47岁。1991年11月23日,以两耳听力下降进行性加重2个月,前来本书作者处就诊。

自述:两耳听力逐渐下降,呈进行性加重,原因不明。经西医专科检查无特殊发现,逐投中医治疗。先后更医数人,服蒿芩清胆汤、黄连温胆汤、龙胆泻肝汤若干无效,且有愈治愈聋之势,心甚惶恐。

问诊:素无大病,唯长期腰膝乏力,劳则遗泄,大便球解如羊屎状;望诊:貌清癯而目黯,神委顿而言怯;舌淡胖,苔厚腻而黄;切诊:六脉细数,余无特殊。

诊断:耳聋。

辨证:阳虚窍闭。

治法:温阳益气开窍。

方药:真武汤化裁。

白芍 20g　茯苓 20g　干姜 15g　人参 15g　北细辛 3g　炒白术 15g　制附片 30g 先煎 1 小时

上方水煎服,1 日 1 剂,连服 5 剂。服 1 剂,舌苔减退十之六七,大便颗粒增大如鸽卵,腰软顿除。2 剂未尽,至午,耳内"噗"然声动,听力恢复,大便球解如驴粪。服至 5 剂尽,自觉听力恢复正常,二便一如常人。

讨论:

[1] 本病属肾阳虚衰之证,其人貌清目黯,神萎言怯俱是本元亏虚之象;舌淡胖、脉细数,皆为阳气不足之本质表现;舌苔厚腻而黄,是阳虚运化不力,内生湿浊蕴结,久郁化生浮热之征,而非六淫之邪所致;腰为肾府,以其强弱,可测肾之盈亏,长期乏力,正是衰怯之象;"肾者作强之官",劳则遗泄,更证其虚不耐劳,封藏职能脆弱;大便球解,是阳虚水凝不化,水冻舟停所致。

[2] 本病大虚而有实状,稍有疏忽,便真相迷失,故前医一误再误,使正气愈益耗损,越治越聋。肾开窍于耳,邪阻机窍,肾气欲通无由,可致耳聋;肾气虚衰,上达无力,亦可致耳聋;实则当以开泄为治,虚则当以补益建功,是不用通而通意存焉。

学术继承期间,跟随吾师临床时,以"五脏宜通"说为指导,解决临床实际问题的生动案例很多,难以一一论列。此处所论,不过举隅而已。

"五脏宜通"的生理、病理意义和临床价值的研究,可以说是一个千百年来被医林忽略的古老的新问题。吾师能慧眼独识,洞见其存在,并响亮提出学术见解,不知多少年书海寻觅,苦心琢磨。

不仅如此,他还在发现问题、提出见解的基础上,系统讨论了这一见解的理论价值,并以之为指导,积累总结出丰富的临床经验,又不知经历了多少年的临床历练和长夜探索。

我的总结是不是能够比较深刻地体现老师的见解?说实话,我自己并无成竹在胸。倘若还能洋溢出一点学术的新气息,那是老师心血浇灌的结果,功在老师。倘若不能使老师的新观点、新见解闪射出学术的光辉,那是弟子愚笨无能,咎在学生。

(二)"膜腠三焦"说

吾师在脏腑病机理论研究方面,除倡"五脏宜通"论,深刻阐明了脏腑气机活动特点外,还创"膜腠三焦"说,对三焦形质、生理、病理、治疗做了系统研究。

此说在理论上肯定了三焦有名有形,并以名、实、形为区分,第一次把《内经》《难经》形质有无之争统一了起来。并在前人"脂膜三焦"说基础上提出"膜腠三焦"说,阐明"膜"、"腠"无处不在,随处异形,根源于肝,不仅揭开了三焦形质有无这一千古之谜,在前人所取得的组织学认识基础上,又创建了结构学的立体思维框架,为三焦病理反映无处不在的临床特点提供了以膜腠为组织基础的生理依据,而且创立了"三焦根源于肝"的新见解。以此为出发点,本文还进一步从膜腠之结构、位置及与脏、腑、津、气的相互关系等不同角度,论述了膜腠三焦的生理、病理意义,最后总结了吾师对外感、内伤所致三焦病变的治疗经验。

1. 探究三焦形质

三焦形质有无,自《内经》《难经》伊始,即开争论之端。

《难经·二十五难》称"心主与三焦为表里,俱有名而无形",三十八难也说:"所谓府有六者,谓三焦也……有名而无形。"后世持此论者,以"形"为"实",认为三焦仅仅只是脏腑在人体不同区段的代称,上焦即心肺,中焦即脾胃,下焦即肝肾。舍此而求三焦,三焦并无形质——具体组织可征。

《灵枢·本输》却说:"少阳属肾,肾上连肺,故将两脏。三焦者,中渎之府也,水道出焉,属膀胱,是孤之府也,是六府之所与合者。"《灵枢·论勇》更形象指出:"勇士者……三焦理横,怯士者……其焦理纵。"故宗此说者,认为《内经》既然认定三焦是下出肾系,上连肺系(居于中间的其他三脏,不言而喻,自与相系),六腑与合的一种组织,甚至还有"理横"、"理纵"之分,讲得那么肯定,那么具体,那么形象,绝不会是有名无实的空论,一定有其物质基础存在。

三焦的物质基础到底是什么?《内经》却又并未明示,因而成了千古之谜,后世医家不断探索,各有建树,迄至吾师,最具代表性的见解,约略有以下几种。

一腔之大腑:倡此说者,为明代医家张景岳。他在《类经》中明确提出:"此三焦之所以际上极下,象同六合,而无所不包也。观本篇六府之别,极为明显,以其皆有盛贮,因名为府。盖即脏腑之外,躯体之内,包罗诸脏,一腔之大腑也,故有中渎、是孤之名,而亦有六府之形。"认为三焦就是一腔之大腑——整个躯体的体腔。上焦、中焦、下焦自然成了体腔不同区段划分的名称了。

人身之油膜:以此立说者,清代医家唐容川、张锡纯所论最详。唐容川在其《血证论》中称三焦"即人身上下内外之油膜也。"张锡纯对此说极为赞同,他在《医学衷中参西录》中进一步发挥,谓:"三焦为少阳之府。既名为府,则实有其物可知……至唐容川独有会心,谓三焦即网油,其根蒂连于命门,诚为确当之论。"又"三焦亦是膜,发源于命门,下焦为包肾络肠之膜,中焦为包脾连胃之膜,上焦为心下隔膜及心肺一系相连之膜"。至此,三焦落实到了具体组织上。

人身之膜腠:这就是陈潮祖教授在深研《内经》《难经》经义和充分吸收前人成果的基础上,提出的"膜腠三焦"说。他在《中医病机治法学》一书中提出:"筋膜是人体的重要组织,筋是膜的束聚,膜是筋的延伸。由于他是肝系统的组成部分,所以《素问·痿论》说:'肝主身之筋膜'……手少阳三焦的组织结构,包括膜原和腠理两个部分。膜原是筋的延展部分,腠理是膜外的组织间隙,《内经》称为分肉。膜腠无处不有,无处不包,外则布于皮里肉外,内则维系五脏六腑,上至巅顶,下至于足,随处异形,所在皆是,不似其他五脏,有其一定形态,所以《难经》谓其有名无形。"

对比前人研究成果,吾师此说的学术贡献主要有以下四点。

其一,统一《内经》《难经》三焦之说。吾师以名、实、形为区分,第一次把《内经》、《难经》两种不同见解统一起来,明确二说各有所指。《难经》所谓"无形",是说没有固定形态,而是"随处异形",所以难以特指,并不是没有实质性物质基础存在。《内经》详指其生理作用及其与脏腑紧密联属的关系,明确认定三焦是人体一种特殊的组织结构,这种认定并不说明其确有特定形态,因而两说并不对立。这种不以"形"论"实",不以"用"论"形"的见解,可以说是研究《内经》《难经》有关三焦形质歧义根源所在的一种全新观点。

其二,探求三焦空间结构。吾师在探究三焦形质时,"膜""腠"并提,而且明白指出,"腠"是膜外的组织间隙,即膜和膜外的空间结构才是三焦的完整体现。

以膜论三焦,无疑受到了唐容川、张锡纯之说的深刻影响,是对前人成就的充分吸收和全面继承。但由膜而及腠——膜外空间结构,则是吾师"膜腠三焦"说的独特创见。

在此之前,人们对三焦实质的探求,主要着眼于寻找出可能属于三焦实质的某种具体组织,而由组织所构架的空间状态,却从来不曾有人明确其与三焦的直接关系。

任何脏器的生理存在,组织是基础,但不是脏器。只有由组织所形成的完整空间结构才是脏器本身。以膜为组织基础而又无处不在,且随处异形的三焦,有没有自己的空间结构呢?

吾师以由膜所构成的组织间隙——"腠"为结论,肯定地回答了这个问题。从此,为揭开三焦形质有无这一千古之谜,在前人所取得的组织学认识基础上,又构建了结构学的立体思维框架。这对于帮助人们形象理解三焦形质的客观存在,无疑是大有裨益的。

其三,阐明三焦位置关系。吾师之前,以脂膜论三焦者,所述脂膜的分布,均有一定局限性,多指附于脂膏,系于脏腑,隔离胸腹类膜。

吾师所言三焦膜腠十分广泛,上下内外,脏腑肢体,经络血管,无所不及,因为任何脏器、组织,无一不存在组织间隙。这在本质上就把前人的以机体某些区段为三焦的局部三焦观,发展成了整体三焦观。整体三焦观从组织学的角度,为三焦病理反应无处不在的临床特点,提供了以筋膜为组织基础的生理依据。

其四,提出三焦根源新说。吾师之前,凡论三焦根源者,莫不以"发源于命门"立说,而其所以然之理,却从来不曾有人从脏腑组织的联属关系角度明白剖释。唯吾师始以肝-筋-膜的有机联属为依据,创立了"三焦根源于肝"的新见解。

他在三焦形质研究方面,既全面继承了前人成就,又有自己的独特创见。以上见解,虽然仍旧只是一种学术假说,未必就是《内经》、《难经》之三焦真谛,但较之前人各说,无疑具有更严密、更合理的特点。因而不仅拓宽了三焦形质研究的范围,为三焦病证的广泛存在开启了新的理论认识视窗,更重要的是,发扬了一种学术研究的新风,这就是:师古而不泥古,锐意进取,勇敢开拓,大胆创新!

2. 明辨三焦生理

对三焦生理的研究,前人主要在《素问·灵兰秘典论》"三焦者,决渎之官,水道出焉"、《难经·三十八难》"主持诸气"等经说基础上,认识到三焦是气、液流行的通道和气化的场所,其所凭借的物质基础是什么?并未道明。得出的只是所具有的生理功能结论,而非这些生理功能何以能得到发挥的所以然之理。

吾师在研究三焦理论时,对此作了深刻说明,其见解有三。

(1)膜腠是三焦生理功能正常发挥的组织基础

他在其《中医病机治法学》一书中明确指出:"因为五脏六腑均由无数管道构成各个系统,这些相通的管道,均由肝主之筋膜构成,它是精、气、血、津、液五种基础物质运行出入的通道。"正是由膜腠所构成的这一特殊网状系统,把五脏六腑与表里上下沟通成一有机整体,成为气液流通运行的道路和气化的场所。这就从组织学的角度,阐明了三焦生理功能得以正常发挥所凭借的物质基础。

(2)膜腠的特殊位置是三焦生理功能正常发挥的客观条件

无论是就脏腑看,还是就组织看,也无论是就局部看,还是就整体看,三焦所处的位置,都既不在表,也不在里,而在半表半里之间,且夹层中空。这就决定了机体吸收的水谷精微,要布运全身,濡养脏腑形骸,必须经由膜腠这一中间地带;脏腑形骸在吸收利用了水谷精微之后,要排泄废浊,也必须经由这一中间层次,三焦所处的这一特殊位置,为三焦生理功能的发挥,提供了符合生理科学的结构学条件。

(3)五脏是三焦生理功能活动的主宰

吾师认为,三焦是六腑之一种,为受盛之器,而非运化之源。为机体生理活动提供的主要环境条件——气液流行的道路,气化的场所,而不是原始动力。原始动力仍根植于五脏。

气液的摄纳、生化、运行、吸收、利用,以及利用之后的废浊排泄,必须依赖五脏的功能发挥才能完成。所以,气液在三焦所表现的盈、虚、通、滞,也都取决于五脏功能的盛衰。不仅如此,就连三焦的结构状态也与五脏功能密切相关。五脏功能正常,则气化氤氲,气液流行,三焦无壅滞燥涸之异,自然膜柔腠和。倘若三焦功能失调,则气化障碍,气液不行,三焦必然发生气液壅滞或燥涸的相应改变,造成膜腠水肿或枯萎的生理结构异常,其生理功能的发挥,也必然受到严重影响。所以说五脏是三焦生理的主宰。

经过上述探索辨析,有关三焦生理功能正常发挥的所以然之理,大致算是揭示明白了。这对于按照中医固有的理论体系和认识方法去研究三焦生理,无疑是一次大的推进。其具体的贡献就在于从组织-结构-机能以及脏-腑等方面,为三焦生理提供了内在的理论根据。但应当说明的是,吾师的研究方法,仍然只是一种科学推论,而不是科学实验。因此,其所提出的理论根据,仍然只能算是一种生理学假说。故其真正的价值,不在于是否确实揭示了三焦生理实质,而在扩展原有理论框架,把对三焦生理的泛泛说明,导入了所以然之理的探索,为三焦病理的深入研究建立了一个比过去高得多的新起点。

3. 详析三焦病理

前人对三焦病理的研究,杂病学家主要以气液为物质对象,着重讨论的是三焦病理变化对水液代谢的影响;外感病学家则主要以三焦为区分,着重讨论的是三焦所属脏腑在外感病过程中的病理变化、证候特点及传变规律。严格地说,均未涉及三焦病理实质。

三焦病理实质到底是什么? 导致三焦发生病理改变有哪些主要因素? 三焦病理改变的特点是什么? 当三焦发生病理改变后,其主要病理影响何在? 吾师之前,尚不曾有人深究过,他通过自己的创造性发挥,才一一揭出底蕴。

（1）探求三焦病理实质

吾师在他的《中医病机治法学》一书中，以"膜腠稍有改变，即影响气液的流通"一语，揭示出三焦病理变化在实质上是膜腠生理状态异常。因为膜腠是气液流行的道路和气化的场所，亦即三焦生理功能得以正常发挥的基本环境结构条件，所以当结构发生异常改变，或萎缩，或肿胀，或闭塞，或纵缓时，都必然不同程度、不同形式地破坏三焦生理所必需的环境条件，影响气液的畅通流行、气化的顺利完成。这就是从组织结构角度所探求到的三焦病理实质。但从三焦病理全过程看，这仍然只是结果，而不是原因。

（2）详指三焦病理因素

导致三焦发生病理改变的原因是什么？吾师认为，只要从三焦与五脏的生理联系，以及三焦所处的生理位置去研究分析，是不难求得正确答案的。作为三焦之物质实体的膜腠，根结于肝，位居表里之间，既是津气运行的道路，同时也是邪气出入的道路，其生理状态必然受到肝系统功能状态和内外邪气的直接影响。肝系统与其他系统有着不可分割的整体联系，膜腠本身又内外上下无所不在，其他系统也必然对其施加不可忽视的影响。这就是说，外感六淫、内伤七情，以及五脏功能亢衰，都是导致三焦发生病理改变的重要原因，而且是三焦病变之本。

（3）辨析三焦病理特点

当上述病理因素作用于三焦，导致三焦发生病理改变时，其基本特点是什么？吾师吸收前人的病机学成就和他自己长期深入的脏腑病机研究成果，对此作了大胆探索，提出了寒则膜腠闭塞，膜腠闭塞则营卫不通而痛剧；热则膜腠松弛，膜腠松弛则气郁而胀；热极则膜腠劲急，膜腠劲急则风动而震颤、抽搐、角弓反张；湿则膜腠纵缓，膜腠纵缓则液滞而重、而痹；湿盛则膜腠肿胀，膜腠肿胀则水溢而肿；燥则膜腠萎缩，膜腠萎缩则经脉屈伸不利；燥甚则膜腠干枯，膜腠干枯则组织僵硬,萎废不用;肝失疏泄则膜腠津气不利;心失温通则膜腠津气不化。这在很大程度上,虽仍然只是一种推断性的病理成果,但它与传统的病机理论相吻合,是传统病机理论在三焦病理研究中的具体发挥和扩展,因而方便于人们从传统理论的角度去理解、接受和运用这一成果。

(4)阐明三焦病理影响

当膜腠发生上述病理改变后,其临床病理影响颇为复杂,吾师将其主要表现归纳为三个方面:一是影响气机运行而发生气的病变,或升降失调,或气滞气闭。二是影响津液布散流行而发生津液病变,津凝为湿,或阻于膜腠,或随气上下,侵犯五脏。三是影响与膜腠密切相关的脏腑组织的生理状态而发生组织的病变,如经、脉、胸膈、腹膜、胃、肠、胆、心包、女子胞、膀胱等失其柔和之性。其具体临床表现,涉及气、津的,前人论述颇详,如寒热往来、胸胁苦满、口苦、咽干、目眩、昏瞀、心烦、默默不欲饮食,或咳,或喘,或悸,或小便不利,或泄泻,或水肿,或腹痛等等皆是。涉及组织的,前人均未明确其为三焦病理影响所致。唯吾师始明白指出:一切强直、痉挛、抽搐、震颤、坠胀、萎废、干呕、呃逆、转筋、囊缩等与筋膜直接相关的病证,均为膜腠病理影响所致,都属三焦病变的范围。这是吾师在三焦病理研究方面的又一突出发挥。

4. 总结三焦病症治疗要点

对于三焦病证的治疗,前人积累了宝贵经验,但其要点是什么?并无精当、具体、全面的总结。汉代张仲景在其《伤寒论》中,以小柴胡汤为少阳病主方,对以和解法治三焦病证作了优秀示范,但所针对的主要是风寒之邪从肌表而入,郁于三焦所引起的寒热往来、口苦、咽干、目眩类证候,虽方证俱明,惜所概未全。清代医家吴鞠通在其《温病条辨》中虽有"治上焦如羽,治中焦如衡,治下焦如权"及"治上不犯中,治中不犯下"之论,但却过于笼统,过于宏观,只能作为施治纲领,不能作为具体方案。吾师通过对前人经验的系统研究、总结,并结

医话、医论精华篇

合自己数十年临床历验所得,从外感、内伤两个方面对三焦病变的治疗要点进行了概括总结。

(1)外感所致三焦病变治疗要点

他继承前人研究成果,把外感所致三焦病变概括为和解表里、分消上下、宣透膜原三法,并筛选出最具代表性的医方各一个,理明用简,使学者有法可循,有方可用,堪称两全。

①邪郁三焦,膜腠气滞,和解表里

此法适用于邪从表入而郁于三焦。他认为,凡邪从表入而犯及三焦者,多因正气不足,邪气才得乘虚内逼,邪正相争是矛盾的焦点,治疗上理应助正祛邪。

在邪正相争而又相持的过程中,既有酿为寒热往来的半表之邪存在,又有发为口苦、咽干、心烦的半里之热郁成,必须表里同治,寒温并用。还有清阳不升之郁冒昏眩及浊阴不降之干呕、胸胁苦满、默默不欲饮食,故当升降并调。这就是和解表里法的具体运用原则。

最能充分体现这一治法的医方莫过于小柴胡汤。本方有柴胡疏散半表之邪,又有黄芩清泄里热,是表里同治;有柴胡、黄芩之寒凉以清解郁热,又有半夏、生姜之温经化饮降逆,是寒温并用;有柴胡、人参鼓舞发越清阳,又有半夏降泄浊阴,是升降同施;有人参、大枣、甘草益气扶正,又有柴、芩、姜、夏等祛邪,是邪正兼顾。全方融和解表里、平调寒热、升清降浊、扶正祛邪为一体,故可三焦通治。

经历代医家以及吾师自身的临床验证,本方无论是用治上焦气郁津凝的咳、悸、昏、眩,还是中焦气机逆乱的食少、干呕、呃逆、胸胁苦满,或下焦气郁津凝的疼痛、尿少,均疗效卓著。因而成为最优秀的和解少阳总方。

【病案讨论】

痰湿咳嗽案

骆某,女,27 岁。1992 年 3 月 16 日以感冒后咳嗽月余,前来吾师处就诊。

自述：一月前患感冒鼻塞、头痛、发烧，服金银花、连翘、大青叶、板蓝根类药物后，烧退而头痛、鼻塞不减，转增咳嗽。继服桑菊饮、止嗽散、咳特灵、咳感康、青霉素胶囊乃至注射青、链霉素皆不效。

问诊：近年来咳而震动牵引两胁钝痛，晨起口苦，咯少量灰色凝集痰块，自觉口淡乏味，心累神倦，阵阵发热心烦；望诊：形色并无大异，舌质正常，上罩薄黄苔；切诊：脉细数而兼弦象。

此证初伤于寒，表闭阳郁，当辛温发越而不当寒凉抑遏，致令邪机内向，窜入三焦膜腠，妨碍膜腠津气流通，使气管管壁夹层浊阴潴留、内径缩小而成紧张之势，影响清气呼吸出入，发为咳嗽。咳愈久则气愈耗，津愈伤，膜腠挛急愈甚，故数用止咳而咳不可止，徒事宣肺而肺不得宣。今当从少阳三焦入手论治。

诊断：咳嗽。

辨证：气虚津郁，痰湿阻肺。

治法：益气化痰通络。

方药：小柴胡汤加味。

柴胡 15g　黄芩 10g　法半夏 15g　红参 10g　大枣 15g　生姜 10g　炙甘草 10g　橘络 5g　细辛 3g　茯苓 30g

上方服 1 剂即咳止，2 剂尽而诸症皆愈。

讨论：

［1］　不察病机，不辨病性，见热清热，遇咳止咳，已成流弊，逞快一时，遗患无穷。本病辨证要点在咳引胁下痛、口苦、心烦、脉弦细。

［2］　五脏六腑皆令人咳，不独肺也。少阳三焦之咳，其中心病机在邪郁膜腠，津气潴留。吾师以津气郁于气管管壁夹层，使气管管壁受压而紧张、管腔变小，而影响清气呼吸出

入解释本病病理本质,新颖而又深刻,具有创造性。

②秽邪中阻,内郁膜腠,分消上下

此法主要适用于邪从口鼻而入犯及三焦者。

吾师认为,凡邪从口鼻而入犯及三焦者,多影响津液流通,阻碍阳气宣发,郁结化热而成湿热之象。湿为阴邪,治宜芳化渗利;热为阳邪,治宜清解宣散。化利湿浊是调理自身的生理功能;清宣热邪是消除外来的致病因素和发越自身的阳气。这种既化利又清宣的治疗方法,不仅能兼顾湿热两种不同性质的矛盾,而且有上清下渗之功,故称上下分消法。

蒿芩清胆汤是体现这一治法的优秀范例。本方黄芩、青黛、竹茹清泄肝胆之热,青蒿清透少阳之邪,使膜腠郁热有外出之路,四药功在清热透邪,此清上之治也;陈皮、枳实行气化浊,半夏燥湿祛痰,三药功在恢复脾运,此调中之治也;茯苓、滑石淡渗利湿,二药导引湿浊从小便而去,此下夺之治也。全方在结构上既有消除病因,解其郁热的清热药,又有恢复少阳三焦津气流通的行气祛痰药,虽侧重于清泄胆热,仍不失为上下分消法的代表医方。

【病案讨论】

湿热盗汗案

蒋某,男,39 岁,1993 年 6 月 21 日。以盗汗 3 个月,前来吾师处就诊。

自述:3 个月前曾发烧、身痛、咽痛 1 次,自服银翘丸诸症得解,此后夜夜盗汗,汗出如洗,胸颈以上尤甚。曾赴县医院经西医检查,并无特殊发现,建议中医治疗。先后更医十余人,检视其方,皆为滋阴潜阳、固表实卫之剂,非独不效,且有愈治愈重之势。

问诊:汗泄之时身热心烦,夜夜汗已即醒,醒时每闻鸡鸣,服滋阴固表之剂转增胸闷脘痞;望诊:面带秽垢,舌红苔黄厚而腻;切诊:六脉缓滑而沉取有力。

诊断:盗汗。

辨证:湿热郁蒸。

治法:化浊清热。

方药:蒿芩清胆汤化裁。

青蒿 20g　黄芩 15g　青黛 15g　滑石 20g　陈皮 10g
半夏 15g　茯苓 30g　枳实 10g　丹皮 20g　牡蛎 30g

上方水煎服,1 日 1 剂。服 1 剂,汗减过半,服至 4 剂尽而汗止卧安。虑及湿热蕴结,最难根除,原方去青蒿,余药减半,再服 3 剂,并嘱其减少炙炒厚味,此后病情未再复发。

讨论:

［1］　此湿热郁滞三焦所致。三焦为何? 膜腠而已。膜腠处于半表半里,湿热邪气壅阻于此,每当夜卧阳入于阴之际,不仅表卫阳气内归而失去固护,且内入之阳气反助纣为虐,鼓动里热夹湿蒸腾外越,而成盗汗。其发多见于凌晨者,是因为凌晨肝气萌动,阳气外达故也。

［2］　古人论盗汗,多责之阴虚,今举世机械照搬,不以辨证为准绳,以治阴虚之剂治湿热,遗祸最深。

［3］　湿热盗汗的辨证要点在舌红,苔黄腻。湿热病脉无定体,未必可凭。辨证是纲领,是灵魂,万病皆然,盗汗何独不然。

③邪毒阻滞,膜腠壅闭,宣透膜原

此法主要适用于疫毒之邪客于膜原者。

吾师指出:凡疫毒之邪客于膜原者,多致膜腠壅滞,秽浊阻遏营卫运行之机,阳气不能敷布体表,则恶寒战栗,思近烈火,治疗以宣透膜原,决其壅滞以疏畅三焦,使秽浊去则膜腠通利,气津流行,营卫和而诸症自解。

体现这一治法的优秀医方为达原饮。方中厚朴苦温燥湿,下气消痰;草果燥湿化浊,芳香辟秽;槟榔消谷利水,破气行痰,三药直达膜腠以宣通壅滞,能使秽浊之邪速溃。俾湿浊去则膜腠通利,膜腠通利则气液流行敷布无碍,气液流行敷布无碍则浊阴散而抑遏之势去,阳气布张而升发之机复,寒战高热、头痛烦躁诸症亦随之而愈。至于其余诸药在本方中的作用,则正如吴又可在《瘟疫论》中所析:"热伤津液,加知母以滋阴;热伤营气,加白芍以和血;黄芩清燥热之余,甘草为和中之用,以后四味不过为调和之剂。"由于此方以辛温燥烈药物治疫毒之邪伏于膜腠之证,最能从根本上解决阳为湿遏这一核心矛盾,且又辅以滋阴清热、调中和营之品,兼顾郁热熏蒸、营阴耗损的矛盾,主次兼顾而又主次分明,故为宣透膜原之奇效良方。

【病案讨论】

疫毒发烧案

黄某,男,77 岁。1991 年 10 月 14 日,以寒战高热反复发作,其状如疟,历月不愈,前来吾师处就诊。

其子代述:月余前某夜 8 时许,老人自谓怕冷,身上起鸡皮疙瘩,加衣不减。入卧被中,迅即凛凛恶寒,移时又体若燔炭,百分钟内,病情迅速加重。发病前并无明显诱因。举家慌乱,急送某医院急诊科观察治疗,2 日后以可疑性疟疾正式入院。入院后经多次血片检查未找到疟原虫,其余检查不详,只是听医生说"白总"偏高。经用解热剂、镇静剂、抗菌剂、维生素治疗月余,效果不显,于是家属自行要求出院,用板车推来陈公处治疗。

问诊:寒热往来,每日一发,发无定时,兼烦躁、呕恶,呕吐黏涎。头身俱痛,胸闷纳呆;望诊:神识蒙眬,面黄而垢,唇干舌绛,苔白厚少津;闻诊:气息秽浊逼人;切诊:六脉滑数,沉取有力。

诊断:发烧。

辨证:疫毒郁遏。

治法:辟秽化浊。

方药:达原饮化裁。

厚朴 15g　　槟榔 15g　　草果 15g　　白芍 10g　　知母 10g
黄芩 10g　甘草 6g　　石菖蒲 10g

上方水煎服,1 日 1 剂。连服 4 剂,诸症俱罢。唯恐炉烟虽息,灰中有火,改用三仁汤去滑石加芦根再服 4 剂。并嘱忌生冷、辛辣、肥甘厚味。旬余康复。

讨论:

［1］　本证似疟非疟,现代检查是最可信据的凭证,故不得作疟疾论治。

［2］　本病系感受疫毒之邪。邪毒乘年老气虚,直入膜腠而发。疫毒客于膜腠,影响营卫内外出入,故寒热往来;影响气液上下升降,故呕恶胸闷;湿遏热伏,故烦躁、头痛,脉数而重按劲疾,舌绛而苔白如积粉。

［3］　本病虽有恶寒、头身痛等症状,但非寒郁所致,不可误汗,汗之则逼浊害清,变证丛生。本病虽有壮热、烦躁等症状,但非单纯温邪鼓动,不可唯清是务,徒损其阳。化浊逐秽才是正法正治。

(2)内伤所致三焦病变治疗要点

吾师指出,内伤所致三焦病变,虽征象复杂,但其本在于脏腑,当以治杂病法为真诀,别无蹊径可辟。

①肝失疏泄,津气不利,疏肝调气

吾师指出,凡肝失疏泄,而致膜腠津气不利者,其关键病理环节在肝的气机郁闭,疏泄信息不能畅达膜腠。其主要病理影响为膜腠气滞津壅,而致使与筋膜直接相关的气管、血管、胆管、食管、肠管、输精管、输尿管等管壁直接受到压迫,变狭,甚至痉挛,阻碍气血津液的流行输布,而成咳、悸、痛、呃、小便不利、四肢逆冷诸症,故治当调气疏郁,四逆散为其代表方。方中柴胡辛散,行气疏肝,以开膜腠之郁;枳实苦温,行气消痞,以通膜腠之滞;芍药益阴柔肝,以缓解膜腠痉挛;甘草甘以缓急,以恢复膜腠和柔。

【病案讨论】

肝郁暴厥案

丘某,女,26岁。1991年7月20日,因四肢逆冷半日,前来吾师处就诊。

其婆母代述:今晨7时许,因家务琐事与其夫发生争吵,彼此语言激烈,其夫以秽言相加,令其气极而至昏倒,不省人事,面色铁青,夫妇骂詈方休。其婆母急责令其子合力抬扶床上安卧静养,并以温糖水灌之,顷刻复苏。醒后半日仍不吃、不喝、不动,四肢冰凉。婆媳平日相处甚善,经其婆母好言劝慰开导,始来此诊治。

问诊:两胸及胁下皆胀闷不适;望诊:神情冷漠,隐隐有悲愤之色;触之四肢冰凉;切诊:六脉细微。

诊断:暴厥。

辨证:肝郁气结。

治法:疏肝解郁。

方药:四逆散。

柴胡 15g　枳实 15g　白芍 15g　炙甘草 15g

上方水煎服,1日1剂。1剂未尽,胸满胁痛、肢冷脉微诸症尽解。

讨论:

[1]　病由情志激变而发,是为肝气不疏,阳郁不达。肝气不疏则膜腠紧张,膜腠紧张则血隧挛急,因而影响血液流通,阻碍阳气敷布,故发为肢冷脉伏,甚至神昏面黑。

[2]　四逆散所主之四肢逆冷与四逆汤所主之四肢逆冷虽外证相似,实有本质区别,其最核心的区别在于四逆散证为阳郁不伸,四逆汤证为阳微不布,故治不同法,方名相近而药物大异。

[3]　当本方用于阳郁不伸之四肢逆冷时,方中柴胡不在发汗解表而在疏肝解郁,伸达抑遏之机;枳实不在消积攻坚,

而在行气开壅,畅通膜腠之气;芍药不在益阴养血,而在柔肝缓急,解膜腠挛急;甘草不在益气健脾,而在甘以缓急,使膜腠复归和柔。本病病程短,病情清浅,更无特殊兼证,故运用原方时,全方结构及药物间比例均毫无改变。

②心失温通,津气凝闭,温心通阳

吾师指出,凡心失温通,而致膜腠津气凝闭者,其中心病理环节在心阳痹阻,气血失于推运。心主血,司营运而为五脏六腑之主,心阳痹阻,血运失司,则五脏六腑气机顿息,三焦膜腠亦不例外。气行则水行,气机息则津液亦失于流通,而发生气闭津凝的病理影响。手少阳三焦与手厥阴心包为表里,心包主脉,脉管之壁,夹层中空,为三焦膜腠之所在,膜腠津气凝闭,则管壁肿胀,管腔变狭,转而妨碍气血流通,阻痹心阳,成为恶性因果循环。不通则痛,临床以心胸憋闷疼痛,甚至绞痛,唇舌青紫,四肢冰冷为主要见证。导致这一病理机制形成的原因主要为心阳虚损、情志激变、瘀血阻滞、痰浊凝聚四端。治疗之要在宣通心阳。宣通之法,虚而无力者当补其虚,桂枝人参汤主之;情激而结者当疏其郁,枳实薤白桂枝汤主之;血瘀而滞者当化其瘀,血府逐瘀汤主之;痰凝而塞者当涤其浊,栝楼薤白半夏汤主之。

今以心阳虚衰,温通无力为例,试举一案,以明其治。

【病案讨论】

阳虚寒凝胸痹案

魏某,女,42岁。1992年12月28日,以心前区阵发性疼痛4年,前来吾师处就诊。

自述:4年前冬季开始出现心前区阵发性掣痛,初时症状较轻,瞬间即逝,此后渐发渐重渐频繁,遇冷即发。去冬因灌制香肠时受凉剧烈发作一次,发时心痛如刺,气闭如压,四肢冰冷,饮姜糖水后缓解,并住院一周。此后心生恐惧,处处小心,厚衣厚被,姜汤不离,仍难免时时掣痛,间或大发。

问诊:青年时即手足欠温,动则心累汗多,易于腹泻,月经一直量少、清薄,而且行经必痛,今心前区间歇性掣痛;望诊:形体略瘦,面色淡白无华,舌淡苔白润;切诊:六脉皆弱。

诊断:胸痹。

辨证:阳虚寒凝。

治法:温阳益气,散寒宣痹。

方药:桂枝人参汤合当归补血汤。

桂枝 15g　红参 15g　白术 15g　干姜 15g　炙甘草 10g　黄芪 15g　当归 10g

上方水煎服,2 日 1 剂,忌生冷。服 2 剂,掣痛明显减轻,发作间歇明显延长,此后坚持服用百余剂,症状完全消失,未再复发。嘱其改作每周 2 剂,续服 30 剂。

讨论:

[1]　本案患者青年时即手足欠温,易汗易泻,经少而清,反映素体气虚血弱,随着年届"六七","三阳脉衰于上",遇冷即发,正是寒凝气滞,心阳痹阻明证。寒主收引,寒则膜腠拘挛,寒滞胸中,心脉之膜腠紧急挛缩,使心脉弹性降低、管腔变狭,阻遏气血营运,加之心气本已大衰,推运无力,故窒碍之势立成而胸痛、憋闷、肢冷、脉伏,甚至口唇青紫,昏不知人,朝发夕死。心阳衰微是本,气机痹塞是标,证属本虚标实。剧发时治当峻剂温阳宣痹,方宜乌头赤石脂丸。此际病未剧发,治以益气养血,佐通心阳。此证本虚标实,当气血双补以壮本元,不得徒事辛散更损其阳。

[2]　冰冻三尺,非一日之寒,欲融三尺坚冰,亦非一日之暖所能见功。素体气虚血弱,调理最难,需积月累年,方可渐进。病情未发或未剧发时,为治疗的最佳时机。

③脾失健运,津气壅遏,运脾行津

吾师指出,凡脾失健运,而致膜腠津气壅遏者,其中心病理环节在脾阳不振。脾主运化,脾阳不振则水湿不运而中阻,中焦为气津升降之枢机,水湿中阻则三焦津气不利,膜腠浊阴潴留,阻碍清阳布施而发为眩晕、胸胁支满、身重肢胀等症。治当振奋中阳,健脾行水。以苓桂术甘汤为代表方。

【病案讨论】

阳虚湿滞便秘案

苏某,男,66余岁,患便秘多年,2005年以大便困难、每周一行而求诊于本书作者。

自述:大便每周一次,燥结难解,已有数年,长期服中西药无效,只好在大便特别难解时以番泻叶代茶饮,方能暂通。除四肢无力外,别无所苦。

问诊:口虽干而不渴,便虽燥结而无烦躁发热,每服番泻叶、麻仁丸,均能暂缓,且腹泻甚剧,隔二三日又复燥结;望诊:面色苍黄,舌淡,上罩黄润苔;切诊:六脉细缓无力。

诊断:便秘。

辨证:阳虚气化不行,寒凝湿滞津郁。

治法:温中化饮,健脾行津。

方药:苓桂术甘汤化裁。

桂枝30g　白术30g　茯苓20g　人参10g　干姜10g
肉苁蓉20g

如此燥结难解,深恐辨证有误,火上浇油,暂投1剂,以观进退。

上方水煎服,服1剂后,患者来告:大便较前任何时候都通畅,患者心喜,医者心安,原方加桔梗以助肺气之宣通,或许更有助"水津四布,五经并行"。连服1周,第2周复诊时,病人自述初服此方后竟1日大便2次。医患皆大欢喜,为巩固疗效,嘱原方2日1剂,再服5剂。

讨论:

[1] 患者面色苍黄,舌淡苔润脉细缓,属脾虚湿阻,气化不及,以致水津不能充分吸收布运,五经不能并行,虽有湿滞体表征象,肠道却见燥涩,与水肿而兼便秘同理。

[2]　用苓桂术甘汤化气行水,加参、姜益气健脾温中化饮以助其推运之力,加肉苁蓉温肾润肠因势利导,以求水津四布,内渗肠道,大便自然正常。由此可知苓桂术甘汤不仅可治脾失健运的痰饮、痹阻胸阳的背冷、气化失常的泄泻,还可治气化不及的便秘。运用本方,当深研《内经》"水精四布,五经并行"之理,只有悟透此理,才能更好地驾驭这类医方的临床运用。

④肺失宣降,津气郁滞,宣肺涤饮

吾师指出,凡肺失宣降,而致膜腠津气郁滞者,其中心病理环节在肺气郁闭。宣降是肺所特有的一组生理特性,看似对立,实则依存,无宣则无降,降止宣亦停。正是这组相互对立而又依存的特性,保证了肺的主气、司呼吸、行津布气等生理功能的正常发挥。宣降一失,则膜腠气机郁闭,水液不行,而变生咳、喘、水肿等多种病证。

今试举表寒里饮为例,以明其治要。表寒里饮在慢性气管炎病例中最为多见,其在里之痰饮滞留于支气管组织间隙中,亦即吾师所论之膜腠,最难排除,故多积年难愈。治当宣肺涤饮,小青龙汤为主方。

【病案讨论】

寒饮咳嗽案

蒲某,女,61岁,乡镇居民。1992年12月24日,以咳嗽反复发作20余年,入冬尤甚而求诊于本书作者。

自述:20多年前一次重感冒后,即反复咳嗽不愈,西药抗菌、消炎、解痉、镇静、化痰,中药养阴润肺、止咳化痰屡用无功,且逐年加重。今遇冷即发,发则胸闷气紧,心累喘咳,吐白色泡沫痰。

问诊:近又复发3日,终夜难以入寐,夜尿频多,形寒畏冷;望诊:形瘦面黯,衣帽甚厚,舌淡苔润;触知两手欠温;切诊:六脉细数而兼弦紧之象。

诊断:咳嗽。

辨证:寒饮阻肺。

治法:温肺散寒化饮。

方药:小青龙汤化裁。

桂枝 10g　麻黄 10g　细辛 5g　法半夏 15g　炒白术 15g　茯苓 20g　白芍 10g　五味子 10g　干姜 15g　炙甘草 10g

上方水煎服,1日1剂,1剂未尽而咳大减,3剂尽而诸症消失。改服成药调养,朝服香砂六君丸,午服归脾丸,夜服金匮肾气丸,历4月而食欲倍增,体重大增,咳喘极少复发。偶发,以上方进退予服,效如桴鼓。

讨论:

[1]　本案患者20年前所患"重感冒",可能即西医之"间质性肺炎",其"间质区",颇类"膜腠三焦说"中"三焦的空间位置"所在,其潴留在"间质区"的"炎性分泌物"即中医之"痰饮"。此间病理产物难于排出体外,故病程较长,反复亦多,对此,中西医学结论相同。治宜苦温辛散,化饮涤痰,佐以宣肺。不宜甘寒滋润增其浊滞,更不宜镇敛止塞闭其肺气,二十年迁延不愈,与治疗不当可能有密切联系。今形虽瘦而舌淡苔润,正是肺气长期郁滞,精微不布,外而形体失养,内而浊阴凝聚之征,仍当以苦温辛散治之,方用小青龙汤加白术、茯苓。本方散寒宣肺,化饮降逆,加苓、术健脾行水,以竭痰饮之源,是标本兼顾,但仍以治标为主。

[2]　此证积年久困,气血大亏,肺脾肾三脏俱虚,短期断难从根本上得到纠正,症状缓解后宜朝服香砂六君丸,以健脾化饮,午服归脾丸以益气养血,夜服金匮肾气丸以阴阳并调,化气行水。坚持数月甚至一二年,或许大有益处。

[3]　本案辨证要点在病程长、舌淡苔润,四肢欠温,脉数是水气凌心,心阳搏击之象,故细而且紧,不可妄断为肺中伏热。

⑤肾失蒸腾,津气不化,温肾利水

吾师指出,凡肾失蒸腾,而致膀胱津气不化者,其中心病理环节在肾阳虚衰。肾藏真火,主温煦蒸腾,对人体生长发育和水液代谢尤有特殊意义。肾阳充足则机体阳气沛然,水液蒸腾气化,清气升而精微布,浊阴降而废液去。肾阳虚衰则机体阳气索然,水液清冷凝聚,膀胱津气不化,上干则眩,凌心则悸,犯肺则咳,内渗则泻,外溢则肿,诸症蜂起。导致肾阳虚衰的原因很多,最常见的有先天禀赋薄弱,后天水谷失养,长期房室不节,艰苦劳作负重,久为湿冷所侵,过服寒凉克伐之剂数端。但无论何种因素所致,只要阳虚津停的病机一经形成,其治疗要点均为温阳化饮,利水荡浊。真武汤是最具代表性的奇效良方。

【病案讨论】

眩　晕　案

刘某,女,44 岁。1993 年 2 月 27 日,以患高血压 6 年,就诊于吾师。

自述:家族并无高血压病史,六年前夏天,自觉头昏脑胀,初以为感受暑热所致,未十分留心,自购桑叶、菊花泡水喝,不仅毫无好转,且日渐加重,竟至头胀而痛,举止漂浮,急去区医院诊治,门诊病历记录血压:190/135mmHg,诊为高血压,从此长期服用罗布麻叶片、天麻定眩丸等药,无法中断,停药即血压升高,旧病复发。

问诊:口淡,便溏,长期腰部软胀而痛,耳鸣心悸;望诊:形丰面白,舌胖苔润;切诊:六脉弦缓。

诊断:眩晕。

辨证:阳虚湿阻。

治法:温阳利湿。

方药:真武汤加味。

干姜 15g　　白术 15g　　白芍 15g　　茯苓 30g　　川牛膝

20g　泽泻 20g　　桂枝 10g　　制附子 30g 先煎 60 分钟

上方水煎服,1 日 1 剂,服 2 剂,昼尿大增,夜尿反减少,眩晕消除,测得血压 150/90mmHg,而且自觉精神清爽,四肢轻健有力。吾师嘱其 2 日 1 剂,再进 10 剂。追访半年,未再复发。

讨论:

[1]　本病初发之时,患者已年近六七,阳气衰于内而膜腠津气不化,又时当夏令,暑热逼蒸于外而膜腠津气膨胀,压迫脉管,发为高血压。阳虚是本,暑热是标。治当温阳行水,解暑化浊,而非单纯血管扩张类降压药所能根治,今虽岁历六载,其阳虚的基本病理只有加重而无改变,故治疗仍当以温阳化气行水为主,非真武汤难以胜任。方中加桂枝以通阳化气,加泽泻以助利水之功,加川牛膝以导其血气下行,故收效更著。

[2]　以膜腠津气不化,脉管壁夹层浊阴潜留,压迫脉管而释阳虚型高血压之病理。实吾师之首创,形象、深刻,很有说服力。

[3]　血压升高,是现象而不是本质,更不完全是阳气亢盛,不得一味清降潜镇。火热逼迫者有之,阴虚阳亢者有之,阳虚湿遏者亦有之。当辨证求因,审因论治。

吾师以膜腠三焦说为指导,解说病机,拟订治法,遣方用药,为许多疑难问题的解决提供了新颖、深刻、具体的理论依据,提高了辨证的精确度和用药的针对性,但膜腠病理改变是果不是因,即便在某些特定情况下也可反果为因,派生出别的病理结果来,但它仍然只是疾病过程中连锁病理反应的一个中间环节,其本仍在脏腑,故吾师深刻指出的"治内伤所致膜腠病变,当以治杂病法为真诀"确是至理名言。

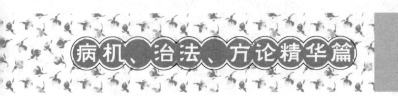

一、追本穷源论病机

吾师作为优秀临床家,又是长期从事中医教育的一代方剂学名家,深深懂得,在前人留下的每一个医方里,都包含着一个以辨证论治为核心的活泼灵魂。

因此,研方用方都不能孤立地着眼于方剂的结构和临床效能,而应当深入研究用方的理论基础和制方的基本原则。只有理透,才能法明;只有法明,才能方效。

他强调指出:中医治病的特点是辨证论治,辨证的关键是捕捉病机,论治的关键是确定治法,依法组方,随证遣药,所以辨证论治贯穿了理、法、方、药四个环节。

只有根据五脏生理功能发生的病理改变去深入探索病机,确定治法,阐明方义,选择药物,才能使中医理法方药环环相扣,一线贯穿,并与临床各科构成一经一纬的辨证体系。这种辨证体系,正是张仲景《伤寒论》所奠定的异病同治辨证模式的进一步充实和发展。学者若能深刻理解各个环节,做到据证析理,据理立法,依法组方,随证遣药,便能执简驭繁,正确处理各种复杂病变。

为了实现这一良好愿望,吾师穷五十余年光阴,第一次根据脏腑生理功能深入研究了病机理论,第一次根据五脏病机系统研究了中医治法,第一次探索了依法组方规律。通过这些积累深厚的大胆尝试,最终实现了仿效《伤寒论》将中医理法方药融为一体的科学设想,从而为后学提供了从思想方法到运用技巧,到临证措施的逻辑严密、内容充实、易学易记易行的中医理法方药运用模式。这是他对中医学术发展所作出的最突出成就。

这些成就的取得,绝非凭空想象得来,而是建立在对中医学术发展源流的深入研究和对中医理法方药运用的苦心探索基础之上的。

吾师在研究中医病机理论过程中,对其发展源流、存在问题、生理依据、构成要素、临床意义等各个方面,无不条分缕析,详加论述。凡有个人心得处,则能直抒己见,既无匿私藏秘之想,亦无忧嘲畏讥之虑,故每每新意迭出。其在病机研究方面的成就,主要具有以下几个方面的特点。

概念详明:他对病机概念的定义,较之中医高等院校教材及其他中医工具书都更为具体详明,他说:"病机,是指病变过程中不同阶段的致病机理,是对四诊所获材料进行理性分析,综合病因、病位、病性得出的结论。任何疾病,必然要出现一系列相应的征象,这些征象不是孤立存在的,他们之间具有有机的内在联系,共同反映着疾病在一定阶段上的邪正斗争、阴阳失调、升降逆乱、脏器盛衰、基础物质的盈虚通滞等病变本质,这种内在联系机括,就是病机,古人则称之为证。"(《中医治法与方剂》3 版第 1 页)明确提出了病机与病因、病位、病性以及与证的关系,全面概括了病机的内在本质。尤其是"升降逆乱"、"基础物质的盈虚通滞"等内容的提出,是对过去病机概念的重要补充。

源流清晰:正因为是第一次根据生理功能去系统研究病机,没有现代模式可以借鉴,而学术发展又有着很强的继承性,所以他一开始就很重视对病机源流的探寻,他在《中医病机治法学》中,撰写了"病机发展简史",对各时期著名医家、医著在病机研究方面的贡献,作了准确提炼和高度概括。这又是一个第一次尝试。

他深刻指出:《内经》奠定了后世病机研究的基础。在病因方面,《内经》已论及外感六淫、内伤七情,是后世"三因学说"之源头;在病位方面,《内经》以脏腑为主体,结合卫气营血确定病位的概念已非常明确,是后世脏腑病机研究的发端;在病性方面,《内经》强调辨阴阳、寒热、虚实,为后世八纲辨证奠定了基础;在气血津液方面,《内经》详论其营运常变特点、生理意义、病理影响,为气血津液盈虚通滞说之滥觞;在疾病传变方面,《内经》总结了外邪由表入里、五脏相互移易两条规律,是对外感、内伤两大类病证发展趋势深刻把握的开始。而其"病机十九条",则是综合运用上述各类知识的示范。

仲景《伤寒论》之六经病证,是脏腑病变的反映,专论病机条文虽然很少,其六经辨证所揭示的,却无一不是疾病在不同阶段上的病机变化,且为异病同治模式之创始。其《金匮要略》则是以脏腑辨证为核心,且开同病异治之端。巢氏《诸病源候论》的特点是以征象为纲阐述病机,条分缕析,每一条目都已具备病机三要素,即病因、病位、病性,但都未以脏腑生理病理为纲,使得某些病机缺乏理论根据,科学性不强。金元时期,成无己、刘完素、李杲、朱震亨、张从正诸家,对热病、杂病的病机研究亦各有建树。明代张景岳对病机论述最详,析理最透。清代温病学的形成,对外感病机又有突破旧说的新创见。

总之,在他的"病机发展简史"里,自秦汉以迄明清,病机发展轨迹清晰可辨,源流得以澄清。

问题尖锐:吾师在全面掌握病机发展概况的基础上,尖锐地提出了病机研究存在的问题。问题之一是:辨证模式繁多,病机分析不能实现规范化,不利学习运用。问题之二是:《伤寒论》以脏腑经络为纲分析病机的方法,可以执简驭繁,应变无穷,这一至关重要的方法,未得到系统研究发扬,异病同治之理反晦而不明。问题之三是:中医学术研究重视气化而忽略形质,某些病机分析缺乏根据,临床指导价值不大。这些问题的发现和提出,不仅具有探索性,而且具有创新性,令人耳目一新。

方向明确: 吾师认为,要解决好上述问题,最根本的一点,就是要找到各种病机体系的共性,这就是病机研究的方向。正是以此为目标,他沿着历代病机研究的学术发展轨迹,结合临床实际深入研究,最终得出"统一病机体系的基础是脏腑"的明确结论。他还指出,只有以五脏组织结构和生理功能为依据,结合八纲辨证、病机辨证、气血津液的盈虚通滞、现代医学的精确检查研究病机,才能使病机理论从结构到生理,从生理到病理,环环相扣,既融病因、病位、病性于一体,又有根有据,易学易用。从而为中医病机理论的研究指明了方向。

成绩斐然: 吾师针对病机研究存在的问题,吸收历代病机研究的众家之长,沿着自己探明的方向,对病机理论做了全面、系统、深入的研究。其突出成就约有以下数端。

(一) 阐明病机变化本质

一切疾病的发生发展,都是以结构损伤或功能障碍为起点的,只有物质及其运动变化尚未弄清的病理改变,绝无完全脱离物质及其运动变化的病机产生。吾师指出:中医学对人体组织结构和生理功能的认识,是以五脏为主体,经络为联属,精气为基础物质的结构和功能系统概念。正是运用这一系统概念,中医学把自然规律和人体生命规律最深刻又最生动地联系在了一起。也正是运用这一系统概念,中医学对人体疾病现象作了最全面又最灵活的说明。这一系统概念的物质内涵就是病机变化的根据。病机研究只有以此为本元,才能深刻揭示其所反映的病变本质。

(二) 探究病机变化特点

吾师指出:一部《黄帝内经》,把宇宙运动的基本形式概括为升降出入。而且阐明自然万物的发生、发展、衰变、终结,都是自然之气升降出入运动的结果。居于气交之中的人,也就无一例外地与自然界处于同步运动状态,即脏腑功能与气、血、津、液的运动也都以升、降、出、入为基本形式。就病理而言,气机的升、降、出、入障碍,也就成了一切疾病的基本过程之一。升、降、出、入失常,波及五脏六腑、表里内外。外感多病于出入受阻,内伤多病于升降失常。升降出入之间又彼此联系,互相影响。出入为病可累及升降,升降为病,又可累及出入。升降出入又必受到四时气候变化,亦即自然界阴阳消长的深刻影响。

(三) 详论病机构成要素

《中医大辞典》把病机概括为"病因、病位、证候"三要素,吾师将"证候"改为"病性",概念更为精当明确。他还分别对三要素作了深入浅出的论述。

中医学的病因观念:吾师认为,中医学的病因观体现了直接审因和审证求因的统一,是审证求因为主、直接审因为辅的独特病因体系。

肇始于《内经》,定格于《金匮要略》,倡明于《三因极一病证方论》,而后又代有发展的三因学说,都属直接审因的内容。其优点在于因果联系清晰,能较准确地揭示病变本质,易于掌握应用。

但疾病是受诸多因素影响,不断运动变化着的复杂事物,如果脱离了人体内外的整体联系。单凭直接审因,又难以揭示复杂病变的本质,是其不足。

通过辨证的方法,不仅从外因去解释现象的发生发展,而且更加强调从脏腑功能的盛衰和基础物质的盈、虚、通、滞,去探求现象发生的综合原因,这就是中医学的审证求因。其优点是能动态反映疾病过程中因果联系的复杂性、多样性、辨证性,卓有成效地指导临床。

中医学的病位观念是:结构定位和功能定位相结合。结构定位也不全以解剖结构为依据,而是通过一些特定的模式结构来体现的。

不同模式反映不同层次的病理变化,不同模式由不同辨证体系来体现。六经辨证,是以阴阳为纲,由浅入深,分为三个层次作为定位依据的。

卫气营血辨证和三焦辨证,是以气、血、津、液的受损程度,以及上、中、下三部脏腑功能的障碍状态,为定位依据的。

八纲中的表里两纲,是各类病位模式的总概括。

由此可见,各类辨证方式都包含病位观念在内。

建立在以脏为主体的系统生理学基础上的脏腑定位,是结构定位和功能定位的有机统一,这种定位方法不仅在一定程度上弥补了中医学对细微结构认识的不足,而且即使在人体结构分析手段高度发达的今天,仍有很高的运用价值。因为单凭结构知识,仍难全面解释某些疾病现象的本质,而脏腑定位却能执简驭繁地分析掌握各种复杂的病理层次,有效指导临床治疗。这是脏腑病机系统定位的主要特点和优点。

决定病性的要素:吾师认为,决定病性的最重要因素有两个方面,一是反映邪正斗争力量对比的虚实;二是反映阴阳盛衰程度的寒热。虚实是一组重要的辨证纲领,反映了基础物质的贮藏充盈状态和流通程度,以及在病理状态下呈现的衰弱和障碍程度,直接体现了疾病的性质。寒热也是一组重要的辨证纲领,主要反映五脏功能活动在病理状态下受到的影响和功能紊乱程度。虚、实、寒、热在临床上又常常纵横交叉,相互联系,相互渗透,完整的病性概念必须体现这两方面的内容,否则就很难确定治疗方案。

因此,有关病机构成诸要素,遂成为条理性很强的系统知识。

（四）阐明病机与辨证的关系

病机的提炼，绝非简单经验判断，而是一个由表及里、由此及彼、由因及果、由果返因的十分复杂的综合分析过程，这在中医学中，就叫作辨证。在长期临床实践和反复理论总结过程中，历代医家创造了多种辨证方法，不同辨证方法从不同角度分析探求疾病的病因、病位、病性，各具特点，各有优势，临床运用时又互为补充。

吾师明确指出：脏腑辨证主要解释各种病因作用下，某系统或多系统结构受损、功能障碍的病理实质，对病位、病性的判断具体、准确。无论外感内伤以及内、外、妇、儿、五官各科，离开脏腑辨证论病机，要准确定位、定性就难以实现。脏腑病机是一切病机的核心，脏腑辨证是各种辨证的基础。

气血津液辨证主要揭示人体基础物质的盈、虚、通、滞状态，即不通、太通、亏损三类基本病理改变实质。由于各种基础物质的化、贮、布、用无一不受脏腑功能的主宰，故气血津液病机仍是脏腑病机的组成部分。只有既了解何种物质受损，又了解损于何系统，疾病的定位定性才能更为精确。这就决定了气血津液辨证常常要与脏腑辨证相结合，才能全面揭示五脏病机的基本内容。

经络辨证主要揭示病因直接或间接作用于经络系统而引起的病理变化实质。经络发源于脏腑，在整体观、恒动观统率下，与脏腑系统、气血津液共同构成脏腑理论的三个主要组成部分。在病理上，经络病变与脏腑病变紧密相连，经络病机在本质上仍属脏腑病机之一部分。经络辨证只有同脏腑辨证相结合，才能深刻阐明其病机变化的所以然之理。

情志辨证主要揭示情志失调所致脏腑功能障碍、气血津液运行乖戾、经络气机紊乱等病证的病理实质。情志以神气活动为基础，神气以五脏精气为物质根据，在以五脏分司"五神"，而总统于心的中医理论体系中，一切情志失调的病理改变,都要落实到相应脏腑,才能为治疗提供可靠依据,从这个意义上看,情志病理变化仍属于脏腑病机的组成部分。另一方面,情志变化对脏腑病理变化有着微妙而又深刻的影响。所以,在杂病诊治过程中,脏腑辨证与情志辨证相结合,对明辨病性尤有特殊意义。

六气辨证主要揭示外感病机之病因病性。由于六气与五脏具有相通相恶的联系,所以,六气辨证揭示的病性,已成为脏腑病机的重要组成部分。脏腑辨证只有同六气辨证相结合,才能对脏腑病机的病性内容在寒热虚实四纲之下作出更为具体的分析。

六经辨证为仲景所独创,主要揭示外感病由表入里、由浅入深的病机变化层次。经后世医家不断阐扬发挥,至清·柯韵伯已有"伤寒与杂病合论","六经为百病立法"之著名论断,其应用价值早已突破外感病范围。六经辨证以脏腑经络之生理病理为基础,所反映的主要还是脏腑病变。六经病机仍以脏腑病机为基础。六经辨证作为一种特定的病机分析模式,与经络辨证也有所不同,六经辨证是从病理浅深层次定位,经络辨证则是从其循行络布区域定位。前者因病层浅深的不同,实际包含了病情轻重的定性,后者并不具有这种典型意义。这也是六经病机与经络病机的区别所在。

卫气营血辨证主要揭示外感温病过程中不同阶段的病理变化实质。卫、气、营、血是藏象学说气血理论的组成部分,其病变本质属脏腑病机的气血病理范围。卫、气、营、血又是以浅深层次为标志的病位概念。只有以卫气营血辨证为经,脏腑辨证为纬,才能具体反映温病在气血耗伤的四个特定层次上各相关脏腑所出现的病变机理及其传变规律。三焦辨证主要反映温病过程中的邪犯先后、病变浅深层次。少阳三焦是联系五脏、交通上下的通道。邪从表入,要经三焦内传脏腑,呈横向传变形式;温邪上受,也要经三焦逐步向下,呈纵向传变形式。无论纵横传变,其病机变化都脱离不了三焦及其所属脏腑,只是认识角度不同而已。较之卫气营血辨证,三焦辨证能更紧密地结合脏腑定位。尤其值得一提的是,三焦辨证十分重视热邪壅遏三焦所产生的湿热病理。三焦为人身水道,温邪经此不是从上焦向下顺传中下二焦,就是向上逆传心包(实指大脑);其津气变化不是热盛津伤,就是湿热互结,故三焦病机对湿热病本质的说明,具有更突出的临床意义。

各种辨证模式的实用价值,不同辨证模式的相互关系,各类病机的临床意义,经吾师透辟分析,精当归纳后,始得一一阐明。

(五) 探究病机分析的共性

吾师指出:在病机理论研究过程中,除必须以脏腑结构系统、生理功能,基础物质的存在状态、运动方式为依据,联系病因的六淫、七情,病性的八纲进行分析外,还必须注意结构系统与生理功能的整体联系,五脏之间的协同关系,五脏与基础物质之间的关系,基础物质之间的依存转化关系,脏腑功能与基础物质的升降出入,五脏六腑宜通的生理病理特点进行分析,才能做到既全面、深刻、具体地阐明病机三要素,又说理透彻,要言不繁。他把病机分析的共性概括为六大规律,很有说服力。

他明确指出:以五脏为主体的中医系统生理学认为,六腑、五体、五官与五脏有着不可分割的联系。在病理情况下,任何一脏发生病变,都必须从该脏生理功能和所属组织器官的某些部分反映出不同的征象。在探求病机时,只有联系该系统结构和功能的各个方面进行分析,才能揭示其病机本质,此为五脏病机反映的共同规律之一。

五脏在生理上相互联系,相互协调,相互促进。各脏功能活动既是本系统的紧密配合,又是五脏间的协同合作。在病理状态下,则相互影响,相互波及。所以分析任何一脏的病机,都要考虑五脏间的协同关系。此为五脏病机反映的共性规律之二。

没有正常脏腑的正常功能活动,就不能进行基础物质的正常代谢;没有基础物质的正常代谢,五脏也就不能维持其正常功能活动。任何一脏发生病变,都不可避免地要波及气、血、津、液等基础物质,使其亦发生病理改变。分析脏腑病机,必须注意气、血、津、液的盈、虚、通、滞和脏腑之间的有机联系。此为五脏病机反映的共同规律之三。

基础物质之间是相互转化和相互依存的,这种关系一旦失常,就成为病态。分析每一脏腑病机,都要注意气、血、津、液之间的相互关系是否正常。此为五脏病机反映的共同规律之四。

脏腑功能和气、血、津、液都反映升、降、出、入的运动形式。五脏气机的升、降、出、入,实质上就是气、血、津、液的升、降、出、入。脏腑气机运动障碍,必然表现为气、血、津、液的代谢失调;气血津液升降出入失调,也必然导致脏腑功能障碍。分析脏腑病机,必须联系基础物质的升降出入以阐明二者间的因果关系,此为五脏病机所反映的共同规律之五。

气、血、津、液是流通于以五脏为中心的五大系统之中,维持人体生命活动的基础物质,这些物质的化、贮、布、用,都是凭借流通这一运动形式来实现的。气、血、津、液在五大系统中的通调适度,是保证人体维持正常生理状态的基本条件。一有阻滞,即呈现病态,甚至死亡,所以五脏宜通。五脏宜通论,既是分析病机的总纲,又是治法总纲之一;既是对一切皆变,一切皆流这一恒动认识的深化,也是脏腑病机所反映的共同规律之六。

吾师所概括的六大规律,反映了贯穿病机研究始终的整体观和恒动观两个特点,这是病机研究的原则,也是病机研究的基本方法,因而为中医学病机研究建立了一个新的起点。

在中医病机研究这个大课题中,吾师除作了上述原则性探索外,还对五脏通塞,三焦形质结构、生理病理、诊治规律,作了深入细致的研究,提出了一些全新的见解,这在后文另有专篇介绍。

不仅如此,他还在其代表作《中医病机治法学》和《中医治法与方剂》二书中,对发生各脏腑的外感内伤具体病机,逐一作了深入辨析,观点新颖,说理透彻,具有很强的理论性和实用性,因此受到国内外学者的一致好评和重视。

二、纲目井然论治法

有关中医治法的研究,是所有中医临床家和理论家都十分重视的焦点。自《内经》提出基本原则后,历代发展迅速,建树卓然。汉代之张仲景所创诸方,已分别体现了汗、吐、下、和、温、清、消、补、理气、理血、除湿、祛痰、润燥、固涩诸法,为后世各类治法的研究和发展构筑了基本框架。隋唐时期,透过由众多医家所创数以千计的医方可以看到,联系具体病证而产生的具体治法已相当细密。

王冰在注释《素问·至真要大论》"诸寒之而热者取之阴,诸热之而寒者取之阳"时提出的"寒之不寒,是无水也,壮水之主,以制阳光","热之不热,是无火也,益火之源,以消阴翳"这一千古名论,早已成为治疗阴虚、阳虚的不二妙法。

两宋金元时期,各科治法已相互渗透,纵横交织,河间之清泻、子和之攻邪、东垣之补土、丹溪之滋阴,以及成无己之明和解之理,都是对治法的开拓发展。

明清之际,杂病治法已发展到法无定法的精妙境界;外感治法,更是异峰突起,叶、薛、吴、王诸家,精究温病证治规律,于理,各得其奥,各领其妙;于法,各标其新,各立其异。经过他们的创造性发展,新的外感热病学体系得以建立。

至此,中医治法在总体上已臻于完备。要在这样的基础上求进取、求发展,确非易事,然而,吾师正是在此基础上不断向纵深掘进,而有新发现、新建树的。

他从临床指导意义的角度,把所有治法分为治疗原则、治疗大法、据理立法、方即是法四个大类,每类所体现的是不同认识层次。治疗原则是最宏观的战略性认识,属第一层次;治疗大法是触及实质的纲领性认识,属第二层次;据理立法是联系具体病证在发展变化过程中,不同阶段的不同病机特点的细微认识,当然也是更具体化的战术认识,属第三层次。这是中医治法研究的规律性总结,也是中医治法研究的方向认识。

(一) 治疗原则各有针对

吾师认为,《内经》提出的各种治疗原则,都是有很强针对性的,是治疗总纲,而不是模糊概念。要学好、用好中医治法,首先必须对这些原则性的理论有深刻理解。《内经》提出的治疗原则,统括了致病机理、阴阳消长、气机升降、邪正盛衰、浅深轻重、津气通滞、病位病性等与疾病发生发展密切相关的各个方面,但条理性却不那么强,因此显得较为散乱。吾师将其归纳为 12 个要点,并逐点阐释,使之大义昭彰,条理井然,颇有助掌握运用。

第一,治病求本,谨守病机。吾师指出:病之本,本于阴阳。疾病的发生、发展、变化,都是阴阳对立斗争中偏盛偏衰变化的结果。治病求本正是针对阴阳盛衰变化而提出的治疗原则。疾病是万象纷呈的复杂过程,只有通过征象分析,深刻把握疾病发生、发展、变化的内在动因,才能真正把"求本"落到实处。能全面、生动展示内在动因的就是病机。所以《素问·至真要大论》强调,在辨证时要"审查病机",在施治时要"谨守病机"。如果不明此理而头痛医头,脚痛医脚,见泻止泻,见咳止咳,是只看表象,不看本质,中医治疗优势是不可能得到充分体现的。

第二,病从浅治,迟则难医。吾师指出:这一治疗原则是根据中医预防学思想提出来的。中医主张防微杜渐,《素问·阴阳应象大论》说:"善治者,治皮毛,其次治肌肤,其次治筋脉,其次治六腑,其次治五脏,治五脏者,半死半生也。"疾病初期,邪入未深,正气未虚,治疗起来,效果最佳,疗程最短,难度最小。如延久失治,邪入日深,正虚日甚,治疗难度随之增大,疗效获取不易,疗程必然延长,给病人在体质、精神、经济上都会造成巨大损失,有的甚至酿成无法挽回的悲剧。所以,这一治疗原则是外感、内伤等一切疾病在选择治疗时机的时候都不可违背的基本准则。

第三,阴阳消长,治宜详审。吾师指出:调理阴阳是一切疾病的治疗总纲。如何调理阴阳是个关键问题。对于外邪引起的阴阳偏盛,只须泻其有余即可使阴阳恢复平衡。若阴阳盛极而使对立面受损,即所谓"阳盛则阴病"、"阴盛则阳病"时,法当去其有余,补其不足。若系阴阳偏衰的病变,则当在补其不足的前提下进行调理。阴虚阳亢者,当补不足之阴,制亢盛之阳;阴虚火旺者,当遵《灵枢·终始》"先补其阴,后泻其阳而和之"之训,滋阴与降火同施。阳虚而致阴凝者,法当益火消阴;阴凝太盛者,当宗《灵枢·终始》"先补其阳,后泻其阴而和之"之论,补阳与泻阴并举。这一治疗原则,针对了阴阳偏盛偏衰的几种最基本病理变化情况,是制订阴阳调理方案的总纲。

第四,调理升降,以平为期。吾师指出:人体气、血、津、液等基础物质的升、降、出、入,是人体生命活动的基本形式,是脏腑功能状态的直接体现。升、降、出、入障碍,是一切疾病的必然病理表现。《素问·六微旨大论》强调指出:"出入废则神机化灭,升降息则气立孤危",所以强调升降,至关重要。五脏皆有升,亦皆有降,升降都不可太过,也不可不及,太过、不及都是病态。《素问·至真要大论》"散者收之,抑者散之,高者抑之,下者举之"就是针对气血津液太过不及提出的治疗原则。其调治的目标是以平为期。

第五,病位不同,治法有别。吾师指出:病位有表里上下之殊,施治也必须根据病位选择不同的治疗点,正如《素问·

调经论》所说:"病在脉,调之血;病在血,调之络;病在气,调之卫;病在肉,调之分肉;病在筋,调之筋;病在骨,调之骨。"才能药中病所,收到良好效果。就表里而言,原则上是表病治表,里病治里。但在表里病情发生传变时,又当遵《素问·至真要大论》之训:"从内之外者,调其内;从外之内者,治其外;从内之外而盛于外者,先调其内而后治其外;从外之内而盛于内者,先治其外而后调其内。"就上下而言,原则上是上病治上,下病治下。但在上下相干时,又当上病下治,下病上治,甚至上下同治,三焦并调。

第六,病性不同,施治自异。吾师指出:疾病虽表象复杂,但其性质不外寒、热、虚、实四类。寒热治则,在阴阳调理中已得到体现。仅就虚实两类证型而言,虚证宜补,实证宜泻,虚实兼夹,攻补同施。这个原则不难把握,难的是何时宜攻?何时宜补?何时宜攻补并行?如何准确把握时机?

第七,邪正盛衰,攻补异趣。攻补时机的把握,是以邪正双方的势力对比情况为根据的,新病正未衰而邪方盛,祛其邪则壅滞排除,气液流通,正气自复;久病不愈,邪正俱衰,扶其正则气、血、津、液渐充,脏腑功能健运,邪气自退;如正已虚而邪尤甚者,补之则邪愈炽,攻之则正败亡,纯攻纯补,皆在所忌,唯扶其正以固其本,攻其邪以夺其标,才是两全之策。所以,祛邪复正、扶正祛邪、攻补兼施是针对临床最常见的三类邪正势力对比情况的三大基本治则。

第八,微者逆治,甚者从治。吾师指出:所谓"微""甚",是指在疾病过程中,矛盾发展程度而言。矛盾未至极端化水平,谓之"微",其特点是临床表现与疾病本质相一致;矛盾达到极端化水平,谓之"甚",其特点是临床表现与疾病本质相反。"逆治"指述病本而言,即寒者热之、热者寒之、虚者补之、实者泻之之类,都是与病情针锋相对的,故又称正治法。这是临床最常规的治疗法则。"从治"是指顺现象而治,即寒因寒用、热因热用、通因通用、塞因塞用之类,都是与病象相一致的,故又称反治法。必须特别注意的是,这是由"甚"——矛盾极向发展而产生的外在病象,与疾病本质完全相反,所以,从治是在现象上从其外之假象,而在本质上仍旧是逆其内之真情。

第九,宜通宜塞,斟酌其宜。吾师指出:五脏六腑,皆宜通畅,否则,气、血、津、液就不能在机体各部正常营运。但通畅也是有限度的,太过、不及都是病态。通与塞正是针对这两类病理变化而提出的治则。

《素问·六元正纪大论》提出的"木郁达之,火郁发之,土郁夺之,金郁泄之,水郁折之",立意都在于通。

综观五脏实证治法,无不立足于通,即使虚证,夹滞者十居八九,亦当补中寓通。

但通、泻太过也是病态,多表现为津液外泄,血液外溢,精滑无度,小便失禁,体常自汗,涕、唾、白带清稀量多等等,对于这类因脏气失于固涩而导致的太通病理改变,当对因对性治疗,以提高脏气固涩能力,使通恢复到正常生理水平。

不通与太通两种相反的病理有时也可同时存在,如阳虚自汗,内而津不化气,水液不通,外而表卫不固,津液自泄,阳虚是本,表虚是标,治以真武汤加人参、黄芪、五味、牡蛎温阳益气,固表实卫,可使气化流行,尿量恢复正常,表卫固密,津液不从汗泄,使两种对立矛盾在一定条件下得到统一。吾师对这一治疗原则研究最深,发挥最多而又最富创新性。

第十,因势利导,祛邪外出。吾师指出:一切邪气阻滞的病理改变,最基本的治疗目标,就是祛邪外出。最科学的祛邪原则就是因势利导。根据邪气存在的不同部位和病情发展趋势,选择不同方法推逐邪气,开张邪路,在最短途径内最快、最有效地排除邪气,就是因势利导治则的具体体现。这一原则对逐邪安正、推陈布新尤有重要临床价值。

第十一,标本缓急,有常有变。吾师指出:《内经》提出的"标""本"概念,对确定病情轻重,拟订治疗方案,具有重要指导意义。在一般情况下,"本"是病变的关键,也是治疗的重点;但在疾病发展过程中,出现危重证时,"标"又成为病变的关键,应把治"标"作为重点,这就是"急则治标,缓则治本"。在病势缓和的情况下,治本则标证自消。在标象严重紧迫,甚至危及生命时,只有把消除"标"证作为当务之急,才能息狂澜于方兴,使病情缓和,为求本之治创造了良好条件。"急则治标,缓则治本",只是相对而言,在多数情况下,急证仍须治本。如急性热病之热、渴、惊、狂,虽标象急如烈焰升腾,但治疗仍须清热解毒以消除致病原因,才能使病情从根本上得到控制而解标象之急,绝非生津止渴、潜敛重镇所能见功。急则治标属权变之法,仅仅是对治病求本的补充,而非普遍原则。在邪实正也虚,新病引发旧病,病因明确而又标象急重等情况下,又多以标本兼顾为原则,治本为主,兼顾其标。若单纯治标,是舍本逐末,病必不治。

第十二,处方用药,当遵常法。吾师指出:所谓常法,并非平易寻常之法,而是必须遵循的一些基本原则。他把这些原则概括为:

选方用药,应有主次,以准确针对疾病过程中矛盾主从的各个方面。

药性病性,必须相应,以准确针对疾病过程中寒、热、虚、实等基本属性,避免寒证误清,热证误温,实证误补,虚证误攻,酿成医疗事故。

药物数量,繁简得宜,以免矛盾单一而用药不专,反彼此受制;矛盾错综交织而当杂不杂,反顾此失彼。

药量轻重,恰如其分,以免病重药轻,药不胜病;病轻药重,攻伐太过。

使用毒药,适可而止,以确保既有效施治,又安全用药。

因时、因地、因人制宜,以确保整体观、恒动观思想在治疗学中的灵活运用。

以上各点,看似寻常,但却带有很高的原则性,背离了任何一点,处方用药的科学性都要受到严重破坏,为医者不可不重,不可不遵。

上述治疗原则,既是临证施治的规矩准绳,又是研究治法的指南,故谓之战略研究。

（二）治疗大法,推陈出新

《内经》不仅较全面地提出了基本治疗原则,而且还针对病位病性提出了不少较为具体的治疗方法,如《素问·阴阳应象大论》所谓:"其在表者,汗而发之"、"其下者,引而竭之"、"高者抑之,下者举之"、"血实宜决之",《素问·至真要大论》所谓:"寒者热之"、"衰者补之"、"燥者濡之"、"结者散之,留者攻之"等等皆是。《内经》提出的这些原则和方法,既是后世治法研究的纲领,又是治法研究的起点。

历代医家在此基础上不断充实丰富,创新拓展,使之日臻完备。经吾师全面总结,迄目前,治疗大法已有解表、泻下、和解、温里、清热、补益、滋饮、升降、理气、活血、止血、祛湿、祛痰、消导、固涩、解痉十六大类。他对每一类大法及所统方剂的适应证和运用要点都从病因、病位、基本病理、治法分类、配伍规律、临证应用、注意事项等方面作了系统研究,而滋阴、升降、解痉、活血、止血等法及所统方药的研究,则多是他本人的创新和发展。

如"滋阴"一法,原本是以《素问·至真要大论》"燥者濡之"为主要依据建立的一类专治五脏阴津亏损的大法。而在一般方书中,却根据六淫分类,把这类医方称为润燥剂,所列医方也多是治疗外感燥邪之方。

吾师指出:这是对"燥者濡之"的狭隘理解。《内经》此论是针对一切阴虚立法,并非专为外感燥邪而设。以病因分类概此法,不仅有悖《内经》旨,而且也不能揭示病变本质。只有改为滋阴大法,才能深刻揭示一切燥证皆是阴虚的病变本质,科学界定了燥证范围。

他还进一步分析指出:本法所统诸方,主治阴虚亏损,与治阴津阻滞的祛湿、祛痰二法,治阴津外泄的固涩法,共同构成了全面反映津病治疗思路的津虚宜补、津滞宜通、津泄宜固的鼎立三法。从此,津液病变的不通、太通、亏损三种基本病理改变始得以全面揭示,滋阴法的概念得以明确,前人对本法的认识误区得以一一廓清。

再如升降一法,从概念的确定,到各项具体内容的分析研究,几乎无一不是吾师的创新。

他首先明确指出:升降法是针对脏腑功能失调、津气升降失常拟订的治疗大法。其立法依据是《内经·阴阳应象大论》的"高者抑之,下者举之"。其所统诸方,主要由降泄、升举两类药物组成,故称升降剂。

这类医方有调理脏腑津气升降之功,主治脏腑功能失调,阴阳升降失常,其所体现的治法即称升降法。

他还进一步指出:导致升降失调的原因十分复杂,六淫七情均在其中,六淫所致者,多影响肺脾;七情所致者,多影响肝肾;饮食失调,则多影响胃肠。虽五脏六腑均可影响津气升降失调,但关系最密切者,还是少阳三焦和脾胃。

三焦为膜腠所构成,位处半表半里,为津气升降之道路,脾胃居于中焦,为津气升降之轴心,所以津气升降病变常要联系二者分析病机。在津气升降失调病变中,气机失调是关键。总之,津随气行,言气则津在其中。

凡治津气升降失调病变,当根据病机特点和脏腑生理特点而调之,不能简单使用调理升降药。只要病机消除,脏腑生理功能恢复正常,则不用升提而津气自升,不用降坠而津气自降,辨证准确才是决定性的前提条件。在具体治法上,一般情况下,凡津气失调病变,均以调气为先。从此,中药的升降浮沉理论,中基的气机升降理论,才在治疗学上得以生动体现。

又如"解痉"一法,其基本概念亦由吾师提出。此前,一般方书均把治疗体表筋脉痉挛的方剂归于"治风剂"下,明显属于病因分类认识方法。以解痉代治风,是把病因分类转变为了组织结构分类,这种认识角度转变的优点在于能深刻揭示病变本质,阐明治疗原理。

吾师指出:"解痉法"的提出,是以《素问·至真要大论》"急者缓之"为立法依据的,其所统方药具有缓解内脏经隧及体表筋脉挛急之功,是治疗组织结构发生劲急挛缩病理改变的唯一治法。

导致筋脉经隧挛急的原因主要是外因风、寒、湿、热,内因气郁、血虚、阴亏,外伤致痉应视为特殊病因,可以"不内外因"概之。一切筋脉挛急病证,可以三大基本病理加以说明:一是邪气阻滞,筋脉收引;二是阴津亏损,筋脉失于濡养;三是阳气虚衰,筋脉失于温养。其病位在筋膜,病本在肝。

治疗上应抓住病因、病理、病位、病性四大要素,在辨证论治原则指导下遣方用药。总体上还是以对因、对性治疗为主,解痉为辅。反之则失去了中医解痉法的优势和特点。把"治风"改为"解痉",不仅揭示了风是筋膜挛急征象的病理本质,明确了治风剂多有缓解筋膜挛急的治疗原理,扩大了治疗经隧挛急病证的范围,更重要的是填补了针对组织结构施治的治法空白。

至于将理血剂分为活血、止血两大法,则在客观上使第三层次治法趋于更加具体,充分展示各种治法的基本结构,有助于更好地掌握组方规律。

吾师指出:综观各类治疗大法,每一法都突出了某一方面的主要作用。如消除病因的有消导、驱虫等法;针对病位的有解表、泻下、和解等法;针对病性的,除清热、温里二法外,还以气血津液的盈虚通滞和升降出入为依据拟定的理气、活血、止血、升降、祛湿、祛痰、固涩、滋阴、补益等法;针对组织结构的则有解痉法。至此,治法体系才达到较为完备的程度。一切针对具体病证的具体治法,都是在这些大法的指导下产生的,大法是具体治法的纲领,要创造发展具体治法,必须首先研究大法,掌握立法组方规律,才能应变无穷。

（三）据理立法，丝丝入扣

陈潮祖教授在他的代表作《中医治法与方剂》（第三版）中，以五脏为纲，类列病证，以各种病证的病机为依据拟定治法，共列治法 124 种，较为全面地概括了目前临床常用治法。对每一种治法，又都从立法理论依据、适应病证、针对病机、具体运用形式、代表方等方面作了融会贯通的详细研讨，使中医理、法、方、药成了有机联系的统一整体，令人习之有规，用之中矩，具有很强的实用性。

如：吾师在论述辛温解表法时，首先指出：这一治法是针对外感风寒病机拟定的，主治风寒束表所致恶寒发热、头痛身疼、鼻塞流涕、咽痛失音、咳嗽气紧等外感病证。

接着分析了各种证候的内在病理本质，其最主要的带有共性的环节是肺气不能正常宣降，津液不能正常布散。因此，辛温解表法的制方思路主要是消除病因，调理脏腑功能，流通气血津液。其结构严谨的代表性方剂也都包括了具有上述作用的三类药物。

他还进一步指出：由于肺系功能失调时，也可兼见他脏病变，加之受邪有轻重，邪入有浅深，表郁有微甚，气血津液运行障碍有偏差，这就决定了征象、证性都不相同。所以，体现这一治法的配伍形式便有针对气虚感冒的益气解表，针对阳虚感冒的助阳解表，针对表寒里热的解表清里，针对表寒里饮的涤饮解表，针对表寒里湿的和中解表，针对表寒气郁的理气解表等六种。在各种配伍形式下都列举了代表方。一种治法所展示的就是同一类疾病的完整诊治体系。

吾师在研究各种治法时，除都具有严密的完整诊治系统性外，在不少治法之下，还大胆地阐发了自己的某些独到见解，赋予了多种治法认识以新颖性。

如他在论述升阳举陷法时提出：若气机下陷，湿注前阴，出现小便癃闭，前阴潮湿，妇女带下，其治法与治脾运障碍或功能减退引起的泄泻如出一辙。抓住病机相似或相同这个关键,把辨证治疗均具有一定难度的杂病、妇科病同最常见的病相类比,给人的启发既浅近明白,又寓意深刻,确有举一而反三的效果。

再如他在论述清热止血法时提出:一切热证出血,虽部位不同,都应责之于肝。咳血有木火刑金之说;吐血有肝火犯胃之论;便血有肠风下血之名,言"风"则肝在其中;崩证更是肝经有热,迫血妄行且又疏泄太过,血不藏于肝而经血暴下之证。

他还从传统中药药理的角度,研究了常用清热止血药,指出这些药都具有清肝、敛肝作用,可见前人在治热证出血时,已深刻把握了以肝为治疗中心这一基本特点。

他还通过对清热止血方配伍形式的剖析,提出血热仅是引起肝脏疏泄失常的原因之一,此外,兼夹风邪,阴虚阳亢,肝气郁结,都可引起疏泄失常而呈失血。故在清热止血方中有配伍荆芥、防风、白芷等以疏风泄邪者;有配伍龙骨、牡蛎、龟板、白芍等以平肝潜阳者;有配伍柴胡、香附等以疏肝理气者。其用药旨趣,在于恢复肝的正常疏泄,达到止血目的。这种根据病情不同,兼顾肝脏各种功能的配伍法度,充分体现了治病求本的中医治疗原则。

吾师的这些见解,对揭示清热止血法本质,确实起到了画龙点睛的作用。

又如在论述和解少阳法时,他把少阳病变本质归纳为气的病变:或气郁化热,或升降失调,或气滞作胀。津的病变:津凝为湿,阻于三焦,随气上下,侵犯五脏。胆液病变:气郁津凝,膜络失柔,而为痛、强、晕、呕等症。明确提出少阳病的痛、强、晕、呕属膜络失柔,堪称是准确反映中医进步发展的时代新认识。

其对病机探讨的细密深详程度,是其他任何书籍所不曾有过的。

至于"活血调津法"、"缓急解痉法"、"升降三焦法"等治法,则是吾师通过对病机的深入研究后,针对某些病机本质确立的新法。

"活血调津法"是针对血瘀津阻病机拟定,其立法依据是血行脉中,津行脉外,水津阻滞可以影响血液运行,血运不利也可影响津液流畅。若瘀血阻滞兼见痰凝湿阻,在处方配伍时,应于活血方中加祛痰、燥湿、芳化、淡渗药物,组成活血调津之方以治之。古人虽未明确论及此法,但在他们所创制的处方中已有丰富体现。如调肝散配石菖蒲、半夏以燥湿化浊,手拈散配草果以温中化湿,桂枝茯苓丸配茯苓以淡渗利湿,都是活血调津并用的配伍形式。

从一个全新的角度入手,去研究血、津运行障碍的复杂病理关系,并创立新的治法,确能在思想方法上给人以重大启示。

"缓急解痉"法是针对膈膜痉挛病机拟定,其立法依据是:筋膜以和柔为常,或邪阻气滞,或气血阴阳亏损而致筋膜失其和柔则为病。治疗膈膜失柔病变,当在消除病因的基础上辅以缓急解痉,才能标本兼顾,收到良好效果。

同时,他还列述了"少阳、阳明实热"、"痰饮停滞"、"瘀血阻隔"、"肝气郁结"、"中焦虚寒"、"真阴欲竭"、"肾阳衰微"八大证型及寒热、虚实、夹气、夹瘀、夹痰、夹食的鉴别诊断要点,条分缕析,令人耳目一新。

"升降三焦法"也是前人所不曾明确论及的,该法针对三焦闭阻气机拟定。其立法依据是三焦以膜腠为物质实体,膜腠位居表里之间,是津气运行之道路,上下之气莫不由三焦升降,表里之气莫不由三焦出入。邪阻三焦则气机闭塞,升降失司,多发喉痹、瘀胀、绞痛、昏厥等急重之证。治当开通气机以复其升降。欲降不能者,开闭结以促其降;欲升不能者,开闭结以促其升。总在开闭散结上求升降之机。而且还根据寒热虚实的不同,列举了代表方药。从而为我们研究因三焦升降失司引起的急重证的诊治,在理论认识上辟出了一块新天地。

总之,在吾师笔下,各种病证的病机实质被清晰剥露出来,各种治法的焦点,精确针对着病机实质,论理有根,立法有据,形成了一个以五脏病机为核心的较为完整的辨证论治理论体系。这是一项前人不曾做过的系统工程,吾师穷50年光阴,锲而不舍,孜孜以求,才告完成,其中艰辛,可想而知。

(四)依法释方,方即是法

要把病机治法理论落到临床运用的实处,就必须通过复方来加以体现。所以,复方的研究是和病机治法研究紧密联系在一起的。吾师指出:使用复方治病,应该根据病情分析病机,根据病机拟定治法,在法的指导下组织符合病情需要的方剂。法是制方的理论根据,方是法的具体体现,二者关系最为密切。他把这种关系归纳为四个层次,作了深入探讨。

第一,法是组方原则,应当依法立方。当中医理论体系形成后,药物的运用即摆脱了原始试探的蒙昧状态,复方的配伍,更是受到治法的严格指导和制约,而不是随心所欲地胡乱搭配。吾师指出:法是方的神髓,有法无方,法就成为不可捉摸的东西。只有通过方来反映治法,治法才能成为有形可征的实体;方以法为依据,依法组方,方才能随疾病过程中矛盾的主从兼夹,而君臣不乱其位,佐使不失其度,成为符合法度的有制之方。

如针对"过汗亡阳,表虚不固"这一病机的"调和营卫,回阳固表法",是治疗外感风寒,发汗太过,见汗出不止、恶风、小便难、四肢微急、难以屈伸病证的基本方案。在体现其本旨的医方产生前,这种方案就只能停留在认识上,无法得到贯彻落实,只有以此为指导,创出在药味、药性、药量上都能准确反映其精神实质的医方来,这种治疗方案才能转化为具体措施,真正落到运用的实处。

相反,离开了这一方案,医方的创制,也就失去了科学指导,成为盲目行为。《伤寒论》正是在这一方案指导下,才创制了把药物作用集中在阳虚表卫不固这一矛盾焦点上的优秀良方"桂枝加附子汤"的。

如果没有这一方案作指导,就很可能是敛汗、利尿、舒筋等药物的杂乱组合。这种对标不对本的的杂乱无章之方,于亡阳重证,不仅毫无运用价值,而且对历练未深的医生最易在认识上产生误导作用,为害尤烈。

历代优秀医方都是在正确的治法指导之下创制出来的。

今天,我们在解决新问题、创制新医方时,也必须以精确辨证、准确立法为前提,才能做到科学配方,精当遣药,创制出真正疗效独特的优秀医方来。

第二,法是用方依据,应当依法遣方。吾师指出:正因为医方的创制是以治法为依据的,所以援用成方,也不能脱离治法的指导。脱离了治法的指导,就会迷失原方的治疗方向,疗效也就不可能正确体现。

如仲景所创大承气汤,体现的是苦寒泻下法,治热结便秘,其效最佳。临证之际,只要诊断为热结便秘,依法选用本方,即可立建通腑泻热之奇功。

若不以法为指导,一见便秘,即投本方,则阴血亏虚便秘者,得之阴愈伤而血愈耗,暂通之后,秘结更甚;气虚便秘者,得之气随液脱,败亡立见。谬不在方,而在用方者知方而不知法,丧失了原方配制运用本旨。

一旦方之神髓散亡,自然就成了僵死废品,甚至成为杀人砒鸩。

现存古方,都是前人从实践中得来,其中不少优秀医方经历代医家反复验证,确有奇效,如能依法选用,借鉴古人,则比自己仓促组合的更好,因而成为中医学的一笔巨大财富。当我们再发掘运用这批宝藏时,尤当牢记,它们是前人灵魂的凝聚,是具有生命活力的知识结晶。

第三，法寓方之理，当依法释方。吾师指出：在方剂的学习运用和研究过程中，深刻阐明方义，对准确把握制方原旨，不断提高用方水平，有很大的促进意义。

切忌以药释方，而应当依法释方。他以调气疏肝的四逆散为例，对此作了生动说明。他说：仲景用治"少阴病，四逆，其人或咳，或悸，或小便不利或腹中痛，或泻利下重者"之或然五症，每症反映一脏的病变，说明此方可治肝病郁结所致筋膜失柔，气、血、津、液失调出现的五脏病变。

因为五脏六腑、四肢百骸，均由大小不同的经隧联成一体。经隧由肝所主筋膜构成，如心系的血管，肺系的气管，脾胃的肠管，肝系的胆管，肾系的输尿管、输精管、输卵管等皆是。这些经隧是摄取能量、布散精微、排泄废浊的通道。

如经隧弛张异常，必影响气血津液的升降出入。气血津液运行失度，又会影响经隧的和柔。二者常互为因果，同时出现组织结构和基础物质病变的征象。

四逆散证属于肝气郁结，经隧挛急，影响血液流通，阳气内郁不能达于四末，发为四肢逆冷；脉络紧张，血运不畅，遂致心悸不宁，此肝病及心见证；若肝病及肺，肺系挛急，肺气不利，则咳嗽气急；肝病及肾，肾系挛急，水道滞塞，则小便不利；肝胆自病，胆道挛急，胆汁壅阻，则腹中急痛；肝木克土，传导失常，则下利后重。五大系统气、血、津、液不能正常流通，皆因肝气郁结，疏泄失常，经隧挛急所致。

治此宜调气疏肝，恢复其疏泄之常，并配柔肝缓急之品，解经隧筋膜之挛急，才是两全之策。四逆散正是以调畅气机与柔和经脉两组药物为基本结构的。方以柴胡舒畅气机，宣通腠理；枳实行气消痞，泄其壅滞，使气液运行正常，气液畅通，则有利于经隧的和柔。芍药益阴柔肝，缓解痉挛；甘草缓其急迫，使经脉复归和柔。经脉和柔，又有利于气液流通。充分反映了该方配伍上特别注意药物间的协同作用。在吾师笔下，四逆散方义得以入微剖析。

通过这一方义分析实例可以看到,他阐释方义,是理法方药四个环节一线贯穿的。他特别强调,医方是根据理法组合而成,只有联系理法释方,才合制方原旨;只有联系理法释方,才能通释一切医方;只有联系理法释方,才能彻悟制方之理;只有联系理法释方,才能不断提高依法选方、用方、制方水平。如果单从药物功效和君臣佐使去分析方义,那么,四逆散所治,除腹痛易于理解外,其余诸症则莫得其解。以偏概全、得末失本的狭隘认识就无法避免。

第四,法为方之纲,当依法类方。吾师指出:法是制方的纲领,要做到有规律、有系统地认识众多医方间的相互关系,就必须抓住法这个纲,才能真正做到鳞介咸分、奎张不乱。所以,无论是研究方理,还是编著方书,都应当首先进行科学分类。科学分类的前提就是以法类方。

依法类方的优点有二。

一是见其法而知其用,便于临证选取。

二是循其法而得其理,有助揭示制方原旨,总结配伍规律,使方剂学基础理论得到深化。

综上可见,吾师对治法的研究,具有精详、新颖、实用这样三大特点,在当代中医界堪称独树一帜。

三、独创新法谱新篇

陈潮祖教授结合临床实践,集毕生治法研究经验,提出了"调津"、"解痉"、"升降"等治疗大法,极大地丰富发展了中医治疗学内容。其中"升降"一法,尤其特色突出,兹举其大要,以窥其成。

(一) 定升降法之义

吾师在其《中医治法与方剂》一书中,给升降法下了明确定义,谓:"升降是针对脏腑功能失调,津气升降失常拟定的治疗大法。"并进一步指出,这一大法的创立,是以《素问·阴阳应象大论》"高者抑之,下者举之"为立法依据,选用降泄或升举药物为主,组合而成,用治脏腑功能失调、阴阳升降失常的方剂称为升降剂,本类医方有调理脏腑津气升降之功,所以由这类医方所体现的治疗大法就称为升降法。

既阐明了本法的创立要义,又界定了本法指导下的具体组方法度,这就使学者在学习运用本法时,对选药、组方有了一个明确的认识,而不仅仅只是一个朦胧空泛的概念。

（二）明升降法之用

吾师从常见病证的病因、病机、病位等方面,系统阐明了升降法的运用范围。详细指出:六淫七情都可引起五脏功能障碍,津气升降失调。

外感六淫,多见于肺脾;内伤七情,多见于肝肾;亦有暴饮暴食,食停中脘而致者。

脏腑功能失调,常见两类病变:一是功能衰竭,一是功能障碍。

功能障碍出现气的病变,也要见到两类见证,一是气机阻滞,一是升降失调。

由于津气共同运行于少阳三焦,气的升降失常必然影响津的升降出入。

通常所谓升降失调,是指津气升降紊乱。虽然五脏六腑都在参与津气的升降运动,但关系最密切的莫过于脾胃和少阳三焦,一切升降失调病变多与二者有关。

脾胃居于中焦,是津气升降之轴,不仅自身的功能活动反映了升清降浊两种运动形式,即上焦津气要下行肝肾,下焦津气要上达心肺,亦须借助中焦才能正常升降。

三焦是津气升降之路。气液运行的道路阻隔,升降必然失调。由于脾胃是津气升降之轴,三焦是津气升降之路,所以升降失调常要联系二者分析病机。此外,肺、肾、肝、胆病变,亦常表现为升降失调。

所治诸证,如用八纲辨证定性,有寒有热;若用气血津液辨证察其虚实,多数津气失调都是实证,仅有少数属于虚证,实证常居十之八九,虚证仅占十之一二。

(三)探升降失调病理本质

欲精确掌握升降法的运用,就必须深刻了解此法所治病证的病理本质,吾师对此也有详论,他指出:《素问·六微旨大论》谓:"升降出入,无器不有。"人体各个脏器都为气血津液的升降出入进行着功能活动,反映了生命活动的基本形式。只有脏腑气机升降处于相对协调和平衡状态,才能维持机体正常的生理功能。

五脏功能活动的物质基础是气血津精,这些物质能够和调于五脏,洒陈于六腑,升降不失其度,运行不停其机,端赖五脏的协同合作。脏腑功能失调,津气运行即会逆乱;津气运行障碍,脏腑功能亦就失调,二者常常相互为因果。所以,升降失调的一切病变,都是津气升降紊乱与脏腑功能失调的综合反映。结合脏腑功能和基础物质去分析升降失常机理,能够揭示升降失调的病变本质。

每一种升降失调病变都与津气有关,一般不言津而言气机升降失调,是因为百病皆生于气,津随气升,亦随气降,言气而津自在其中。再者,升降不是仅指基础物质而言,也指脏腑功能活动,言气机亦可两者兼顾,不致顾此失彼。

(四)析升降失调病机治要

气机升降失调,归纳起来,有肺气不降、肾气不纳、心肾不交、中气陷而不升、胃气逆而不降、中焦升降失职、三焦升降失调等不同病理。针对上述病机,也就分别产生了相应的治法。肺气不降的,宜宣降肺气;肾气不纳的,当纳气归根;心肾不交的,宜交通心肾;中气下陷的,当升阳举陷;胃气不降的,宜调中降逆;脾胃升降失职的,宜升清降浊;三焦升降失调的,当升降三焦。此外,脾胃或三焦气机不升不降而因痰食中阻的,当涌吐痰食;气机闭结的,宜温通泄闭。上述各法虽然见证不同,却都属于升降失常机理。

配伍升降失调之方,当据治病求本原则,着重消除致病原因,调理脏腑功能。许多证候明是升降失调,却不使用调理升降药物,道理就在于此。一般说来,肺气上逆的,宜用宣降肺气的麻杏;胃气上逆的,宜用和降胃气的陈夏;肾气不纳的,宜用收敛摄纳的五味、沉香;气机下陷的,宜用升阳举陷的升柴葛桔。总之,肺胃宜降,肝脾宜升,肾气宜敛,掌握五脏生理特点,用药自然准确。

应当注意的是,气已升者不可再升,已陷者不可再降。犯之则变证立至,祸患无穷。

(五)论升降七法运用要点

吾师结合自己的毕生临床实践经验,把升降大法具体分为温肺降逆、清肺降逆、补肾纳气、升降三焦、调中降逆、益气升陷、升降清浊七种具体治疗方法,每法之下又详列各种方证,每方证都从病因、病机、临床表现特点、治法、方药等方面条分缕析,令读者有所执持而易明易用。

温肺降逆法下列小青龙汤证、射干麻黄汤证、厚朴麻黄汤证、苏子降气汤证。

清肺降逆法下列麻杏石甘汤证、定喘汤证。

补肾纳气法下列人参胡桃汤证、都气丸证。

升降三焦法下列升降散证、玉枢丹证、痧疫回春丹证、三物备急丸证。

调中降逆法下列橘皮竹茹汤证、丁香柿蒂汤证、加味黄连苏叶汤证、半夏茯苓汤证、旋覆代赭汤证、小半夏汤证、大小半夏汤证。

益气升陷法下列补中益气汤证、加减补中益气汤证、加味补中益气汤证、升陷汤证、举元煎证、升麻黄芪汤证。

升清降浊法下列半夏泻心汤证、生姜泻心汤证、甘草泻心汤证、连朴饮证、蚕矢汤证、六和汤证、藿香正气散（及一、二、三、四、五加减正气散）证。

吾师用极其丰富的内涵，铸炼了前人不曾道及的新篇章。现撷其精要，以飨读者。

1. 温肺降逆法

温肺降逆，是根据肺寒停饮，气失宣降病机拟定的治法。

肺寒停饮，气失宣降，常以咳嗽、气喘、吐痰清稀为主症。兼见口不渴，或渴喜热饮，舌淡苔滑，脉象弦紧，或兼头痛、恶寒、发热即属肺寒确据。

此证的发生多因寒从表入，内侵腠理三焦，致使运行于三焦的卫气逆乱，上干肺系，肺气宣降失常而生喘咳。即《灵枢·五乱》所谓"营气顺脉，卫气逆行……乱于肺则俯仰喘喝"的致病机理。三焦又是水津升降出入之区，肺气宣降失常，妨碍水津正常运行，变生痰饮，津气交阻，由是上述诸症遂见。此外，脾肾阳虚，气化不行，饮邪犯肺，肺失宣降而生喘咳，亦常有之。

肺寒停饮，气失宣降，不能单纯责之于肺，亦当考虑脾虚不能转输津液，肾虚不能气化蒸腾。盖肺脾肾三脏是参与水液运行的三个中心环节，功能衰弱以致寒饮内停，三脏都有责任，不能截然划分。

治肺寒停饮之证，既要配伍振奋脾肺阳气的干姜或生姜，恢复脾阳的输运和肺气的宣降，也要配伍温心肾阳气的桂附，恢复肾阳的气化和心阳的温煦。通过调理五脏，达到愈病目的。

由于这类方所用药物均侧重于治肺，所以仍然反映以治肺为主的配伍形式。

常选用干姜、桂枝、附子、半夏、茯苓、白术之类药物温阳化饮。

病机、治法、方论精华篇

吾师在讨论温肺降逆法时,共选了四代表方,即:小青龙汤、射干麻黄汤、厚朴麻黄汤、苏子降气汤。

三方均以寒饮内停,肺气上逆为主治对象,均体现温肺涤饮,降逆平喘法,这是三方相同点。

三方又同中有异,各有侧重。

若论温肺、涤饮、平喘力量,则均以小青龙汤最强,位居三方之首,其余二方相对较弱。

若论止咳作用,则射干麻黄汤优于其他二方。

厚朴麻黄汤是寒热共用的配伍形式,既可用于肺寒喘逆,也可用于肺热喘逆。用于肺寒,应加重干姜剂量;用于肺热,石膏之量应当增加。由于本方石膏的主要用途在于制约麻黄的发汗作用,故仍列于温肺降逆法下。

苏子降气汤展示了另外一种配伍形式,虽然仍属治疗寒痰之方,因有胸膈满闷,气滞较甚,所以增配调畅气机的陈朴,表现为津气并重之方。此方所治多是年深之痼疾,久病必有瘀血阻络,配伍当归活血,可谓独具卓识。

2. 清肺降逆法

清肺降逆是根据肺热气逆病机拟定的治法。

肺热气逆,以气喘为主症,兼见咳嗽痰黄,稠厚胶黏,面赤自汗,口渴喜饮,舌红苔黄,脉滑而数等热象。

本证的发生多因外寒犯肺,郁结化热,肺气宣降失常,肺津凝结不布,气郁津凝,遂使清虚之肺为痰堵塞,气隧挛急而呈咳喘痰稠等症。

其基本病理是:肺失宣降,气隧挛急,津气逆乱,郁结化热,痰热壅肺而生喘咳。

治疗法当宣肺降气,复肺系生理之常,清热化痰,复肺津通调之旧,俾肺功恢复,津液流通,诸症自愈。

所以此证常选用宣降肺气的麻黄、杏仁;清泻肺热的石膏、知母、栀子、黄芩;化痰泻浊的栝楼、贝母、半夏、南星之类药物组合成方,体现清热宣肺、降逆化痰法则。

临证所见,肺热灼津成痰者固多,寒邪客表,气为寒郁,津为寒凝,津气交阻,郁结化热,热饮迫肺而喘者,亦复不少。只要苔黄而腻,渴不乏津,虽无痰多见证,亦属津气壅阻,投以清热宣肺、降逆涤饮之方,使热去、气降、饮蠲而喘逆自平。麻杏石甘汤即属此种作用机理。

肺寒气逆与肺热气逆两类证候,除据八纲辨证有寒热两组征象外,痰质的稀稠,亦为寒热的辨证依据。质稠者为痰,清稀者为饮。痰质之所以浓稠,多因气郁化热,津液受其煎熬;饮邪之所以清稀,多因阳气不足,无力浓缩津液。

上述机理亦仅言其常而未及其变。设津液未在肺内停留片刻即逆而上出,虽热盛亦不能骤变为痰;若津液在体内停留较久,虽为寒亦可变稠而偶吐一口浓痰。医者只有善于体察色脉,于细微处反复推敲,知常达变,才能真正辨明寒热,认证无差。

吾师在讨论清肺降逆法时,以麻杏石甘汤、定喘汤二方为代表方。二方所针对的基本病理变化都是外邪相加引起肺失宣降,津气逆乱,气郁气逆而呈喘咳,津液凝聚而成痰饮。

二方均以麻杏甘草为基础加清热药物组合成方,体现清肺降逆之法,这是二方在征象、病机、治法、组方上的相同点。

二方亦有差异,这种差异在征象、病机、治法、组方选药上都有所体现。

从征象言之:麻杏石甘汤以喘咳痰稀为主症,定喘汤以喘咳痰稠为主症。

从病机言之:麻杏石甘汤证属热饮壅肺,定喘汤证属热痰壅肺。

从治法言之:麻杏石甘汤着眼于涤饮,定喘汤着眼于祛痰。

从组方用药言之:麻杏石甘汤只用麻黄发汗利水,即可使其水邪外出下行,定喘汤证因有稠痰,显非单纯发汗利水即能胜任,故配祛痰止咳药物祛其蓄积之痰。

以上是二法在征象、病机、治法、组方、选药上的不同处。

3. 补肾纳气法

补肾纳气是根据肾不纳气病机拟定的治法。

肾不纳气以喘逆为其主症。肺为气之主,肾为气之根。肺司呼吸,肾主纳气。肺能正常呼吸,唯赖脏真之气旺盛。脏真之气是以生发于肾的元气,化生于脾的谷气,摄取于肺的清气为其源泉。肾命生化之机旺盛,精能化气,脏真之气有源,肺脏才能正常呼吸,所谓肺为气之主,肾为气之根,即为此意。肾中精气充盛,肺脏动力有继,呼吸有力,吸入之气才能经过肺的肃降下纳于肾,所谓肺司呼吸,肾主纳气即为此意。设若年老精衰,生化不及,或性欲不节,精伤太甚,精气不足,摄纳无权,气浮于上,无力下行;或肺气久虚,途穷归肾,以致肾不纳气,均可出现气喘、动则尤甚等症。

肾不纳气病机,有肾气虚与肾阴虚两种见证。

肾阴虚而气浮于上者,宜在滋阴方中配伍五味子、山茱萸之类以纳气归元。如都气丸以补肾滋阴的六味地黄丸为基础,加摄纳肾气的五味子,即体现此种配方法度。

若肾气虚而肾不纳气者,则宜大补元气的人参,配伍长于纳气的蛤蚧、胡桃、山茱萸之类,共呈补肾纳气功效。如人参胡桃汤、人参蛤蚧散即属此种配伍形式。亦可在摄纳肾气的同时配伍降肺气的药物,使肺气得降,肾气得纳而喘可平。

补肾纳气共选两方,人参胡桃汤、都气丸。二方所治病症都以气喘为主症,都以肾不纳气为基本病机。所体现的治疗法则,都是补肾纳气治法。

二方用药虽均甚平易,但仍有一阴一阳之异,临床运用也有偏气虚与偏阴虚之别。

人参胡桃汤以人参补元气,而以胡桃纳气归元,是为气虚不纳而设。

都气丸以六味地黄丸补肾滋阴,而以五味子、山茱萸纳气归元,是为阴虚不纳而设。

4. 升降三焦法

升降三焦是根据三焦闭阻病机拟定的治法。

三焦闭阻是指运行于少阳三焦的津气,突然发生升降出入失调的病机改变。

以瘟疫、急喉痹、干霍乱、神昏不醒为主症,具有病情危急的特点。

三焦是六腑之一,位居表里之间,是卫气运行的通道,也是水液升降出入的场所。寒邪犯于体表,由表入里,或瘟疫受自口鼻,自上而下,都可影响三焦津气升降出入失调。

疫邪上受,侵犯三焦,影响津气运行出入,气机阻滞,秽浊壅闭,升降失调,宜用清热解毒之品消除病因,辛香行气之品疏畅气机,辟秽泄浊药物宣泄壅滞,共成升降三焦之效。如升降散、玉枢丹即属宣泄或升降三焦的方剂。

若骤感寒邪,三焦气闭,欲升不能升,欲降不能降,遂成欲吐不能吐、欲泻不能泻、心腹绞痛、冷汗自出、胀闷欲绝的干霍乱。

此为三焦气机隔塞的危急证候,急投辛热峻泻或辛温走窜药物温散寒邪,开其闭结,胀痛而闭诸症庶几可以缓解。如三物备急丸、痧疫回春丹属温通开闭的成方。此证属急证,治疗及时,选方恰当,可以痊愈。治不及时,选方不当,则危亡立见。

本法所选四方为:升降散、玉枢丹、三物备急丸、痧疫回春丹。

四方都治三焦闭阻,升降失调急证,是相同处。

升降散所治极多,选药奇特,举凡表里不和,升降失调,气热血热,用此疏表通里,升清降浊,都可获效。玉枢丹所治也多而选药更奇,全方着重解毒泄浊,疏利五脏,用药虽奇,仍有理路可寻。痧疫回春丹除用解毒药外,多是疏畅气机药物。三物备急丸不用畅气行津药物,而以峻泻药以温通泄闭,又是一种风格。四方相较:解毒力量玉枢丹最强,开泄力量备急丸最强,行气力量以痧疫回春丹为优,泄浊力量以玉枢丹为胜,是四方不同处。

病机、治法、方论精华篇

5. 调中降逆法

调中降逆是根据浊阴不降病机拟定的治法。

浊阴不降,以呕吐、反胃为主症。

本证是中焦升降失调,胃气上逆的病理改变所致。

胃气之所以上逆,又是五脏气机升降出入失调,津液运行受阻,从少阳三焦内入于胃;或饮食直接阻碍中焦升降之机,引起胃气逆而不降。所以呕吐是脏腑功能失调,津气互为因果的病理改变。病位虽在中焦,病机却关乎五脏。

形成浊阴不降的机理,归纳起来,约有下述八种。

一是中焦虚寒,胃失和降。

二是温热疫毒,侵犯胃肠。

三是食积阻滞,胃失和降。

四是浊饮停聚,逆而不降。

五是肠道壅滞,浊阴上逆。

六是风寒之邪,内侵胃腑。

七是气化不行,水逆犯胃。

八是肝胆有病,横逆犯胃。

吾师指出:肺脾肝肾功能异常,津气失调,均可致吐,临证之际,应当谨察上下内外,分析升降出入失调原因,才能揭示致呕本质。据以施治,才能获得良效。

浊阴不降而呕,法当调中降逆,复其生理之常。故常选用半夏、生姜、砂仁、陈皮、竹茹、苏叶、藿香、吴茱萸、代赭石等药为主,组成调中降逆之方以调畅气机,祛其湿浊。方如橘皮竹茹汤、小半夏汤、大半夏汤、旋覆代赭汤、半夏茯苓汤、旋覆花汤等,都体现这一法则。

胃气上逆之证,有寒热之分,虚实之异,临证组方,不可不审。

寒证呕吐,常兼脘腹疼痛,喜热恶凉,舌淡苔白,脉象沉紧。宜选吴萸、丁香、砂仁、半夏等温性降逆药物与干姜、桂枝、附子同用以温中降逆,方如砂半理中汤。

热证呕吐,以食入即吐、烦躁口苦、舌红苔黄、脉象弦数为主症。当用竹茹、赭石、半夏等降逆药与黄芩、黄连、石膏、芦根等药配伍以清热降逆,方如蒿芩清胆汤。

虚证呕吐,尤为常见,应当选用人参、白术、茯苓、甘草之属以补气健脾。如治虚寒呕吐的砂半理中汤,虚热呕吐的竹叶石膏汤,纯属脾虚的香砂六君子汤,都是这种结构。

呕吐由于胃气上逆,自然当以调气为先,治呕诸方常用陈皮、苏叶、藿香、砂仁之属,既寓治呕当先调气之意,也具芳香化湿之功。对于气机上逆,湿浊内停,浊阴上逆之呕,投此若合符节。

由于引起胃气上逆的原因很多,有因肺失宣降,出入受阻而致者;有因肝胆气郁,横逆犯胃而致者。所以本类方又常配伍苏叶、枇杷叶、桔梗、杏仁等宣降肺气,肺气宣发则升降自调;疏达肝气的柴胡、枳壳之属,令木气不郁则胆胃自和。究其调气目的,在于恢复五脏气机升降出入常态。

呕吐属于痰饮水湿上逆者居十之七八,此种浊阴上逆之呕,若不祛其痰饮,化其湿浊,唯以调气降逆是务,将会劳而无功。观调中降逆诸方每配半夏、茯苓、砂仁之属,盖欲藉其燥湿、化浊、淡渗之功,去其湿浊,恢复脾运。

再从其与津的关系分析,三焦是津气升降出入的共同通道,气机调畅则津液流通,津液流通则气机调畅。呕吐是津随气逆,自当两调津气。

治疗呕吐,尤须考虑下部是否有所阻滞。盖胃气所以不得下行,也有因下有所阻而致者,故仲景提出了"视其前后,知何部不利,利之即愈"的治疗原则。仲景用大柴胡汤、大黄甘草汤通大便以治呕吐,即体现了病在上求之于下的治法。

其他脏病变波及中焦而呕者,常见的有下述三种。

肺胃不和:此证既有风寒束表征象,也有胃气上逆之呕,自当选用疏风、散寒、宣肺药物以解在表风寒,宣降闭郁的肺气,在解表的基础上和其肠胃。所以本类方常选具备解表和里两种作用的苏叶、藿香、生姜之属与砂仁、半夏、茯苓等药组合成方,如不换金正气散即为肺胃不和的呕吐而设。

胆胃不和：此证既有口苦、胁痛等肝胆症状，又有呕吐、恶心等脾胃症状。呕吐仅是现象，胆系病变影响脾胃才是病变本质。所以应把治疗重点放在肝胆，如大、小柴胡汤，蒿芩清胆汤即属此种配伍形式。根据"胃本不呕，胆木克之则呕"的理论，一般呕吐亦可配伍适量疏肝的柴胡、枳壳，柔肝的白芍，缓肝的甘草、大枣，镇肝的赭石，增强止呕效果。

寒水上逆：肾阳虚衰，气化不行，水从少阳三焦上逆犯胃，常以小便不利与呕吐并见为特征。但须兼见舌体淡胖才是阳虚水泛机理。亦有表证初起即影响肾的功能障碍而成水邪上逆者。此种机理当用桂附温阳化气，恢复肾脏生理之常，再用苓泽利水，祛除已停之水，气化正常则不治吐而吐自愈，方如五苓散、真武汤。此外，呃逆虽属膈肌痉挛，亦有因中焦气机上逆而致者。

本法选方七首，即：橘皮竹茹汤、丁香柿蒂汤、加味黄连苏叶汤、半夏茯苓汤、旋覆代赭汤、小半夏汤、大半夏汤。

虽同属胃气上逆病机，同属调中降逆治法，却有不同特点。

橘皮竹茹汤呕吐、呃逆均可使用，此方除人参以外，其余药量特重，可据病性寒热调整药量。偏寒可减少竹茹用量，偏热可减少橘皮、生姜用量。

丁香柿蒂汤有温中止呃之功，唯胃寒呃逆宜之。

加味黄连苏叶汤证属肺胃不和、病性偏热的呕吐，方中黄连苏叶之量最轻，需要留意。半夏茯苓汤为妊娠呕吐而设，除用降逆止呕药外，兼配养血调肝之品。

旋覆代赭汤为中虚浊阻，气逆不降而设，能治噫气、呕恶、眩晕，虽以治胃为主，却又不忘肝肺，盖气的升降与肝肺有关故尔。

小半夏汤以治痰饮呕吐见长。

大半夏汤以胃反呕吐为主症，上述特点，应予掌握。

6. 益气升陷法

益气升陷是根据中气下陷病机拟定的治法。

所谓中气下陷，是指脾气虚弱，气机下陷，固摄和升举功能障碍或衰退的病理改变。

要想明白中气下陷的道理,应先了解气机升降出入的正常生理,才能知常达变。《素问·六微旨大论》说:"出入废则神机化灭,升降息则气立孤危,故非出入则无以生长壮老已,非升降则无以生长化收藏。是以升降出入,无器不有。"气血津精的升降出入,反映了阴阳运动的基本形式。其中,气的升降出入尤起关键作用。因为,气为血帅,津随气行,故气行则血行,气滞则血滞;气畅则津布,气郁则津壅;气虚则津泄为汗,或血溢脉外。

腠理是三焦组成部分。三焦涉及范围至广,外联肌表,内接脏腑,上下内外,无处不有,举凡人身孔窍,皆与腠理相连。故周学海《读医随笔》说:"人身肌肉筋骨,各有横直腠理,为气所出入升降之道,升降者,里气与里气相回旋之道也;出入者,里气与外气相交接之道也。"周氏此论,阐明了腠理是卫气升降出入的道路,腠理除为气的通道以外,也是津液升降出入之所,二者在生理状态下相须为用,在病理状态下又常交相影响。往来于三焦的气,既是五脏功能活动的动力,也有温煦皮毛、固护体表、固摄津血、不使外泄之功,此气最宜充盛而恶虚损,最宜畅通而恶郁结。

中气下陷,实指升降出入于少阳三焦的阳气内郁而不外达,下陷而不上升。由于中焦是四运之轴,虽属三焦阳气下陷,却与中焦升降失调的关系至切。

中气下陷的基本原理,多由脾气虚弱发展而来。凡能引起脾气虚弱的原因,都有可能导致中气下陷。余如坐车颠抖,努力负重,妇女生育用力,或因久泻久痢,损伤中气,导致脾虚下陷者,尤属多见。

中气下陷的基本病理,集中反映在气虚不荣、气虚不固、气虚不摄、气虚不举、气陷不升、气郁不达六个方面。

气虚不荣:脾失健运则生化不足,生化不足则气虚不荣,从而可见饮食减少,面色萎黄,精神倦怠,动则心悸,舌质淡嫩,脉象缓弱,寸脉尤甚等症;脾为肺母,脾气虚损,进而引起肺气不足,可见少气懒言,语声低微等症。

气虚不固：《素问·生气通天论》说："阳气者，卫外而为固也。"肺脾气虚，循于分肉之间以温毛腠而成卫外之用的卫气亦弱，可见形寒怯冷、体常自汗、易感外邪等症。

气虚不摄：气有统摄营血阴精之功，中气虚陷，不能摄血，血不循经，溢于脉外，即成肌衄、尿血、便血、血崩；不能摄津，阴津下流，变生湿浊，可致久泻、久痢、尿频、失禁；不能摄精，可呈乳汁自出，便后精出等症。

气虚不举：气虚不能升举，脏器不固，则见脘腹坠胀、阴挺、脱肛等症。

气陷不升：清气下陷，常觉气不接续，或气往下坠；清阳不升，清窍失养，可致眩晕、头昏、耳失聪、目欠明。

气郁不达：脾虚气弱，清阳下陷，致使阳气内郁而不外达，下陷而不上升，遂呈阳气内郁而发热，卫外不固而汗出，津不上承而口渴等假热征象。其实，上述征象都是气虚下陷的综合反映，不可截然划分，将其分成六个方面，意在使学者易于理解而已。

短气是诊断中气下陷的要点之一。但是，寒饮结胸也有短气的自觉症状，临证应予辨别。寒饮结胸的短气，胸中似觉有物相压，兼见痰多、苔腻、舌体胖；中气下陷的短气，则常觉上气与下气不相接续，兼其他气虚症状为其不同点。此外，患者自觉有下坠感也是中气下陷的主要症状之一。

治疗气虚下陷，当一面选用甘温药物补中益气，一面选用升提药物举陷升阳，使元气充而清阳复位，清阳复位则阳气上升而诸症自愈。

方如补中益气汤、升陷汤、举元煎等。

人参、黄芪、白术是治中气不足的主要药物。

人参一物，《神农本草经》谓其能补益下焦元气，又能补益肺脾之气。卫外的阳气，肇始于下焦肾，取资于中焦脾，宣发于上焦肺，得人参补益元气则生机旺盛，补益中气则谷气充盈，补益肺气则宣发有权，所以益气诸药首推人参效力最强。

黄芪是治疗气虚下陷的必用之品。因为黄芪既能补气，又能升举阳气,固密腠理。气虚且陷,表虚不固之证,投此则气虚得补,气陷得升,表卫得固,可以一举三得。

白术是健脾运湿良药,气虚因于脾失健运,得此则谷气充盈而不匮乏。

参、芪、术三药又各有侧重,人参补下焦元气,白术健中焦谷气,黄芪固上焦表卫。

补元气、谷气者,开其源也;固表卫之气者,防其耗也,合而用之,有开源节流、相辅相成、相得益彰之妙。

气虚下陷,不能单纯补气,更应举陷升阳,才能使下陷的清阳复位,内郁的阳气外达。所以本法常用升麻、柴胡、桔梗等升提药物协助参芪,共奏益气升陷功效。

其中升柴常常同用,盖升麻善于生发脾阳,脾气升举,则下陷之阳可升;柴胡长于疏达肝气,肝气条达,则有助于中气复位,两药同用,也有相辅相成之妙。

由于肺脾肝三脏都与卫气的升降出入有关,选用柴胡从下焦生发肝气,升麻从中焦生发脾气,桔梗从上焦开提肺气,是符合此证机理的。

本法选方六首,即:补中益气汤、升陷汤、加减补中益气汤、加味补中益气汤、举元煎、升麻黄芪汤。

六方均为气陷不升而设,只是因为病理有虚实,所治有差异,所以组方遣药略有不同罢了。

补中益气汤是益气升陷的代表方,所治范围广泛,涉及表里上下、气血津精各个方面,后世举陷之方,均师本方组成。

升陷汤以短气为主症,属胸中大气下陷,虚象并不明显,故以升陷为主,益气为辅。配伍升麻、柴胡、桔梗,考虑到了升发三焦气机,是与众不同之处。

加减补中益气汤治妊娠而见腰酸、下坠、阴道下血,胎动不安,是气虚下陷,不能束胎之象,故用原方益气升陷,而增胶艾止血安胎。

加味补中益气汤以子宫脱垂为主症。于原方加入促进子宫收缩的枳壳、益母草,是针对组织结构施治的一种配伍形式。

举元煎以月经量多,过期不止,或突然下血,或淋漓不绝为主症,是用本方益气摄血的典型。

升麻黄芪汤以气机下陷,小便不通为主症,通过升举,使气不下坠,窍隧无阻,则小便自通。上述六方展示了益气升陷法的多种用途和其配伍形式。

若能举一反三,气陷之理,思过半矣。

7. 升清降浊法

升清降浊是根据升降失调病机拟定的治法。

升降失调,是指中焦津气升降异常的病理改变,以吐、泻、痞为其主症。吐泻是指上吐、下泻或吐泻交作而言。

在正常情况下,五脏六腑气机升降协调,气血津液运行有序,营卫相随,阴阳和调,津气升降不失其度,如是则健康无病。

若外邪相加,内犯肠胃,脾运障碍,升降失司,清阳不升,浊阴不降,遂呈上吐下泻。即《灵枢·五乱》所谓"清气在阴,浊气在阳,营气顺脉,卫气逆行,清浊相干,乱于肠胃,则为霍乱"的病变机理。

痞与否同,不通泰也,与胀满的机理略同而部位有别。《证治准绳》谓:"胀在腹中,痞在心下;胀有形,痞无形。"故痞是胃脘似觉有物阻塞,以手按之,濡而不硬。

脾胃位居中焦,为阴阳升降之轴。若表卫闭郁,津气由少阳三焦内归胃肠,中焦阻滞成痞。亦有因脾胃素虚,运化不及,湿蔽清阳而成痞者。

吐、泻、痞皆因津气升降逆乱,法当升清降浊,恢复津气升降出入之常,所以本法常用藿香、紫苏、白芷等升清之品和茯苓、通草、半夏、厚朴等降逆药和利湿药组成,分析其配方法度,在于通过健脾、燥湿、芳化、淡渗恢复脾胃功能。如藿香正气散、六和汤、蚕矢汤、连朴饮等就体现此种配伍形式。

本法的大部分方剂,单从结构分析,并无升清降浊的药物,而是通过消除致病原因,调理脾胃功能,达到升清降浊的目的。

如理中汤是治寒证吐泻的方剂,而所用的参、术、姜、草都不是治吐泻的专药,全是通过恢复脾运达到清升浊降的目的。

又如半夏泻心汤是治热证吐泻的方剂,方中只有降浊的半夏,并无升阳举陷之品,而是通过芩连清热解毒,消除致病原因,姜夏促进中焦运化,达到止呕、止泻目的。方中的干姜、半夏虽然本身并无升清作用,体现了更深一层的配方法度。前已言之,产生痞结的病机是脾的清气不升,胃的浊阴不降,湿浊阻滞中焦,影响气机流通,郁结化热,以致本寒标热,本虚标实,升降失调,成为痞证。所以治宜寒热共用以和其阴阳,苦辛并进以复其升降,补泻同施以调其虚实,才能使本寒标热、本虚标实、升降失调的病变复归于正。这类方剂常选用苦寒降泄的黄芩、黄连,辛温燥热的干姜、半夏,甘平补虚的人参、甘草组合成方意即在此。这种既用凉药也用热药的组合形式,也符合胃喜清凉脾喜温的生理特点。代表方如半夏泻心汤、生姜泻心汤、甘草泻心汤。

病情偏热的痞、吐、泻,为什么要清热解毒的芩连与辛温燥热的姜夏同用?这是值得深入探讨的问题。

由于引起痞、吐、泻的原因,一是表卫闭郁,津气由表入里,郁结化热,一是饮食不洁,疫毒直侵胃肠,两种情况均宜选用清热解毒药以消除病因或清其郁热,使用清热药是必要的。

此证除有热象以外,常以痞吐泻为主症,这是脾运障碍的客观反映,只有使用姜夏之属,才能振奋脾阳,恢复中焦升降。所以,用温药无疑也是正确的。这种寒热共用的配伍形式,体现了相反相成、并行不悖的治疗方法。

肺肝肾都能令人吐泻,非独脾也。

升降失调虽然属于脾胃病变,但其他脏腑功能失常波及中焦者,间亦有之。

表邪内陷而升降失调,宜以疏表为先。肾命气化不利而致者,治宜温阳化气。肝木克土而致者,当柔其肝。只有全面了解升降失调机理,才能认证无差。

本法所举为藿香正气散、六和汤、蚕矢汤、连朴饮、理中汤、半夏泻心汤、生姜泻心汤、甘草泻心汤等方。

所针对的都是以中焦升降失调的吐泻为主病症,都体现升清降浊法则,这是相同点。虽然各方都有升清降浊功效,但它是通过不同的作用来达到的。

藿香正气散、六和汤突出了燥湿芳化药在方中的作用,通过恢复脾胃运化功能,使其清升浊降。蚕矢汤、连朴饮突出了清热解毒药在方中的作用,通过消除致病之因以恢复中焦升降。三泻心汤突出了清热解毒的芩、连和温运脾阳的姜、夏并用的配伍形式。既消除了致病原因,又恢复了脾胃功能,照顾了邪正的两个侧面,体现了相反相成的配方法度。这是各方不同的第一点。

藿香正气散可用于表里同病证型,三泻心汤可用于寒热错杂机理,蚕矢汤、连朴饮则专用于急性热病,这是各方不同的第二点。

各方的基本病理都是脾运障碍,气郁津凝,升降失调,但受邪途径却有不同。藿香正气散、六和汤、三泻心汤可见于外感风寒,由少阳三焦内归肠胃,或饮食不洁,疫从口入,直侵胃肠两种情况;连朴饮、蚕矢汤则纯属疫从口入引起,这是不同的第三点。

有关五个加减正气散的运用,尤其需要特别加以说明,五方治证都有脘闷或脘胀的湿凝气阻症状,故五方都以藿、朴、陈、苓为基础,畅气醒脾,芳化淡渗。由于五方亦有独特见证,故在藿、朴、陈、苓之外。根据不同的见证,选用了不同药物。

一加减正气散以脘连腹胀、大便不爽为主症,知其为三焦湿郁,影响气机升降失调,故加杏仁宣降上焦,曲、麦疏导中焦,茵陈、大腹皮通调下焦,俾气机通畅,升降复常,则脘连腹胀、大便不爽等症自除。

二加减正气散以脘闷便溏、身痛舌白为主症,为湿郁三焦,痹阻经络之象,故配防己、薏苡仁通络宣痹以治身痛,豆卷、通草利小便以实大便。

三加减正气散以舌黄脘闷为主症,知其为秽湿着里,影响气机不宣,日久化热,故加杏仁开宣肺气,滑石清利湿热。

四加减正气散以舌苔白滑为主症,为秽湿阻于气分的寒湿,故加辛热的草果,芳香化湿,温运脾阳;楂、曲消积导滞,促进运化。

五加减正气散以脘闷便泄为主症,由于便泄,知其秽浊较甚,故加苍术燥脾湿,大腹皮除湿满,谷芽生发胃气,这五方说明处方用药,要药随证为转移,方随证而加减。

四、发幽掘隐求方理

陈潮祖教授作为一代方剂学名家,数十年孜孜不怠,精勤求取,终以《中医治法与方剂》、《中医方剂与治法》、《中医病机治法学》等专著的形成,结出了丰硕成果。并在方理研究、方药运用、新方创制、方书编撰等各个方面树立了自己的独特风格。选收医方,以临床常用、疗效突出、结构独特为原则,无贵无贱,广收博采,纠正了重经方、轻时方、重书刊方、轻民间方的偏见;编撰方书,创以五脏病证为纲类方和脏腑病机入手研究医方的新体例;辨析方义,注重方剂结构、用法、特殊性的疑点、难点、要点分析,把方理研究推上了由形入神的高度;阐明方用,强调方随法施,法因证立,证系于五脏,把理、法、方、药融为了一体;并集古今灵机巧变之实例、当代科研成果以及他自己的临证心得,对众多医方的临床运用作了切合临床实际的充分发挥,因而为当代,也为后世筛选并保存了一大批光辉灿烂的宝贵方药遗产。

(一)无贵无贱 广收博采

前人收方,或重经方而轻时方,或以书刊所载为正统而鄙薄民间单方验方,观念上的偏颇,使得不少宝贵方药经验痛失不传。而吾师认为,方药只有作用不同、疗效优劣的差异,绝无尊卑贵贱的区分。因此，在他所撰著的方书中，上起于秦，下迄今，金匮秘籍，石室密藏，海外散珠，民间碎玉，凡至精至妙之方，无不广收博采。在吾师所著诸书中，被后世奉为"群方之祖"的仲景之方，采收逾百；经千百年临床锤炼的历代名家之方，选录近千；"凿石丸"得之科研；"木香蜈蚣散"拾自民间……无论经方、时方、书刊方、民间方，一以临床常用、疗效突出、结构独特三原则为取舍，因而使得古今名方毕集。为现实，也为将来的中医临床实践筛选并保存了一大批光辉灿烂的宝贵方药遗产。

（二）不拘成法　革旧鼎新

吾师在方书编撰体例和方理研讨方面，从不为成法成说所拘，而以具体、科学为准绳。50 年前，他精选历代名方，以五脏病证为纲，分析类例，撰成《中医治法与方剂》，完全突破了单纯以法类方的旧例，从而将方药与病证、病性、病位紧密联系在了一起。提高了遣方用药的准确性。30 年前，吾师又以"辨证的关键在捕捉病机，论治的关键在确定治法"为指导，循是采经炼华，而有《中医病机治法方剂学》酿成。此书虽不以方书名，实则方论并重，以讨绎制方用方之至精至微之理为主旨，至此，方理剖析始由形入神，正是这两部著作的问世，使得方书体例自此一新。

在方理研究方面，对诸多方义，吾师都尽可能充分地将药理和病理密切联系在一起，对方剂的临床效应作了深刻分析。如在辨析阳和汤方义时，吾师以药物作用点为契机，揭示出全方从筋骨到血脉，从血脉到肌肉，从肌肉到腠理，从腠理到皮毛，层层温煦，层层开通，以化阴凝而布阳和的深刻道理，使本方作用原理得以透彻阐明。这与那些仅以君、臣、佐、使泛泛而论的方书相比，无疑具有更生动、更具体的说服力，确能令人耳目一新。

（三）指要辨疑　理明法彰

吾师在辨析方义时，还特别注重对方剂结构、用法、特殊性做疑点、难点、要点的探讨和提炼。如在讲授小青龙汤时，即提出了"本方证病位在肺，与他脏有无联系？""方中芍药作用是益阴还是养血？还是解痉？""方中并无利水药，何以能治水饮内停？"四个疑点和"本方证系肺失宣降以致气逆津凝而成，应联系肺脾生理分析水饮内停和气逆不降之理"一个重点；而在讲授真武汤时，则概括了七点启示；讲授补中益气汤时，总结了六个注意的方面。经过这样入微的分析讨论，确能使我们更准确地把握制方用方的所以然之理。

（四）采精集粹　切于实用

吾师既是杰出的方剂学家，也是优秀的临床家，因而对方剂的临床运用十分重视，凡所收之方，都广采前人以及他自己的运用经验、现代科技成果、古今临床案例作了充实发挥。如在讲授小柴胡汤、真武汤时，均列举证候四十余种，加减化裁三十多条，其中近半是他个人的临证心得，其余医方也大多采精集粹，作了类似的说明。所引方论，所举案例，都那么灵机巧变，那么切于实用，不仅极大地拓宽了原方运用范围，且能瀹学者性灵，精后生手眼。

五、方论撷英

为了相对全面而又集中地反映吾师研方用方的学术经验，本书以五脏为纲，以寒热虚实为目，每脏选择了四首临证常用方，以示吾师研方用方特点概要。

（一）肺系统方论撷英

1. 麻黄附子细辛汤

麻黄附子细辛汤出自《伤寒论》，仲景以此治疗阳虚外感，身发热，恶寒甚，精神疲倦，脉象沉细弱，但欲寐之证。后世诸先贤及吾师发挥运用，以此治疗素体阳虚，复又暴感寒邪，致令精气闭阻,清窍废用而成的暴聋、暴哑、暴盲等症,确有特殊疗效。吾师在研究此方时,将后世的这些突出成果,一一论列,使之与古圣心法交相辉映,共垂后世。

剖析方证病理:指出本方特为素体阳虚,又感风寒,形成的阳虚外感证候而设。其所体现的治法为助阳解表,表里同治法。恶寒是寒伤于表,其脉当浮,此证脉不浮而现沉弱,并见神倦欲寐,自是阳虚于里之征。所以神倦欲寐,脉象沉弱,是诊断本证为阳虚外感的依据。其基本病理是:素体阳虚,复感风寒→表里俱寒。

精解组方原理:指出方中麻黄辛温解表,是治疗表寒证的主药。然而此证兼见神倦欲寐、脉象沉细弱等阳虚里寒征象,若单纯解表而不助其已虚之里阳,阳气鼓动不力,则不仅表不能解,且有可能因表卫发越开张,更虚其里阳而成亡阳之变。故在使用麻黄解表的同时,配伍附子振奋元阳,共建助阳解表功效。细辛辛温,既助麻黄辛散在表寒邪,又助附子"温少阴之经,散水气以去内寒"(张元素),有辛通内外之功,麻、附得此,使表里阳气交通,寒邪尽去,成为治疗阳虚感寒的奇效良方。以上是从太阳与少阴相表里解析方义,体现的是表里同治法则。

对比分析方义:将本方同真武、五苓、越婢诸方对比分析,指出张仲景开创的发汗法与利水法是治疗水肿的两大法门,本方则兼而有之。少阴阳虚,气化失常而肿者,宜用真武汤、五苓散之类温阳化气,行水消肿;肺失宣降,水道失调而肿者,宜用越婢汤、越婢加术汤等宣肺行水,开源导流。若卫阳郁而不宣,肾阳衰而不振,既属太阳少阴同病,也属肺肾同病的水肿则宜使用本方。方中麻黄宣降肺气,可散在外的阴邪;附子壮其肾阳,可化内停的水气。俾肺气开宣,卫阳不郁,肾阳得温,气化正常,则三焦通畅而水肿易消。复配细辛辛通表里,沟通上下,体现宣上温下、肺肾同治之法。水肿较甚,单用利水法难于获效,即可投以此方。与真武汤、五苓散合用尤佳。

由于水肿表实,服用此方以后很少出汗,多见小便通畅。若见大便稀水亦绝非药误,而是肺的宣降功能和肾的气化功能开始恢复,即《素问·经脉别论》所谓"水精四布,五经并行"之象,是好转的征兆。

此方伤寒注家及方书均从阳虚外感、表里同治作解,吾师从宣上温下解释,是否能够指导临床?吾师指出:此方诚属表里同治之法,但经历代医家实践,治疗五官七窍与咽喉心肺诸疾,尤见效验。仅从表里同治释方便与此类证候风马牛不相及,只有从宣上温下、肺肾同治解释,才能广泛应用此方。提出宣上温下之法,是完全切合临床实际的,并非标新立异。

究明研用要点:吾师将本方的临床适应病症归纳为六个方面,并一一加以详细分析。

暴哑失音,或咽喉疼痛,或咽中如有物阻(慢性咽炎)等症:审其确属阳虚里寒机理,投此可获良效。喉为肺系组成部分,足三阴经脉皆过喉中,发生病变,常见喉肿或痛,呼吸不利,自觉梗阻,失音声嘶等症。究其病因病机,或因风寒犯肺,肺气不宣;或因温邪上受,久羁不散;或因少阳三焦湿热阻滞;或因少阴阳虚,气化不及,痰水上壅。此方所治的暴哑失音,或咽喉疼痛,多因素体阳虚,一遇外寒相加,侵犯太少二阴,遂成上焦肺气闭郁,宣降失常;下焦气化不及,水湿阻滞少阴经脉机理。热证过用寒凉转成此证者尤为多见。方中麻黄宣肺气之郁,行壅滞之水,附子温肾阳以助气化,振心阳以畅血运;细辛辛通少阴经脉,协助麻、附辛通上下。使肺气得宣,血运流畅,津行无阻,咽喉无所阻滞,则暴哑、声嘶、疼痛等症可愈。若咽喉疼痛日久而呈咽中如有物阻,吐之不出,咽之不下,是气血津液阻滞少阳三焦半表半里所致,用此方随证加入半夏、厚朴、郁金之属,调气活血,除湿祛痰。连服数剂,自然见效。与真武汤合用,尤为效验。

外感耳聋:肾开窍于耳,耳病多与肾系有关。但手少阳三焦经脉沿耳后入耳中,出走耳前,与耳的关系亦颇为密切。由于少阳三焦是津气升降出入之所,气与津液发生病变,均可影响耳窍而呈耳鸣、耳聋、耳肿。若感冒风寒,误用寒凉,肺气闭郁不宣,肾命气化不行,气闭津壅,窍隧不利而致耳暴聋,可用此方温煦少阴,开泄肺气,使津气升降出入恢复,则耳聋之证可愈。

眼科疾患:审属阳虚,亦可酌用本方。瞳子属肾,目能烛物以明察秋毫,有赖肾精充足。若突然失精,可致暴盲。宋某年逾半百,素体阳虚,时值初冬而用冷水濯足,寒伤少阴,当晚遗精,次日目盲不能睹物。就医于陈达夫老师,师谓此为寒犯少阴所致,与本方数服而愈。此即《灵枢·经脉》所谓"肾,是动则目䀮䀮如无所见",《素问·脉解》所说"阴阳内夺,故目䀮䀮无所见也"。

鼻塞流涕:多属肺气宣降失常,肾阳气化不及,气郁津凝,壅阻鼻窍而成。此方麻黄宣肺行水,附子温阳化气,细辛辛通气机,与此若合符节,审其鼻甲肥大,舌淡而胖,即可投此。

喘咳胸闷:肺为清虚之府,津气流通之所。一旦肺失宣降之常,津气痹阻于肺而咳喘胸闷等症成矣!此方麻、辛宣降肺气,附子温阳化气,津气运行无阻,肺功恢复正常,则咳喘胸闷等症可以缓解。故用于肺气肿或气胸均有效。与真武汤合用,治肺病及心的咳喘心悸,亦有一定疗效。

心肌梗死:北京宣武门内科,以此方治心肌梗死,如有房室传导阻滞,常于所用方中加麻黄附子细辛汤。此方麻、辛开肺气,行津液,能通三焦津气之滞;附子能温阳化气,助心行血,三药同用,令少阳三焦津气通畅,少阴心系血运流通,则传导无阻而趋正常,是从气血津液宜通着眼。

化裁运用提示:最后以前人成功经验对本方的加减化裁,作了示范性举例,指出《指迷方》中之附子细辛汤即由本方加味而得,该方组成为:细辛30g,川芎30g,附子15g,麻黄30g。共为粗散,每服15g,生姜3片,煎,去渣,温服。治风冷头痛,痛连脑户,或额间与眉相引而痛,如风所吹,如水所湿,遇风寒而痛极,得热熨则痛暂缓,其脉微弦而紧者。此因风寒滞留体表经脉导致脉络挛急,营卫阻滞使然。此方有温阳散寒、舒缓经脉之功,加入川芎,更有行气活血之效,用治此证,最为合拍。并明确提示:其余化裁运用,也应当严格遵照这种突出辨证论治的原则。

2. 银 翘 散

银翘散出自《温病条辨》,明清温病学家们以此治疗外感风热初起之证的发热、汗出、口渴、脉浮数的温热病证。现代临床各科进一步拓宽了本方的运用范围,凡流感、麻疹、流脑、乙脑(轻型)等热病初期,见症如上者,皆可选用本方。吾师在研究此方时,通过组方原理三要点,化裁创新六实例的一一论列,更加开阔了学者视野,活跃了学者思维。

剖析方证病理:指出此方特为温病初起,上焦风热而设。其所体现的治法是辛凉解表法。发热汗出是温热邪毒自鼻而入,上犯于肺,热邪熏蒸,肺气开泄所至;肺气被郁,不能宣发卫气达表,故微觉恶寒;肺气被郁,宣降失常,故见咳嗽;头痛是热蒸于上所致;口渴咽干甚至咽痛是热邪灼津,津液耗伤之征;热在上焦,故舌尖红;温邪熏灼鼓动,故舌苔薄黄,脉象浮数。故本方以发热汗出、口渴、咽痛、舌红、苔薄白或薄黄、脉浮数为临床运用指征。以温邪壅肺,肺失清肃为基本病理。

精解组方原理:指出本方辛凉解表,轻清宣达,最为温病初起所宜。方中金银花、连翘辛凉解表,清热解毒力较强,用量独重,着重消除致病原因,为本方主药。配伍荆芥、薄荷、豆豉宣发卫气,散热出表;桔梗、牛蒡开泄肺气,清利咽喉,协助主药恢复肺卫宣降功能。至于芦根、竹叶、甘草清热生津,既可增强清热力量,又可补充受损阴津。吴鞠通认为此方在于"纯然清肃上焦,不犯中下,无开门揖盗之弊,有轻以去实之能"。根据临证应用,此论较为恰当。

究明研用要点:吾师特别指出,学习此方要注意以下四点。

一是由于病机包括病因、病位、病性三个方面,所以治法也就包括消除病因、调理功能、通调气血津液三个方面。此方用金银花、连翘消除病因,桔梗、牛蒡调理肺功,荆芥、薄荷宣发卫气,芦根、竹叶清热生津,面面俱到,结构较为完善。

二是表证初起,本应解表,此方不以芥、薄为主而以银、翘为主,这是因为消除病因才是治疗温病的关键。

三是所用药物均系清轻之品,体现了吴氏"治上焦如羽,非轻莫举"的用药原则。

四是所用药物不耐久煮,故煎数沸,香气大出即可。

临床使用本方以温邪上受,首先犯肺,发热恶寒,热重寒轻,口渴脉数为其辨证眼目,流感、麻疹、流脑、乙脑(轻型)等热病初期,见症如上者,都可以本方为基础加减治疗,但须注意只能用于纯热无湿的表热证,若系湿热,则非本方所宜。

辨析化裁要义:吾师还指出,《温病条辨》尚有六个方剂都是由本方化裁而来,以便于后世更加灵活地运用银翘散。但因前四方的方名太长,为便于学者记忆,吾师据其主要作用重拟了新方名,并以点睛之笔——点明其化裁要义。

银翘宣湿汤:连翘30g、金银花30g、桔梗12g、薄荷15g、竹叶12g、甘草9g、芥穗12g、豆豉15g、杏仁12g、滑石18g、苇根30g。水煎服。治肺受暑邪,舌白口渴,无汗。有辛凉解表、宣肺利湿功效。是偏气分夹湿的加减法。

银翘清气汤:金银花30g、连翘30g、桔梗12g、薄荷12g、竹叶12g、甘草10g、豆豉12g、杏仁12g、石膏24g、黄芩12g、苇根30g。水煎服。治肺受暑热,舌白、口渴、有汗,或大汗不止。有清宣肺热之功。是偏气分热盛的加减法。

银翘透疹汤:金银花30g、连翘30g、桔梗12g、薄荷12g、竹叶12g、甘草9g、芥穗12g、牛蒡子18g、细生地黄12g、大青叶9g、丹皮9g、玄参30g、苇根30g。水煎服。治温病发疹。有透疹解毒、凉血救阴功效。吴氏云:"疹系红点高起,麻、沙皆一类,系血络中病,故主以芳香透络,辛凉解肌,甘寒清血也。"是兼营血有热的加减法。若加紫草 10g,可治小儿麻疹。

银翘凉血汤:金银花 30g、连翘 30g、桔梗 12g、薄荷 15g、竹叶 12g、甘草 15g、芥穗 12g、豆豉 12g、牛蒡 30g、生地黄 15g、丹皮 9g、赤芍 12g、麦冬 12g、苇根 30g。水煎服。治肺受暑热,舌赤口渴,无汗者。有辛凉泄热、凉血养阴之功。是兼血热的加减法。

加减银翘散:连翘 30g、金银花 16g、玄参 10g、犀角 10g(现已禁用,后同)、麦冬 10g、竹叶 6g。水煎去渣,加荷叶汁二三匙,日 3 服。治热入营分,热多昏狂,谵语烦渴,舌赤中黄,脉弱而数。有清营解毒、泄热救阴之功。此方与清营汤的结构略同。是热入营分的加减法。

银翘汤:金银花 15g、连翘 9g、竹叶 6g、甘草 3g、麦冬 12g、细生地黄 12g。水煎服。治温病下后,无汗脉浮者。有辛凉解表、养阴增液之功。是偏阴伤的加减法。

综合上述六方观之,银翘散反映了兼气分热盛、邪热入营、热盛伤阴、湿热为患四个方面的加减化裁规律。

3. 麦门冬汤

麦门冬汤出自《金匮要略》,仲景以此治疗虚火上炎,咳逆上气的病症。后世医家们进一步扩大运用范围,以此治疗劳嗽久不愈、津枯噎膈、大病瘥后咽燥虚喘等症。吾师在研究此方时,通过对本方研究运用三要点的深刻剖析,清晰辨明了本方证病理,阐明了本方组方原理。

剖析方证病理:本方特为津气两虚、痰滞气逆所设,所体现的是补虚降逆法。本方证的临床表现特点是咽喉不利,喘咳短气,舌红少苔,脉虚而数。吾师分析:久病伤其津气,肺功受损,无力令其津气下行,于是成为大气上逆与痰滞肺系两种病理转归。虚、滞两种病理同时存在,短气而喘,咽喉不利见矣。何以知为津气两虚?从舌红少苔,脉虚气短知之。何以知为气逆痰滞?从喘而咽喉不利知之。故本方病机为津气两虚,痰滞气逆,法当津气双补,祛痰下气。短气而喘,咽喉不利,是本方主症;津气两虚,痰滞气逆,是此证病机;舌红少苔,短气脉虚,是津气两虚的辨证依据。

精解组方原理:肺气肃降,全凭肺功健全,肺功健全,有赖真气鼓动,阴津濡润。方中重用麦冬补其津液,滋养肺阴;人参补其元气,恢复肺功;甘草、大枣、粳米健脾和胃,滋其气血生化之源,共奏津气双补功效。配伍一味半夏祛痰降逆,开其痰窒,使痰窒开则逆气降,逆气降则喘自平。此方以补益津气为主,兼开痰滞,补虚之中寓有通滞之法;生津为主,行津为辅,相反之中寓有相成之理。由于气逆而喘是津虚、气虚、痰滞三种基本病理改变的综合反映,故宜补虚通滞双管齐下,从而体现两种对立矛盾在一定条件下的统一。

究明研用要点:吾师特别强调,研究运用此方,应该注意以下3点。

①此证的基本病理:《金匮要略》说:"大逆上气,咽喉不利,止逆下气者,麦门冬汤主之。"《医宗金鉴》提出异议,认为大是火之误,并将大逆上气改为火逆上气。但就临证所见,并无火热征象,《金鉴》之说既不符合临床,也不符合此证机理。此证的基本病理应是久病导致津气两虚,痰滞肺系,以致气逆不降。仲景称为大逆上气,意在强调心肺气衰才是喘咳短气根源。

②滋阴药与祛痰药同用的道理,也就是麦冬与半夏同用的配伍意义。多数注家均言此证属于肺胃津虚,丝毫不言痰滞。《金匮心典》独具慧眼,指出此证是因"火热挟饮致逆",是说此证并非单纯肺胃津虚,而是肺的津气虚损导致肺津不布,才有咽喉不利与喘咳痰多两种相反征象同时存在。分歧之处在痰多、痰少,多数医家是从痰少而兼舌红少苔立论,尤氏是从痰多而兼舌红少苔立论。因其痰少,故谓麦冬益胃生津,而用半夏开胃行津,助其津液上承,达到润肺目的。因其痰多,故谓麦冬清金润肺,半夏消其停痰,成为生津与燥湿并用的配伍形式。此方病理分析,实据尤氏之说写成。

③此方配伍人参的道理。短气而喘是肺气虚损与心气虚衰的综合反映。五脏功能都以元气为其动力,人参大补元气则五脏均得其补,若谓人参仅补肺脾气虚,尚未抓住根本。

吾师认为若久病气喘,舌红少苔,则可用此方,重在抓住肺津不布、肃降无权两个方面。如《肘后方》用治"肺痿咳唾涎沫不止",陈修园用治倒经,即是其例。

4. 小 青 龙 汤

小青龙汤出自《伤寒论》,前人解说此方方理,均从解表涤饮立说,而吾师则以《伤寒论》所载本汤证虽有表寒之证,而《金匮要略》与本方相关之 3 条条文却无一言及表证为根据,认为本方并非专为表寒而设,于是从肺脾虚寒,津气失调阐述其理,使小青龙汤的病理本质和方剂作用原理得到了更深刻的说明。他还提出了掌握运用本方的四个疑点、一个重点,并广收历代名家之说,为学习、运用、研究本方提供了新颖而又深刻的思路。

剖析方证病理:指出本方主要为肺失宣降,寒饮内停而设,其所体现的治法是宣肺降逆,温化水饮法。肺失宣降、寒饮内停这一中心病机影响下的临床证候约有三类。

一是恶寒发热,无汗,咳嗽气喘,痰多清稀,苔润滑,不渴饮,脉浮紧。

二是痰饮喘咳,不能平卧,无表证者。

三是肢体重痛,肌肤悉肿。

喘咳痰稀,是本方主症。肺失宣降,水饮内停,是本方证核心病机。舌脉形症是辨证依据。

他举《素问·咳论》谓"皮毛者,肺之合也。皮毛先受邪气,邪气从其合也。其寒饮食入胃,从肺脉上至于肺则肺寒,肺寒则外内合邪,因而客之,则为肺咳"之论,首先从病理上作了分析,指出小青龙汤证的病机与咳论所述恰好相符,其病理涉及内伤外感两个方面。

一是脾肺虚寒:脾寒不能散精归肺,肺寒不能敷布津液,凝结为饮,壅阻于肺,肺气宣降失调,成为咳逆倚息不得卧的支饮;或因肺失宣降,津凝不布,水液流行,归于四肢,成为身体疼重的溢饮。

二是外感风寒:素体脾肺虚寒者,一旦风寒束表,立即影响肺气的宣降和水津的敷运,表现为外寒内饮机理。其证恶寒发热,无汗,为风寒外束,营卫运行受阻的表证。风寒外束,肺气郁而不宣,逆而不降,遂生喘咳;影响津液敷布,水道通调,遂痰多清稀。痰稀亦与脾胃虚寒不能输布津液,肾阳不足不能化气行水有关。

精解组方原理:在探明病理的基础上,然后总结治法,阐明方理。肺失宣降,寒饮内停,法当宣肺降逆,温化水饮。方中麻黄有宣降肺气、发汗解表、利尿行水三大功效;桂枝也有温通血脉、解肌发汗、温肾化气三大作用。两药相伍,有发汗解表、通调营卫、降气行津之功,正合肺失宣降,气逆水停机理,故是主药。水饮内停,虽有麻、桂宣上温下,若不温运中焦,仍然不能消除,故配半夏燥湿,干姜温脾,使脾能输津,肺能布津,肾能化气,则津行无阻而水饮可除。至于配伍细辛、五味降逆下气,芍药、甘草柔肝缓急,又专为气道挛急和肺气上逆的喘咳而设。此方八药同用,能够消除致病原因,调理五脏功能,流通气血津液,缓解气道痉挛,故是宣肺降逆、温化水饮的有效名方。

究明研用要点:吾师强调指出,学习此方,须要弄清 4 个疑点,掌握 1 个重点。

疑点之一:方书仅据《伤寒论》条文和配有麻桂分析本方机理,谓是治疗表寒里饮之方,体现解表涤饮之法。今从肺失宣降,水饮内停分析此证机理,谓是宣降肺气,温化水饮之法。是否符合仲景原意? 余以为正因力求符合仲景原意,才作如是更改。须知《伤寒论》所载虽有表寒征象,《金匮要略》所用三条却无一条言及表证,可见本方并非专为表寒而设,只从表寒里饮分析,不够全面,从肺脾虚寒,津气失调阐述致病机理,才能揭示病变本质。

疑点之二：此方证的病位主要在肺，联系心、脾、肝、肾等脏分析方义，是否失之牵强？余以为此方所治病位诚然在肺，但却涉及气失宣降、血运不利、水饮内停、气道挛急四个方面的病理改变。卫气运行关乎肺，营血运行关乎心，水津运行关乎肺、脾、肾，气隧痉挛关乎肝。此方虽以治肺为主，却以桂枝兼调心营，通利血脉，兼温肾阳，增强气化；干姜兼温脾阳，恢复脾运；芍、甘柔肝缓急，缓其痉挛，是符合此证机理的。若仅从肺系分析，《金匮要略》用本方治疗妇人吐涎的道理就难于解释了。

疑点之三：此方配伍芍药之理，方书或谓制诸药之燥，或谓养血调营，言人人殊，各执一词。今谓此药和甘草缓解痉挛以达止咳平喘目的，是否符合实际？余以为芍药、甘草的作用在于缓解痉挛是有依据的。综观仲景之方，常用芍药治疗各种病变。缓解四肢拘挛疼痛的芍药甘草汤；治胸胁疼痛的四逆散、大柴胡汤；治疗腹中疼痛的当归芍药散、小建中汤；治上焦喘咳的小青龙汤；治下焦小便不利的真武汤，都有芍药。上述各证归纳起来不外两类：一因经脉挛急而痛，一因经脉挛急引起气道或水道不利，都与肝系的筋膜有关。芍药、甘草为柔肝缓急之品，善解经脉痉挛而使五脏气血津液运行无阻，通过柔肝缓急可治五脏病变，本方配伍二药，对喘咳是有效的。

疑点之四：此方并未专用利水药物，何以能治水饮内停？《伤寒论》指出此方所治证候，是"心下有水气"；其或然诸症亦由水饮停蓄三焦引起；《金匮要略》更将此方治疗溢饮、痰饮、吐涎等症，看来水饮内停是本方证的基本病理已毫无疑义。问题在于何以此方能治水饮内停？余以为治病之要，在于治本，《内经》早有明训，若能以治本为主，兼治其标，将能获得较好疗效。水液能在体内升降出入，有赖肺气宣降，脾胃输运，肾阳气化。此方用麻黄宣降肺气，干姜温运中阳，桂枝温肾化气，旨在恢复三脏功能而令水津升降无阻，始无水饮再停之忧。麻黄发汗行水作用能使已停水饮从毛窍外出，由三焦下行，又体现了治标法则。所以，本方虽无专门利水药物却能治疗水饮。

一个重点：此证是因肺失宣降以致气逆津凝，联系肺脾生理功能分析水饮内停和气逆不降之理，应是本方重点。

辨析适应病症：对于本方的临证应用，吾师从《伤寒论》、《金匮要略》的不同示范作了分析，《伤寒论》用此方有两条：①"伤寒表不解，心下有水气，干呕，发热而咳，或渴，或利，或噎，或小便不利、少腹满，或喘者，小青龙汤主之。"此条既有恶寒发热，头痛身疼的表证，又有水气内停的干呕、咳嗽和或然五证。肺失宣降，脾失输运，水气内停，射于肺则喘咳；犯干胃肠则干呕、咽噎、下利；脾不输津上承，则口渴而喜热饮；决渎壅滞则小便不利，少腹满，一切都是肺脾津气壅阻征象。用此方外解表邪，内化水饮，表解饮蠲则诸症自愈。此条提示水饮内停是引起各种征象的病变本质。②"伤寒，心下有水气，咳而微喘，发热不渴，服汤已，渴者，此寒去欲解也，小青龙汤主之。"咳而微喘，是水饮犯肺现象；发热不渴，是表寒里饮征象，由于心下有水气，故身虽发热而口亦不渴。服小青龙汤后反口渴，是心下的水气已消，胃中的寒饮已去，故谓"此寒去欲解也"。

《金匮要略》用此方有三条：①痰饮篇："病溢饮者，当发其汗，大青龙汤主之，小青龙汤亦主之。"饮流四肢，当从汗解，本方有发汗作用，故可用。②"咳逆倚息不得卧，小青龙汤主之。"此条属于脾肺虚寒，不能输布津液，水饮内停，肺失宣降机理。说明水饮内停的喘咳，虽无表证亦可应用此方温化水饮，宣肺降逆。③妇人杂病篇："妇人吐涎沫，医反下之，心下即痞，当先治其吐涎沫，小青龙汤主之。涎沫止，乃治痞，泻心汤主之。"吐涎沫是脾肺虚寒不能输布津液之象，用此方温脾肺之寒，俾脾能散精，上归于肺，肺能布津，达于体表，通调水道，下输膀胱，则吐涎征象自愈。

综合仲景用小青龙汤五条观之，此方所治，虽有咳喘、身体重痛、浮肿、吐涎沫、干呕、或噎、或利、或小便不利、少腹满等肺脾肾三脏证状，其病机均与肺失宣降、寒饮内停有关。用此方可使水饮从毛窍外出，小便下行，故可治。本方与温阳化气的真武汤恰成一对，此方以治肺为主，兼治脾肾；真武汤以治肾为主，兼治脾肺，充分反映了方剂配伍的协同作用和整体联系。

吾师还指出，后世在研究运用此方的过程中，不少学者见解深刻，论述精辟，对今天学习掌握此方很有启发意义，值得记取，举例如下。

《方舆輗》谓："初学以小青龙汤为治咳之主方，然小青龙汤之专效在逐水发邪。盖此咳因水邪相激而发，故用此汤发其邪，则咳自止。"逐水发邪一语，是使用本方要领。

《医学统旨》用本方止"水寒相搏"的呃逆，寒甚者加附子。突出了方中芍药、甘草的解痉作用。

《张氏医通》谓："肺感风寒咳嗽，倚息不得卧，背寒则嗽甚，小青龙汤。""冬月嗽而发寒热，谓之寒嗽，小青龙汤加杏仁。""入房汗出当风，嗽而面赤，内经谓之内风，脉浮紧，小青龙，脉沉紧，真武汤。""水肿脉浮自汗，喘嗽便秘，小青龙加葶苈、木香。"

《金匮要略》用本方加石膏，治肺胀，心下有水气，喘咳烦躁，脉浮者。此方所治较小青龙汤多一烦躁征象，加入清热的石膏，一可清里热而除烦躁，二可制麻桂发汗力量，增强涤饮作用，则又为后世化裁运用本方作了优秀示范。

吾师数年来所治咳嗽患者甚多，审属外感风寒导致肺气不宣，津凝不布，舌质偏淡或正常，痰质清稀或变稠，均用此方加味而疗效显著。兼见胸闷胁胀，是气郁偏胜，与四逆散合用，加枳壳、柴胡；气郁化热，痰质变稠，舌尖微红，与小柴胡汤合用，加柴胡、黄芩；舌淡胖、苔水滑、痰量多，是湿偏胜，与五苓散合用而加白术、泽泻，或与真武汤合用而加白术、茯苓、附子。加止咳药则随寒热而异。气未化热加紫菀、款冬花、白前之属;气已化热则加枇杷叶、矮茶风之流。部分病人常见干咳无痰,若无咽干、口燥,仍属气郁津凝所致,不能断为燥咳,是水液壅于气管夹层,尚未渗入气道之内,亦当投此。若投清燥润肺药物则反增其壅,缠绵难愈,但气候干燥季节则宜详审。气喘加厚朴、杏仁降逆平喘。

病案:杜某某,男,56 岁。2000 年 1 月 20 日其妻前来求方。谓患者于数日前的凌晨 2～4 时因事起床办理,后感全身寒冷,随即小便不通,点滴难下。送某省级医院治疗,为其导尿仍然未通,拟在小腹穿孔安上导管,病人不愿前来求方。据述当是受寒所致。遂书小青龙汤去五味子,加柴胡、枳壳各10g,白术 20g,泽泻 30g,嘱其试服。次日来告,小便已通,唯汗出较多,遂减去麻黄,再服一剂。25 日病人出院前来就诊,自述小便中有血块,显系导尿时尿管受到损伤。改书五苓散合四逆散加生熟蒲黄各 10g 调理而安。时美国来华学习的学生麦尚文(中文名)问道:小便不通是肾系病变,如何要用治肺系病变的小青龙汤加减? 余谓治病之要,在于审证求因。时值严寒季节又在深夜工作,随即小便不通,显然是因感受寒邪,肺卫闭郁,导致肾系经隧挛急才致小便不通。根据治病求本原则,法当辛温解表,温散寒邪。本方能够温散寒邪,消除病因,方中芍药甘草又可缓解经隧挛急,使其水道通调;《伤寒论》谓四逆散可治小便不利,加入柴枳则四逆散也在其中;复加白术、泽泻,与小青龙汤中的桂枝相伍,即五苓散的变方,又具温阳行水作用,故选此方加减。此证病位在下而求之于上,提示治病应从五脏间的内在联系去探求病机,才能得出正确的病机结论和拟定正确的治疗方法。

(二) 脾系统方论撷英

1. 理 中 汤

理中汤出自《伤寒论》,仲景以此治疗头、身疼痛,病情紧急沉重，发热而不饮水之证，并列举了八种加减法，药虽四味，化裁运用颇为复杂。在后世的临床发展中，化裁创新，更为丰富多彩，吾师在研究此方时，从组方三要点、运用五证候、化裁十五方等方面，详细阐明了本方配伍精义、适应病症、化裁运用原则。进一步拓宽了学者思路。

剖析方证病理：本方特为中焦虚寒，症见吐利腹痛，口不渴，舌淡苔白，或黑苔湿嫩，脉象沉迟者而设，体现了温中健脾的治疗法则。吾师指出：吐泻腹痛为本方主症；按脏腑辨证，病在中焦；呕吐腹泻是气液升降失调现象，按气血津液辨证，是津气逆乱；其余舌脉，按八纲辨证，是虚寒的辨证依据。寒邪侵凌，中阳损伤是本方证核心病机。吐利清稀，脉沉迟为本方证辨证要点。脾胃位居中焦，司纳运水谷，升清降浊。若因恣食生冷，戕伐脾阳，或外寒相加，由三焦内归脾胃，以致中焦虚寒，健运失职，升降无权，脾的清阳不升则自利；胃的浊阴不降则呕吐；阳虚阴盛，寒邪凝聚则腹痛；口不渴，舌质淡嫩，苔白或黑苔湿嫩则为里虚里寒确据。脉沉主里，迟则为寒，亦为里虚里寒脉象。上述诸症皆因中焦虚寒，健运失职，升降失调而致，故治宜温中阳以散寒邪，健脾胃以复升降。

精解组方原理：用干姜温中散寒化饮，人参、白术健脾益气，甘草之甘，以缓胃肠挛急，共奏温中健脾功效。俾中焦得温，则寒邪去而腹痛除；脾胃健运，则升降复而吐泻止。

吾师还明确指出，学习研究本方应注意三点。

一是此方治吐泻腹痛而不用止吐、止泻、止腹痛药物，着重调理脏腑机能，充分体现治病求本原则，与只着眼于症状而忽视病机的时方相较，实有天壤之别。

二是此方以振奋中阳的干姜与补气健脾的药物同用，体现了内生之寒、温必兼补的治则。

三是吐泻腹痛是胃肠挛急所致，甘草分量与其他药物相等，在于缓解胃肠挛急。

辨析适应病症：对本方的临证应用，吾师主要归纳为以下几方面。

病后喜唾：属于脾肺阳气未复，津液不布者，用此方温脾肺之寒，俾脾能运输津液，肺能敷布津液，不复凝聚，其唾止矣。

胸痹疼痛：《金匮要略》以本方治"胸痹，心中痞气，气结在胸，胸满，胁下逆抢心"偏于虚寒者。用此方可以补益心气，温散寒凝，俾寒凝散则脉络舒，心气足则血行利，对于胸痹之因于虚寒者，可收补虚宣痹功效。加入桂枝尤妙。

阳虚失血：脾能统血，气能摄血，中焦虚寒，统摄无权，血溢脉外而呈吐衄，亦常有之。血色黯而量少，投此可收温阳摄血功效。

寒嗽痰稀：肺脏功能减弱，宣降无权，气逆津凝，遂生咳嗽。痰质清稀兼见舌淡脉弱，即宜投此。借用温补脾胃的方剂治疗咳嗽，即培土生金之法。加入细辛、五味子、半夏、茯苓，疗效更佳。

小儿慢惊：多因禀赋不足，胃肠受病，吐泻伤津，筋脉失濡而呈目睛窜视，手足微抽。此为土虚风动。用此方温中健脾，复其升降，使吐泻止而津液回，津液复而筋得养，则慢惊可愈，从而体现培土宁风之法。若加全蝎、蜈蚣，尤合法度。

综合上述，此方不仅治中焦虚寒有满意疗效，并可用于心、肝、肺脏病变。此方治脾、肺、心、肝等脏疾病，药虽不变而法随证异，最能启人思维，开人眼界。如治吐泻腹痛，体现温中健脾法；治阳虚失血，体现温阳摄血法；治小儿慢惊，体现培土宁风法；治肺寒咳嗽，体现培土生金法；治胸痹，体现补虚宣痹法。法随证变，于此可见一斑。

化裁运用提示：后世对本方的化裁运用很多，吾师列举古今加减化裁优秀方例，为今天学习运用本方，做了生动示范。

附子理中丸（《太平惠民和剂局方》）：即本方加制附子90g，炼蜜为丸，每服5g，开水送服。治本方证而虚寒较盛，四肢逆冷者，温中散寒力量较原方强。《保命歌括》于本方加童便、猪胆汁各半杯。治寒证呕吐,阴盛格阳不纳药者。加入二味寒性药物,有同气相求、盛者从治之意。亦治呃逆。这种呃逆显系阳气虚衰,筋脉失其温煦而痉挛,甘草甘缓之功便派上了用场。若治阳虚失血,药量宜重,干姜、附子可用 30～60g,人参可用 15～30g。

桂附理中汤(《中医内科学》):即本方加肉桂、附子,水煎服。治脾肾虚寒,吐利腹痛,手足不温等症。温补脾肾,振奋阳气功力较原方更强,是兼肾治的加法。

丁萸理中汤(《医宗金鉴》):即本方加丁香、吴茱萸,水煎服。治胃寒呕吐,体现温中降逆法则。亦治腹痛,有温中止痛作用。是偏寒的加法。

砂半理中汤(验方):即本方加砂仁、半夏,水煎服。治本方证呕吐甚者。二药均有燥湿醒脾、降逆止呕之功,能奏温中降逆功效。是偏浊阴上逆的加法。

枳实理中汤(《太平惠民和剂局方》):即本方加枳实、茯苓。治脾胃虚寒,脘腹痞满,腹胀腹痛。枳实有行气消痞作用,茯苓有淡渗利湿功效,用于中焦虚寒,津气阻滞而生疼痛之证,可谓合拍。是偏气滞的加法。

加味理中汤(《澹寮方》):即本方加陈皮、半夏、茯苓、细辛、五味子。加姜枣煎服。治肺胃俱寒,咳嗽。加入祛痰的二陈,止咳的细辛、五味,能奏温中化痰之效。原方加胡椒,名胡椒理中汤。治脾肺虚寒,作嗽不止。其温运脾阳之功亦较原方为强。是兼治肺的加法。

治中汤(《张氏医通》):即本方加青皮、陈皮,治冷食积滞。体现温中行气法则。是兼气滞的加法。

增损理中丸(《外台秘要·引延年方》):即本方加厚朴、茯苓。治霍乱吐利,下气能食。加入醒脾利气的厚朴,甘淡渗湿的茯苓,体现温中健脾、利气行津法则。是兼津气逆乱的加法。

茯苓理中汤(《外台秘要》):即本方去白术,加茯苓、木瓜。

治霍乱,脐上跳动。脐上跳是水气已动现象,也是经脉挛急之征,故加淡渗利水的茯苓,柔肝舒筋的木瓜。是兼肝的加法。

理苓汤(《朱氏集验方》):即本方与五苓散同用,水煎服。治胃虚食滞,喘胀浮肿,小便不利。又名二宜丸,治泄泻。肾命气化失常,脾胃运化不及,水液失调,用此方两治脾肾,可谓对证。是温中与利水同用的结构。

附子麻黄汤(《三因方》):即本方加附子、麻黄,水煎服。治寒湿所中,昏晕缓弱,或腰背强急,口呙,语声混浊,心腹膜胀,气上喘,不能动。寒湿阻于中焦,当用理中法温运中阳,本方妙在加入温肾化气的附子,宣降肺气的麻黄,三焦并治,使水液运行无阻,何患寒湿不除。是三焦同治法。

连理汤(《张氏医通》):即本方加黄连、茯苓,水煎服。治脾胃虚弱,呕吐酸水,亦治虚痞。治泄泻亦有疗效。张石顽说:"暑泻,盛暑逼于外,阴冷伏于内,非连理汤不可。"是寒热共用的配伍形式。

疏黄饮子(《医经会解》):即本方加茵陈,水煎服。治寒湿发黄。是寒热共用的配伍形式,也是肝脾同治的配伍形式。

胶姜理中汤(《魏氏家藏方》):即本方加阿胶、艾叶、当归、黄芪。水煎服。治脾虚便血。体现益气摄血法则,也是肝脾同治的配伍形式。

理中加二味汤(《外台秘要》):即本方加当归、白芍。治霍乱吐下,胸满腹满。加入当归活血调肝,白芍柔肝缓急,胃肠挛急而见吐利腹痛,投此最为恰当。

上述加减方的适应证,反映了脾胃功能失调引起气血津液各个方面的病变。其结构反映了五脏的变化,体现了不同的治法。学者若能细心揣摩,则理中之用,可以自如,理中之变化,亦有理可循。

2. 温 胆 汤

出自《三因方》,主治呕吐、嘈杂、心悸、不眠、眩晕、癫痫等病或胆怯易惊、胸闷痰多,脘腹痞胀,口苦微渴,小便黄赤,短数,苔黄而腻,脉象滑数或弦数或湿热证,历代医家多从胆胃不和、痰热内扰立论,独吾师从邪留少阳三焦气分,寒热起伏入手,理解运用此方,让后学者颇有耳目一新、豁然开朗之感。

剖析方证病理:吾师认为,此方所治证候虽多,均由少阳枢机不利,津气失调,气郁化热,液聚成痰,痰(湿)热阻滞少阳三焦所致。少阳三焦为津气升降出入通道。津气流通,有赖胆气升发,脾气输运,肺气宣降。如果外感六淫之邪,少阳枢机不利,影响胆气不舒,脾运障碍;内伤七情之变,影响三焦津气失调,均可形成气郁化热、液聚为痰的病理改变。痰浊中阻,可见嘈杂似饥;浊阴上逆,则恶心呕吐,上犯于肺,则胸闷痰多;阻碍清阳上升,反为痰热上扰,故头目眩晕;阴阳升降出入之路被阻,则心烦不眠;痰热侵扰心神,则心悸易惊;阻滞机窍,蒙蔽神明,则为癫痫。上述种种征象均非痰热所独有,应见胸痞、痰多、口苦、苔腻、脉数,才是气郁津凝化热之象,所以这组征象也就成为痰热的辨证依据。

精解组方原理:吾师认为,上述诸症治疗之要,全在化其痰浊,疏其气滞,恢复三焦津气升降出入之常。故用半夏燥脾湿而祛痰涎,陈皮化湿浊而复脾运,竹茹化痰涎而清郁热,茯苓渗水湿而通水道,令脾运健而湿痰去,水道通而津液行,此四者为痰湿而设。痰浊阻滞少阳三焦,必然妨碍卫气升降出入,卫气升降出入异常,必然妨碍水津正常运行,治痰若不治气,显与病理不符。故以陈皮之辛香以醒脾利气,枳实之苦泄以下气消痰,脾气运行无碍则津行无阻,津行无阻则痰不再生。少用甘草和胃健脾,姜枣调和营卫,合而用之,能奏清热化痰、理气行滞功效。所治诸症均见于上部,这是痰随气升使然,选用枳、陈降泄胆胃,欲使痰随气降尔。此方每多用于呕吐者,因方中陈皮、枳实、半夏、竹茹均具降逆之功也。

对比分析方义:本方是由《备急千金要方》温胆汤加茯苓、大枣而成。其结构较《备急千金要方》更为完善。湿温邪留气分,症见寒热起伏,是阳为湿遏,郁极而通,继而复郁之象;胸痞腹胀,是三焦湿郁,气不升降之征。此方有竹茹清热,半夏燥湿,陈皮芳化,茯苓淡渗,与治疗湿热方剂的结构相同,所以《外感温热篇》说:"邪留三焦,亦如伤寒中少阳病也。彼则和解表里之半,此则分消上下之势,随证变法,如近时杏朴苓等类,或如温胆汤之走泄。"走泄就是通的意思。

辨明疑点重点:指出掌握此方,当明析一个疑点:此方通常视为清热化痰之方,何以方名温胆?罗东逸虽有"和即温也,温之者,实凉之也"的解释,亦难令人一目了然。须知古人常以胆经代表少阳病变,言胆则三焦亦在其中。三焦痰凝气阻是此方的基本病理。湿为阴邪,宜于温化;气郁不畅,亦宜温通。此方重用辛温的陈皮,芳香化湿,醒脾利气;辛温的半夏,燥湿祛痰;平性的茯苓,淡渗利湿;辛凉的枳实,下气消痰;虽有清热化痰的竹茹,仍然体现以温通三焦津气为主的结构。所以温胆实指温通少阳三焦津气而言。如此理解,对于此方所治诸症也就一目了然。

辨析适应病症:吾师对本方的临床应用归纳如下。

本方原治"心胆虚怯,触事易惊,或梦寐不祥,或异象惑,遂致心惊胆慑,气郁生涎,涎与气搏,变生诸证。或短气悸乏,或复自汗,四肢浮肿,饮食无味,心虚烦闷,坐卧不安"。说明气郁生涎,涎与气搏,是变生诸证根源;惊悸不寐,是本方主症。

此方既治痰热为患,又治三焦湿热留恋,用途较为广泛,并可随证加减,增强疗效。眩晕可加白芍、赭石、黄芩清热平肝,祛痰降逆;呕吐可加黄连、苏叶,或白芍、赭石清热祛痰,降逆止呕;不眠可加川芎(剂量宜重)、枣仁、五味子祛痰清热,养心安神;心悸可加牡蛎镇心宁神,泽泻利水渗湿;嘈杂似饥可加姜汁炒黄连以祛痰浊而清邪热;癫痫可加皂荚、白矾、郁金、菖蒲涤痰开窍;耳鸣、耳聋可加柴胡、钩藤、菊花、石菖蒲、通草化痰行水,息风开窍。

辨析化裁要义:吾师还特别举后世化裁之法,以便学者更全面地掌握此方。

十味温胆汤(《证治准绳》):半夏、枳实、陈皮各 6g,茯苓 5g,酸枣仁(炒)、远志(去心,甘草汁煮)、五味子、熟地、人参各 3g,炙甘草 2g,生姜 5 片,红枣 1 枚。水煎服。治心胆虚怯,触事易惊,四肢浮肿,饮食无味,心悸烦闷,坐卧不安。此即温胆汤去竹茹,加益气养血、补心宁神的人参、熟地黄、五味子、枣仁、远志而成。有化痰宁心之功。《世医得效方》未去竹茹。《金匮翼》则去五味子。治证同。

加味温胆汤(《医汇》):本方加人参、酸枣仁、远志。水煎服。治病后虚烦不寐,或触物惊悸。有益气补虚、养心宁神功效。

高枕无忧散(《古今医鉴》):人参 15g,石膏 9g,陈皮、姜半夏、茯苓、枳实、竹茹、麦冬、龙眼肉、甘草各 5g,酸枣仁 3g。水煎服。治心胆虚怯,昼夜不睡,百方无效,服此一剂如神。此方配伍石膏清其气热,是其独特处。枣仁剂量应该加重。

3. 补中益气汤

补中益气汤出自《脾胃论》,由黄芪、人参、白术、炙甘草、陈皮、当归、升麻、柴胡组成,乃东垣专为中气不足,清阳下陷而设,以此治疗脾胃阳气下陷的烦热、头痛恶寒、渴喜热饮,而脉象洪大无力之证。后世进一步扩充,用来治疗气虚不荣、气虚不固、气虚不摄、气虚不举、气陷不升、气郁不达诸证

剖析方证病理:吾师深刻指出:此方所治一切证候,均属中气不足,清阳下陷机理。脾胃为后天之本,气血生化之源,阴阳升降之轴。饮食劳倦,脾胃受伤,生化不及,谷气有亏,于是声低息短,少气懒言。中气不足,卫气随之亦虚,表卫不固,于是畏寒怯冷,自汗头痛。气有统摄津血作用,中气不足,气不摄血,血从窍隧而出,则便血、崩漏;气不摄津,阴津下溜,则久泻、久痢、尿频、失禁;气不摄精,精华外泄,则乳汁自出,溺后精出。中气不足,清阳下陷,无力升举,则脏器下垂而阴挺、脱肛。清阳下陷,阳气不能上头,血不上濡,清空失养,则目

眩、耳鸣诸症见矣。阳气内郁而不外达,下陷而不上升,于是身热、自汗、口渴。上述六类见证,前三类是中气不足的病理改变,后三类侧重于清阳下陷。

精解组方原理:《素问·至真要大论》说:"劳者温之……损者益之","下者举之"。病由脾虚气弱,当以甘温药物温养脾胃,补益中气;此证不仅气虚,且呈清阳下陷,治宜双管齐下,一面补中益气,一面升阳举陷,使脾胃健运则卫气有源,清阳复位则诸症自愈。方中黄芪补肺气,实皮毛,益中气,升清阳,对于气虚不足、表卫不固、清阳下陷诸证,可以全面兼顾,故是主药。人参能补下焦元气,壮脾胃谷气,益上焦肺气,得健脾益气之白术、甘草相助,则脾肾生机旺盛,卫气有源,与黄芪共建开源节流、补中益气之功。升麻升发中焦脾阳,柴胡升发下焦肝气,协助黄芪共收升阳举陷之效。佐陈皮醒脾利气,使补气而无气滞之弊;当归养血调肝,温煦少阳春升之气,亦各有所取。

究明研用要点:学习此方,吾师强调应注意以下六点。

一是此方所治一切病证均属气虚下陷机理,涉及内外上下各个部位和气血津精各个方面,征象虽然不同,本质是一致的,充分反映了治病求本和异病同治的精神。

二是此证虽因中气不足引起,却应联系少阳三焦才能阐明所有机理。如果仅从脾胃解释,终因不能联系内外上下而使学者难明其理。

三是此方能治气虚下陷,阳郁不达的假热征象。有热象而用甘温之品,故称甘温除热。临床所见假热的机理不一,有因营卫不和而发热,调其营卫,令卫气与营气和谐,则热象自除,如桂枝汤与小建中汤证即是。有因大量失血,血虚气无所依,浮越于外而发热,实卫固表,兼以养营,阳气内归,则热象自除,如当归补血汤证即是。有因肝失疏泄,阳气内郁而长期低热,疏达气机,阳气不郁,则热象自除,如逍遥散、柴芍六君子汤证即是。此因阳气下陷而不上升,内郁而不能外达,形成假热,用此方益气升阳,使清阳复位则假热自除。由此观之,甘温除热一法,是为卫气不和、外浮、内郁、下陷者设。若阴盛格阳而呈真寒假热,宜投辛热的干姜、附子以益火消阴;阴津亏损,阴不制阳而发热,宜投咸寒清润的玄参、地黄以养阴配阳;三焦湿郁,阳为湿遏而发热,宜投芳化淡渗之品以通调津液,虽皆呈热象而治法悬殊,不得称为甘温除热,须当明辨。

四是此方出自东垣,东垣临床经验丰富,所制当归补血、滋肾通关、补中益气诸方,常为后人称道,但其说理欠通,令人难解,此方即是一例。所谓发热系因"元气不足而心火独盛","脾胃气虚则下流于肾,阴火得以上乘土位"云云,不仅令人费解,且易混淆发热概念。果如所言,此证是因"心火独盛","阴火上乘土位",又用升阳的升柴助其上升,有悖于理矣!

五是或谓此证的发热,是"湿浊下流,郁遏下焦阳气"所致。果如所言,无湿则不发热。而临证使用此方的指征却恰好相反,只有纯虚无滞,才可放胆而投,若夹湿邪,服后反增胀满。由此观之,湿浊下流,郁遏下焦阳气之说亦殊不可从。本方虽亦能治湿浊下流的久泻、久痢;水道失调的小便不通、淋漓、失禁等症,却是气不升举才致水液失调,本质并非气为湿遏,学者留意。

六是柯韵伯云:"是方也,用以补脾,使地道卑而上行;亦可以补心肺,损其肺者益其气,损其心者调其营卫也;亦可以补肝,木郁达之。惟不宜于肾,阴虚于下者不宜升,阳虚于下者,更不宜升也。"柯氏之说亦不尽然,小便淋沥、失禁、尿血、崩漏、子宫脱垂,都是肾系病变,却有宜于此者。

辨析适应病症:对于本方的临证应用,吾师认为,中气下陷常表现在外、在内、在上、在下四个方面的气虚下陷、津液不固、营血外溢、阴精失守征象,因而从气分病变、血分病变、津液病变、精液病变、脏器下垂、禁忌六个方面进行了总结。

一是气分病变:是气虚下陷本身反映出来的征象。

气虚生热:中气下陷,阳气内郁,可以呈现身热、自汗、渴喜热饮、脉大而虚等假热证,用此法升举下陷之阳,使清阳上升,阳气外达,则热象可除,此即甘温除热的道理之一。

反复感冒:卫气有固护体表、防御邪侵的功能。卫阳既虚且陷,不能卫外,所以常患感冒。通过益气升阳,可使阳气外达,表卫得固,自无反复感冒之忧。

眩晕、耳鸣:气虚下陷,清阳不能上头,津血也就不能濡养清空(实际是因心气不足,无力输送阴血上头,西医称为低血压),空窍失其温煦和濡养,所以出现耳鸣。故《灵枢·口问》说:"人之耳鸣者,何气使然? 耳者,宗脉之所聚也,故胃中空则宗脉虚,虚则下溜,脉有所竭者,故耳鸣。"如果测其血压低下,可用此方。

便秘、腹胀:中气下陷,胃肠传导乏力而致便秘;或因无力推动气行,因虚而滞,因滞而腹胀,用此方可使脾气健运,传导正常。此种阻塞不通证候而用补法治疗,体现塞因塞用的治疗方法。

四肢不用或十指与面部麻木:有脾虚征象的,可用本方补中益气,气充则四肢得荣,面部得养。但应与湿浊鉴别,无湿方可投之。

二是血分病变:气能摄血,气虚且陷,血失气摄,可见便血、尿血、血崩、肌衄。此方因有益气升陷、实卫固表之功,所以宜于下窍及体表出血。

三是津液病变:津随气行,气充则津液内守,气虚则津液外泄;气升则津随气升,气陷则津液下流。设若气虚下陷,可呈津液外泄和下流征象。

自汗:《张氏医通》谓:脾虚而自汗者,壮其中气,可以使用本方。俾卫气充盛则津为气固而不外泄。

小便不通、淋涩:是气虚下陷,湿浊随气下流,引起水液失调的病理改变。可在此法的基础上加茯苓、泽泻、木通、车前之类成为升清降浊双管齐下、升降并调的配伍形式。

小便频数、失禁:是气虚不能摄水与阳虚不能化气所致。

可用本方加温阳化气的附子,固精敛气的山药、五味子,或与缩泉丸同用。

久泻:《张氏医通》谓:"久泻谷道不合,或脱肛,乃元气下陷,大肠不行收令而然,补中益气加诃子、肉果、五味、乌梅肉为丸。"是益气升陷与收涩止泻法合用的化裁。

四是精液病变:包括溺后常有精出、乳汁自出等症,用此方益气摄精,可以获效。溺后精出,是前列腺炎,可加黄柏、萆薢;乳汁自出,可加山药。

五是脏器下垂:包括子宫脱垂、脱肛、肾下垂、胃下垂,胞睑下垂等症。气虚不举仅是引起脏器下垂的原因之一,联系内脏的系膜或管道因受湿而松弛才是引起脏器下垂的重要原因,所以治疗脏器下垂,可用本方加燥湿化浊的苍术、半夏、砂仁、枳壳,或收涩的白矾之类提高疗效。

六是禁忌:张景岳云:"表不固而汗不敛者不可用;外无表邪而阴虚发热者不可用;阳气无根而格阳戴阳者不可用;脾肺虚甚而气促似喘者不可用;命门火衰而虚寒泄泻者不可用;水亏火亢而衄血吐血者不可用;四肢厥而阳虚欲脱者不可用。总之,元气虚极者不可泄,阴阳下竭者不可升",确属至理名言,尤其最后两句堪称禁用本方的总纲。

4. 胃 苓 汤

胃苓汤出自《丹溪心法》,由平胃散合五苓散组成,乃朱氏专为寒湿困脾、肾失气化、水液失调导致的脘痞腹胀,食少便溏,肢体重痛,或水泻,或水肿,舌淡、苔白、脉濡者而设。吾师详细论述了掌握此方的四大见证、五个要义,使后学者更能一目了然地把握此方的临床运用。

剖析方证病理:吾师分析此方可以用于四类见证:①水泻,大便清稀如水,一日数行;②水泛为肿,下肢尤甚;③湿阻中焦,脘痞腹胀,食少便溏;④湿滞体表,肢体重痛。

四类见证若按脏腑定位,应是脾肾功能失调;兼见舌淡苔白,若按八纲辨证,病性属寒;若按气血津液辨证审察基础物质的盈虚通滞,当是津液失调。所以此证属于脾不运湿,肾失气化,水液失调机理。多因外感寒邪,内入脏腑,或内伤生冷,直接伤脾,以致脾运失司,湿凝气滞,表现为脘痞腹胀,食少便溏,甚至大便清稀如水,一日数行;津凝为湿,滞于体表,遂致肢体重痛,甚至水肿。此证虽以脾不运湿为主,亦当归咎肾的气化失常,因为舌淡苔白便是阳虚佐证。

精解组方原理:吾师指出,诸症治疗精要在于燥湿运脾与化气行水并举,促使脾肾功能恢复,水液运行无阻,诸症可以向愈。故此方以平胃散与五苓散两方相合而成。平胃散是治寒湿困脾的主方,体现燥湿化浊法则,用于脘痞腹胀、食少便溏、肢体重痛等症,颇为合拍。五苓散是治肾系气化失常的主方,体现化气行水法则,用于吐、泻、水肿等症亦合符节。两方相合,能收燥湿运脾、化气行水功效,体现了脾肾同治的配方法度。

究明研用要点:吾师还强调研究此方,应把握以下五要义。

要义一:就病机而言,所治各证的基本病理都是脾肾功能障碍或衰弱,引起水液失调。

要义二:就治法而言,体现了燥湿运脾、化气行水法则,能够兼顾脾肾两脏。

要义三:就方剂结构而言,有健脾燥湿的二术,醒脾化湿的陈、朴,温阳化气的桂枝,淡渗利湿的苓、泽,反映了较为完善的配方法度。

要义四:就选药而言,所用陈皮、厚朴既可醒脾化湿,又可疏畅气机,照顾到了湿阻其气、气机不畅的病理改变;所用桂枝,既可助肾化气,又可温通血脉,照顾到了津碍其血,血运不利的病理改变,反映了以除湿行津为主,兼调气血的用药法则。

要义五:此方用治水泻,因有淡渗利水的苓、泽,体现了利小便以实大便的分利法。

辨析化裁要义：为更好地运用此方，吾师特别强调要以舌淡、苔白、脉缓为其辨证要点。并指出：此方用治脾胃功能障碍的水泻，疗效甚佳。或加干姜温运脾阳，治疗中寒较甚的水泻尤宜。用治水肿，审其确属脾肾同病，亦可获效。阳虚较甚，加附子增强温阳化气之功。若兼表闭，加入麻黄、细辛。嗜睡：兼见四肢倦怠，或大便泄泻，苔白脉缓，此为湿胜，宜胃苓汤。还以前人对此方的两例化裁，提示临床运用成方，可根据证情，随证加减，才是运用古方的精要所在。

加味胃苓汤（《婴童类萃》）：苍术 6g，厚朴 4g，陈皮、桂枝、白术、茯苓、猪苓、泽泻各 5g，紫苏、香附各 4g，木香 3g。阶沿草 10g，淡竹叶 30 片，生姜 3 片，水煎服。治一切水肿胀满，随证加减，功效如神。此方不仅燥湿运脾，化气行水，脾肾同治。加入开宣肺气的紫苏，调气疏肝的香附，疏畅三焦的木香，通调三焦之气，治肿而调其气，是因三焦为津气共行之道，气行则水行。调气兼顾上、中、下三焦，构思亦较缜密。

香砂胃苓汤（《摄生众妙方》）：即胃苓汤加藿香、砂仁。水煎服。治证同。加藿香兼宣肺卫，砂仁芳香醒脾，方制更佳。

（三）肝胆系统方论撷英

1. 当归四逆汤

当归四逆汤出自《伤寒论》，特为寒伤厥阴，脉急血滞而设，体现了温经舒脉、调营通滞法。仲景以此治疗寒伤厥阴，血脉凝滞，手足厥寒，脉细欲绝之证。后世诸先贤及吾师还用之治疗寒凝血脉，经期腹痛、经水不调，一身习习如虫行，每日头痛者及病人自觉腹中或左或右有冷处；或自腰至股，或一体一足觉冷者腹中挛急，四肢酸痛，以及寒湿在表，肢体酸痛者，吾师还特别指出此方能够温经散寒，通调气血津液，舒缓筋脉挛急，凡属经脉因寒而引收，气血因寒而凝涩不通的寒冷、疼痛之证，皆可使用，故以冷痛为使用本方指征，不必拘于手足厥寒一证。

剖析方证病理：吾师认为肝主身之筋膜，筋脉遇寒则收引，遇热则松弛；肝为藏血之脏，血遇寒则凝涩，遇热则沸溢。今因寒伤厥阴，血脉受病，血因寒而凝涩，脉因寒而收引，凝涩则血行不利，收引亦有碍血运，阳气不能与营血达于四肢末端，遂致手足厥寒，脉细欲绝。故本证病在厥阴，病因为寒，主症为手足厥冷。其机理是：因寒伤厥阴而引起脉络收引，血液凝涩，因血脉收引、凝涩而产生诸症。

精解组方原理：外入之寒，温必兼散，故方用辛温走散的当归、桂枝、细辛温经散寒，祛邪出表。此证不仅血因寒凝，津气亦因寒滞，故用当归、桂枝畅旺血行，温通血脉；细辛行散滞气，宣通腠理；木通渗湿行津，利其水道，使脉内之血与脉外之津气齐通，则阳气能达于四末而手足温矣！芍药味酸，能使挛急的筋脉和柔，重用草、枣，有甘以缓急之意，芍甘相伍，则挛急的筋脉舒矣！综上可知，此方有温经散寒、通利气血津液、柔和筋脉之功，既能消除致病原因，又能调理脏腑功能，也能流通气血津液，所以配伍颇为完善。

《直指方》谓："官桂、当归，温血之上药也。"此方以当归、桂枝为主药，殆为温通血脉而设。方书咸谓归芍是治血虚，证之临床，用于血虚者鲜，用于血寒而凝者多，谓为血虚，义似欠妥。

辨析化裁要义：临床运用，可化裁如下。

当归四逆加吴茱萸生姜汤（《伤寒论》）：即本方加吴茱萸12g、生姜24g。水煎服。原著谓："手足厥冷，脉细欲绝者，当归四逆汤主之；若其人内有久寒者，宜当归四逆加吴茱萸生姜汤。"亦治冻疮；缩阴腹痛，手足寒冷者；月经不调，小腹冷痛者；头痛、干呕、脘腹痛者。本方吴茱萸用至二升，比吴茱萸汤尚多一倍；生姜用至半斤，比吴茱萸汤尚多二两，盖欲借助二药温散寒邪，宣通津气，故非重用不为功。凡寒甚者，均宜投此。

通脉四逆汤（《济生方》）：即本方加附子。水煎服。治霍乱多寒,肉冷脉绝。加入附子温阳化气,振奋心阳,用于脉微欲绝之证颇为合拍。

2. 龙胆泻肝汤

龙胆泻肝汤出自《医方集解》,乃为肝经湿热而设,体现了清肝泻火、利水渗湿法。吾师立足少阳三焦剖析方理,提示该方要义,启发式地引导后学者灵活运用此方。

剖析方证病理: 主治肝胆湿热上壅之头痛晕胀,目赤肿痛,耳聋耳肿或肝胆湿热下注导致的小便淋涩,阴囊潮湿,阴痒阴肿,带下臭秽稠黏,口苦,急躁易怒,舌红苔黄,脉象弦数或濡数等。而总以头痛晕胀、目赤肿痛、耳聋耳肿、小便淋涩、阴痒带下为主症,属于肝胆湿热上壅,或肝经湿热下注所致。所有征象均见于肝胆经脉循行部位,故病位在肝;口苦、易怒、舌红、苔黄、脉数都是热象,故病性属热;再从气血津液辨证察其盈虚通滞,此证偏于少阳三焦气分;头胀、耳肿、目肿及前阴诸疾都是少阳三焦水湿阻滞现象,故属肝胆湿热。湿热上壅于头,则头胀、头痛、昏眩、目赤肿痛,耳肿耳聋等症见矣!湿热从少阳三焦下注前阴,则小便淋涩、带下稠黏、阴囊潮湿、阴痒阴肿等症见矣。

精解组方原理: 吾师指出:湿热见于肝经,自宜清肝泻火,利水渗湿,湿热一去则诸症自除。龙胆草能清肝胆实火而除下焦湿热,泻火除湿,两擅其功,故是本方主药。黄芩、栀子协助主药清泻肝火;木通、泽泻、车前子协助胆草利水渗湿,使湿热从前阴而出,五药为辅,与主药共奏清热除湿之效。"木郁达之,火郁发之",气郁化火,故用柴胡达之发之。肝为藏血之脏,火郁须防损伤肝血,故佐养血的生地黄、当归以预护其虚。诸药苦难下咽,寒凉害胃,故用甘草调中和药。药味多用酒炒,又于清泻之中寓有疏散之意。此方清中寓疏,降中寓升,泻中寓补,清气为主,兼凉其血,符合肝胆生理特点,不愧为"治肝良方"。

究明研用要点: 指出学习此方,应该注意两点。

一是此方所治诸症属于肝经湿热为患,病位偏于少阳三焦气分。正因病在少阳三焦气分,征象才可见于上下不同部分。

二是配伍柴胡有透热出表之功,通、泽有导热下出之意,展示了为热寻求出路的配方法度。配伍生地黄不仅是预防热邪伤阴,也有兼清血热之意,何以知之,从兼见舌红知之。

辨析适应病症:吾师结合实践经验,将此方的临证应用归纳为3个方面。

一是上述诸症,审属肝经湿热为患,但见一证即可使用,不必悉具。但须兼见口苦、舌红、苔黄、脉象弦数,否则不能使用。

二是头痛晕胀,加钩藤、牡蛎平肝潜阳,或牛膝引血下行。目赤肿痛,加桑叶、菊花疏散风热,千里光、连翘清热解毒;热盛者,加大黄釜底抽薪。耳聋是湿热闭阻清窍,可加石菖蒲芳化湿浊,细辛辛通气机,开其壅闭。耳肿化脓,加金银花、连翘、蒲公英之类增强解毒之功。胁痛、口苦,加枳壳、半夏、茵陈之属利胆除湿。小便淋涩,重用柴胡,并加解毒药物;兼见食欲不振,加砂仁、半夏、白蔻等药燥湿运脾。阴痒阴肿,加地肤子、白鲜皮祛风除湿。带下稠黏臭秽,加樗根皮、木槿皮、乌梅、白矾之属解毒、收敛止带;若系赤带,加莲须、丹皮以凉血、收敛。遗精,可加牡蛎平肝固涩。带状疱疹,可加茵陈、贯众、蚤休。

三是现代用治顽固性偏头痛、头部湿疹、高血压、急性结膜炎、虹膜睫状体炎、前房积脓、外耳道疖肿、鼻炎、急性胆囊炎、急性肾盂肾炎、膀胱炎、尿道炎、外阴炎、睾丸炎、腹股沟淋巴腺炎、急性盆腔炎、带状疱疹等病属肝经湿热者。

3. 小 柴 胡 汤

小柴胡汤出自《伤寒论》,原为邪踞少阳病机而设。仲景对本方的运用已颇为丰富,后世不断发展、扩充,迄今,本方所适应的病症以及加减化裁不下数十种。吾师之前,所有方书均未作全面总结,系统研究,唯吾师始从源到流,择其精要,并结合自己丰富的临床经验,对本方作了深入、全面、系统的总结,现辑要归纳如下。

剖析方证病理:吾师明确指出,小柴胡汤针对的是邪在少阳半表半里的病症,并进一步深入分析少阳包括手少阳三焦经和足少阳胆经,此方所治,侧重于手少阳三焦经。三焦由膜原和腠理组成,是阳气升降出入之所,水液运行之区。设若平素正气不足,腠理不密,风寒由表入里,踞于少阳,必然影响卫气的升降出入,水液的运行敷布,胆汁的输泄流通,筋膜的和柔活利,表现为病态。邪犯少阳,运行于三焦的卫气欲祛邪出表,外入的风寒欲胜正入里,邪胜正负,阳气内郁则恶寒;正胜邪负,阳气外达则发热,正邪纷争,相持不下,遂往来寒热。

口苦、咽干、心烦、发热等症是阳气为邪所郁,不能疏达于外,气郁化热所致,这是气的病理改变。邪踞少阳,津液流通受阻,三焦湿郁,升降失司,以致小便不利,凌心而悸,犯肺而咳,上干清阳而眩晕,内侵胃肠而食减、呕逆,这是津的病理改变。邪从三焦内归胆腑,胆经气郁,胆道不利,胆汁流通受阻,遂致胁下痞硬,胀满、疼痛,这是胆系的病理改变。膜原是三焦组成部分,邪犯少阳,气郁津凝,亦将影响筋膜的和柔而见目眩、干呕、项强、疼痛等症,这是组织结构的病理改变。综上,此证有基础物质发生病变的气郁津凝征象,亦有组织结构失去和柔的挛急、紧张征象;有手少阳三焦征象,亦有足少阳胆经征象;有少阳兼厥阴征象;亦有胆胃不和征象;有上焦心肺征象,亦有下焦肾系征象,病本虽在少阳,征象可以见于五脏。

此证有正气不足与邪气侵袭的病理同时存在,治宜扶正祛邪;有半表之寒与半里之热的病理同时存在,法当表里同治;有气郁化热与津凝为湿的病理同时存在,理应寒温共用;有清阳不升与浊阴不降的病理同时存在,又宜升降并调。采取上述治疗措施,使正气旺盛,邪气得除,表邪得解,里滞得疏,郁热得清,湿邪得化,清气得升,浊阴得降,而三焦和调。此种结构不同于汗、下、温、清诸法,能使表里寒热虚实升降和调,故以和解少阳名之。

精解组方原理:针对上述病理,吾师指出:方中柴胡是治少阳要药,有疏畅气机、升发阳气、透邪达表、解除郁热之功,本方以此透达少阳半表之邪,发泄气郁所化之热,疏畅三焦气郁之胀,升发郁结不伸之阳,作用全面而用量独重,自是方中主药。黄芩有清肺胃肝胆之功,与柴胡为偶,则柴胡能舒展阳气而消除发热之源,黄芩能清泄肝胆而专清已郁之热;半夏燥湿运脾,生姜温胃散水,三焦湿郁而独取中焦者,盖中焦为水液升降之轴故也。人参、甘草、大枣大补元气,配入方中,可以扶正祛邪和防范邪气入里,增强祛邪药效而为督阵之师。甘草、大枣之甘,又可缓肝之急而使膜络和柔,七药同用,能奏和解少阳之效。

此方既有柴胡疏散半表之邪,又有黄芩清泄里热,姜夏燥湿行津,是表里同治法;既有柴胡、黄芩之凉以清解气郁所化之热,又有半夏、生姜之温以辛燥津凝之湿,是寒温共用法;既有柴、芩、姜、夏等药祛其邪,又有人参、草、枣等药扶其正,是扶正祛邪法;既有柴胡升发清阳,又有姜夏降泄浊阴,是升清降浊法;既有柴、芩、姜、夏调其津气,又有甘草、大枣缓和膜络,是膜络津气同治法。将和解表里、平调寒热、升清降浊、通利三焦、扶正祛邪、膜络津气融为一体,其结构可以兼顾表、里、寒、热、虚、实、升、降、津、气、膜、络各个方面。

究明研用要点:由于少阳三焦是联系表里上下、五脏六腑之枢,津气升降出入之路,本方结构又系寒热并用,补泻兼行,所以此方用于临床也就可表、可里、可温、可清、可升、可降、可补、可泻;若从三焦论治,则上焦气郁津凝的咳、悸、昏、眩,中焦津气逆乱的食少、呕逆、便秘,下焦气郁津凝的疼痛、尿少,皆能治之。以此方进退化裁,可治气郁、津凝、液阻(黄疸等)、失血等症,用途之广,配伍之佳,古今名方,罕与其匹,故是和解少阳的总方。正如清代医学家章楠所谓:"仲景分六经病证,各有主治之方。如桂枝汤、小柴胡同为和剂,而桂枝专和营卫,为太阳主方;柴胡专和表里,为少阳主方,以其各有部位深浅不同也。小柴胡汤升清降浊,通调经腑,是和其表里以转枢机,故为少阳之主方。"

辨析适应病症:本方的临证应用,仅《伤寒论》及《金匮要略》所载即有 19 条之多,后世又将此方广泛用于内、外、妇、儿、五官各科,内容极为丰富。吾师博纵古今,并结合自己的运用心得作了符合临床实际的归纳、解释,很有参考价值,兹整理于后,以广其用。

《伤寒论》第 96 条指出:"伤寒五、六日中风,往来寒热,胸胁苦满,嘿嘿不欲饮食,心烦喜呕,或胸中烦而不呕,或渴,或腹中痛,或胁下痞硬,或心下悸,小便不利,或不渴,身有微热,或咳者,小柴胡汤主之。"此条反映了五脏上下表里各部症状,若不联系手少阳三焦分析,势必很难令人理解。

《伤寒论》第 97 条指出:"血弱气尽,腠理开,邪气因入,与正气相搏,结于胁下。正邪分争,往来寒热,休作有时,嘿嘿不欲饮食。脏腑相连,其痛必下,邪高痛下,故使呕也,小柴胡汤主之。"此条说明了这样几个问题:一是平素气血不足,腠理不密,邪气才能乘虚而入。二是寒热往来是邪气与正气相搏,正邪纷争的病理反映。三是"脏腑相连,其痛必下,邪高痛下,故使呕也",是指肝胆与脾胃相连,肝胆有邪,可以引起腹痛和呕逆等脾胃病变。是仲景论述本方证病机及胆胃不和的条文。

《伤寒论》第 99 条指出:"伤寒四五日,身热恶风,颈项强,胁下满,手足温而渴者,小柴胡汤主之。"颈项强而身热恶风,似桂枝汤证,胁下满则非桂枝汤证矣! 故用此方和解少阳,流通津气,柔和筋脉。方中甘草、大枣,当作缓急解释。

《伤寒论》第 100 条指出:"伤寒,阳脉涩,阴脉弦,法当腹中急痛,先与小建中汤,不差者,小柴胡汤主之。"本方所治腹痛,病在胆胃,疼痛部位当在剑突或肋缘下面。初起难分寒热,可先用温中补虚、柔肝缓急的小建中汤,从中焦虚寒、肝木克土论治;不效,再用本方清热利胆,开郁行津,缓急止痛,从胆经湿热论治;若寒热错杂,可用柴胡桂枝汤。

《金匮要略·妇人杂病脉证并治》指出:"妇人中风,七八日续来寒热,发作有时,经水适断,此为热入血室,其血必结,故使如疟状,发作有时,小柴胡汤主之。"肝藏血,血室即指肝脏。肝胆同居,用此方疏利枢机,可使内陷之邪仍从表解,其血不结,寒热如疟状可愈。此条示人以脏病治腑之法。

《伤寒论》第229条指出:"阳明病,发潮热,大便溏,小便自可,胸胁满不去者,与小柴胡汤。"大便溏,小便自可,说明二便通利,二便通利而发潮热,胸胁满不去,自是气郁津凝于胸胁使然,故用本方疏通少阳津气。

《伤寒论》第230条指出:"阳明病,胁下硬满,不大便而呕,舌上白苔者,可与小柴胡汤。"便秘的机理甚多,热盛伤津,肠中燥结,舌苔黄燥者,可用承气汤类寒下;寒冷积滞,肠失传导,舌质淡嫩者,可用温脾汤类温下;阴虚肠燥,燥结不通,舌红少苔者,可用增液汤类润下;此证便秘而见苔白,是津凝不布之象,既非寒下之所宜,又非温下之所对,润下更在禁例,投小柴胡汤疏畅三焦津气,使津气和调于五脏,洒陈于六腑,庶无燥结之忧。这种便秘以三五日一行,经年如此,别无所苦为其特征,胁下硬满则是使用本方依据。

《伤寒论》第266条指出:"本太阳病不解,转入少阳,胁下硬满,干呕不能食,往来寒热,尚未吐下,脉沉紧者,与小柴胡汤。"胁下是肝胆部位,胁下硬满而干呕不能食,往来寒热,自是少阳病无疑。

《金匮要略·黄疸病脉证并治》指出:"诸黄,腹痛而呕者,宜柴胡汤。"无论何种黄疸,只要兼见腹痛、呕吐,均可暂用本方疏利三焦,通调胆经。

《伤寒论》第101条指出:"伤寒中风,有柴胡证,但见一证便是,不必悉具。"此条说明只要病机属于邪在少阳,见到一证即可使用本方,不必悉具。

综合仲景使用小柴胡汤条文,有胸胁苦满的9条,呕或干呕的8条,腹痛或胁痛的7条,不欲食的6条,往来寒热的4条。可见往来寒热,胸胁苦满,胁痛或腹痛,呕或干呕,不欲饮食,是小柴胡汤的主症。此外,眩晕、项强、发热、潮热、发黄、头汗、咳嗽、心悸、小便不利、不大便诸征象,偶亦有之。

咳嗽:《苏沈良方》云:"元祐二年,时行无少长皆咳。本方去人参、大枣、生姜,加五味子、干姜各半两,服此皆愈,时常上壅痰实,只依本方,食后卧时服,甚妙。"此方治疗咳嗽,仲景原已提及,却未引起重视,能治咳嗽之理,注家亦每语焉不详。须知咳嗽虽然病标在肺,病机却不限于肺脏,故《素问·咳论》指出:"五脏六腑皆能令人咳,非独肺也。"引起咳嗽的基本病理与运行于三焦的津气有关,津气的盈虚都能影响肺的宣降功能,气郁津凝,尤为常见。一旦某一脏腑功能失调,引起运行于少阳三焦的津气逆乱,壅滞于肺,肺失宣降,咳嗽作矣!此方有升清降浊、利气行津之功,使三焦津气和调,肺的宣降功能恢复,则咳嗽瘳矣!余每用此方去人参、大枣、生姜,加干姜、细辛、五味、茯苓,治疗久咳不愈每获良效,始信调气行津是治疗咳嗽关键。细玩治咳诸方结构,可知余言不谬。

《张氏医通》说:"凡咳嗽,饮水一二口而暂止者,热嗽也,呷热汤而暂停者,冷嗽也。治热嗽以小柴胡加桔梗;冷嗽,理中汤加五味子。"

失血:杨仁斋《直指方》于本方加乌梅,用"治男女诸热出血"。此方能治出血,绝非偶然,实有理论为其依据。出血原因虽多,却以肝经有热,迫血妄行;肝不藏血,疏泄太过;卫气虚损,血失统摄三种机理较为常见。血热妄行,宜清肝止血;疏泄太过,宜敛肝止血;气不摄血,宜益气摄血,此方恰好一箭三雕,面面俱到。

方中黄芩为清肝要药,血因热迫而妄行,得此可收清热止血之功;人参、草、枣能补元气,使元气充盛于脉外,阴血自能安守于脉中,气不摄血而血溢者,得此可收益气摄血功效。加酸敛的乌梅以调理肝的疏泄,又能体现敛肝止血之法。杨氏将治少阳气郁津凝之方变为止血之法,是善用古方的实例。

若欲增强清热力量,可加青黛、栀子、地榆、大黄之类。

若欲增强收敛止血力量,可加龙骨、牡蛎、白及之类。

若欲增强益气摄血力量,可加黄芪、白术。

若系寒热错杂,附子亦可加入,灵活变化,存乎一心,唯智者才可神乎其技。

体虚感冒:外感风寒,去人参,加荆芥、防风、葛根,疏解三阳之表;外感风热,去人参、生姜,加金银花、连翘、板蓝根,则细菌感染与病毒感染皆宜。

反复感冒:是由卫气虚损,腠理不密,以致今日治愈,明朝又患,反反复复,没完没了,用本方加黄芪益气实卫,防御外邪侵袭,附子温煦下焦阳气,令卫气生发有源,白术健脾益气,令卫气充盛有继,何患之有。

胃痛引胁:此为少阳胆热内郁,胆气犯胃所致。用本方加青皮、枳壳、木香之属,行气破结,胀痛自消。

乳房肿痛:兼见寒热呕恶、昏晕、口苦、咽干、两胁胀痛者,本方加蒲公英、青皮、白芷之类,清热解毒,疏肝理气,疏泄风热。

妊娠恶阻:肝胃不和,本方加吴茱萸、黄连、白蔻;肝郁血虚,加当归、白芍、白蔻;肝热脾虚,加茯苓、白术、砂仁。妊娠子痫:此为肝血不足,阴不济阳,少阳枢机不运,下虚上实,用本方加熟地黄、龟胶滋阴养血,柔和筋脉。

经行癫狂:此为热入血室,瘀热上犯神明,用本方加丹皮、赤芍、桃仁、焦栀、焦楂,清解郁热,凉血化瘀,或加大黄攻逐瘀血。

颈部包块:兼见红肿拒按,发热恶寒,苔黄微渴,食少、脉弦数者,本方去人参、大枣,加栀子、胆草、生地黄、前仁、泽泻、木通、当归、夏枯草,甚者,大黄亦可加入。

乳癖:乳房胀痛,肿块每随喜怒消长,伴有面色无华、眩晕、舌淡、苔白、脉弦,可用本方加瓜蒌、当归、赤芍涤痰、散结、活血。

风丹:本方加僵蚕、蝉蜕、防风、茯苓。

痄腮:本方加板蓝根、僵蚕、赤芍、牛蒡子、夏枯草。

发热:本方用于发热,柴胡剂量宜重,大于人参一倍始有退热作用。若与人参等量,退热疗效不显,可加入蒲公英、败酱草、金银花、板蓝根之类,增强清热解毒之功。

眩晕:以头晕眼花,如坐舟车,时欲呕吐,动则尤甚为主症,可用本方加龙牡;若因外邪相加,应加疏风散邪之品。眩晕一证,有因气虚清阳不升而致者,当用补中益气汤合生脉散益气升阳;有因痰饮水湿僭居阳位,痹阻清窍而致者,当用真武汤、五苓散、吴茱萸汤、术附汤、泽泻汤、蒿芩清胆汤之类化痰浊以开壅痹;若气虚清阳不升与浊阴僭居阳位两种病机同时存在,上述诸方有顾此失彼之嫌,选用本方,可谓恰到好处。盖此方人参、甘草、大枣益气补虚,柴胡升举清阳,气虚下陷、清阳不能上头之眩,得此益气升阳之品可以愈矣!半夏、生姜运脾除湿,降泄浊阴,湿浊痹阻清窍之眩,得此祛除湿浊之品可以瘳矣!(湿浊甚者重加白术、泽泻)。眩晕的基本病理是气血津液的盈虚变化影响肝系之膜,只用调气调津之品而不兼顾其膜,仍未尽善,加入镇静的龙牡,才能面面兼顾,提高疗效。对外感诱发的梅尼埃综合征疗效尤佳,往往一二剂即可获效。

头痛:每逢子午二时,头痛、眩晕不适,过则诸症若失,此为阴阳失调,升降逆乱,可用此方加川芎、白芍。

痫证:经脑电图检查,为"异常脑电图"。患者无规律地出现突然昏倒,不省人事,牙关紧闭,两眼上视,口吐涎沫,面色青紫,或头昏、困倦、嗜睡、记忆减退,神情呆钝,烦躁不安,失眠、善惊(上证不必悉具)即可诊断为痫证,宜本方与桂枝汤合用。偏热,本方去生姜、甘草、大枣,加丹参、龙骨、牡蛎、石菖蒲、钩藤、黄连、琥珀、蝉衣、羚羊角。此系筋膜发生病理改变,本方有调气行津之功,加入息风解痉、开窍安神之品,才与病机吻合。偏寒,则宜原方加龙骨、牡蛎、全蝎、蜈蚣之属。

痰郁为癫:症见面色淡白,精神抑郁,表情淡漠,神志痴呆,时而喃喃独语,时而焦虑不安,时而哭笑无常,舌苔白腻,两边微黄,脉象弦滑。此属思虑太过,肝气郁结,少阳枢机不运,痰气互结,阻蔽神明,以致精神异常,发为癫病,可用本方加菖蒲、远志开其蔽阻,启其神明。

目赤肿痛:此为邪热郁于少阳三焦,清窍壅阻,白睛赤脉多在外眦,可用本方加蒺藜子、荆芥、夏枯草疏散风热,或加车前、木通之属淡渗利湿。

眼生翳膜:黑睛疾患多与肝胆有关,若因气虚胃弱,少阳升发无力,致生翳膜,可用本方加羌活、防风、川芎、白芷,疏泄风邪,升发阳气。

目眩昏蒙:三焦为津气升降出入通道,如果少阳枢机不利,玄府闭塞,络间津液阻滞,清纯之气郁遏,则目眩昏蒙,可用本方加枸杞、生地黄、女贞、羌活、蒺藜等药运旋枢机,开通玄府,敷布津液而获验(以上三证系巴中县中医院张玉龙经验)。

辨析化裁要义:吾师以历代名家化裁的 15 个医方为例,进一步总结指出,小柴胡汤的结构是扶正祛邪,表里同治,寒温共用,升降并调。自仲景伊始,临床以本方为基础的加减化裁,衍生了不少著名医方,展示了侧重于表、里、寒、热、虚、升、降、上、下、气、血、津、液各方面的变化规律。

柴胡桂枝汤(《伤寒论》):柴胡 15g,黄芩 7g,半夏 12g,生姜 7g,炙甘草 5g,大枣 6 枚,桂枝 7g,芍药 7g。水煎,温服。治小柴胡汤证具而兼见肢节烦疼者,此即小柴胡汤与桂枝汤的合方,体现汗法与和法合用的配方法度,是少阳兼表的变方。日本汉医每用此方治疗痫证。加重芍药剂量,治肝胃不和的上腹部痛,疗效亦佳。

柴胡加芒硝汤(《伤寒论》):柴胡 12g,黄芩 5g,半夏 4g,生姜 5g,人参 5g,炙甘草 5g,大枣 4 枚,芒硝 10g。前七味水煮,汤成去渣,内芒硝,微煮一沸,分 2 次服。1 剂不愈,再服 1 剂。治小柴胡汤证而苦满难解者;或胁下有坚块者;或潮热不去,大便不通者。芒硝有软坚散结、泻热通便之功,故对上述证候有效。这是偏里的变方。

柴胡桂枝干姜汤(《伤寒论》):柴胡 24g,桂枝 9g,干姜 6g,瓜蒌根 12g,黄芩 9g,牡蛎 6g,炙甘草 6g。水煎,分三次温服。治汗下以后,胸胁满,小便不利,口渴心烦,但头汗出,往来寒热者;《金匮要略》以此方治疟疾,其证寒多热少,或但寒不热。谓服 1 剂如神。此方治疟,若将桂枝改为肉桂,疗效更佳。1972 年我院科研处到乐山防治疟疾。一小学教师献一单方,即肉桂 30g,分 3～5 次,研末服。余曾用之,确有截疟功效。这是偏寒的变方。

柴胡建中汤(《太平圣惠方》):柴胡 12g,半夏 12g,生姜 12g,人参 9g,甘草 9g,大枣 10 枚,白芍 24g,桂枝 12g。水煎服。治腹痛恶寒者。若自汗、恶风、腹痛、发热者,亦主之。此方去清热的黄芩,加桂枝温散寒凝,白芍柔肝解痉,是肝脾同治,偏寒的变方。

镇青丸(《素问病机气宜保命集》):柴胡 15g,黄芩 15g,半夏 12g,生姜 12g,甘草 6g,人参 10g,青黛 10g。为细末,姜汁浸蒸饼为丸,每次服 20g。亦可作汤剂,分 3 次服。治呕吐、头痛,有汗,脉弦。此即小柴胡汤去大枣,加清肝、凉血、解毒的青黛而成。用治肝胆火旺,上攻头痛,犯胃呕吐之证,确有疗效。用治血热妄行的出血亦佳,但大枣不宜减去,盖大枣能兼顾血小板减少之出血故也。这是偏血分有热的变方。

柴胡陷胸汤(《通俗伤寒论》):柴胡 5g,黄芩 10g,半夏 15g,黄连 5g,瓜蒌仁 25g,枳实 10g,桔梗 5g,生姜汁 4 滴。水煎服。治少阳证具,胸膈痞闷,按之痛。此方有涤痰泄浊、开结宽胸之功,痰热结胸之证,投此有效。是偏痰热的变化方。

病机、治法、方论精华篇

柴胡芪附汤(陈潮祖方):柴胡 12g,黄芩 9g,半夏 12g,生姜 9g,甘草 6g,大枣 9g,人参 9g,黄芪 30g,白术 12g,制附子 15g。水煎服。治反复感冒,经久不愈。是因腠理不密,藩篱不固。此方人参、甘草、大枣本就大补元气,能使表卫气充,加入益气实卫的黄芪,能够防止卫气外泄;健脾运湿的白术,温阳化气的附子,能使谷气与元气的化源旺盛,开源节流,双管齐下,用治表虚不固的反复感冒,能收祛邪扶正、实卫固表之效。其作用较玉屏风散犹胜一筹。这是偏气虚的变化方。

柴胡四物汤(《素问病机气宜保命集》):柴胡 9g,黄芩 9g,半夏 9g,生姜 9g,甘草 6g,当归 12g,生地黄 15g,白芍 24g,川芎 9g。水煎服。治邪陷厥阴,寒热如疟,胸胁串痛,至夜尤甚。此证多见于妇女经期,故用四物养血调经,小柴胡汤和解少阳,体现脏腑同治法则,也是偏血虚的变化方。

参胡清热饮(《太平圣惠方》):柴胡 12g,黄芩 12g,半夏 12g,生姜 9g,人参 15g,甘草 10g,大枣 20g,麦冬 10g,五味子 10g。水煎服。治脉虚弱,发热,口渴不饮水者。此是小柴胡与生脉散的合方,有清解邪热、益气生津之功,对热病津虚,心力衰竭之证,投此有效。脉虚是心气虚损的辨证依据。这是偏津气两虚的变方。

加减小柴胡汤(《外感温热篇》):柴胡 10g,黄芩 10g,半夏 10g,生姜 6g,甘草 6g,桃仁 12g,生地黄 24g,犀角 6g(现已禁用),丹皮 12g,山楂肉 12g。水煎服。治热入血室,经水适来,瘀热搏结,腰胁及少腹牵引作痛,拒按者。余用此方去犀角,加青黛、芒硝、大黄,增强泻热逐瘀之功,治疗神志错乱的狂证有效。这是偏热、偏实、偏血分的变化方。

柴胡加芦根汤(《张氏医通》):即本方加芦根 60g。水煎服。治胆咳,咳呕胆汁。咳是主症,咳而呕吐胆汁,说明病标在肺,病本在胆。根据治病求本原则,当从胆经论治,令胆经无病,津气和调,则咳嗽可止。故用本方和解少阳,加芦根清热渗湿,降逆止呕,兼和肺胃,成为肝胆肺胃同治之方。这是兼上焦的变化方。

柴平汤(《医方考》):柴胡12g,黄芩9g,半夏9g,生姜6g,甘草6g,苍术12g,厚朴12g,陈皮9g,茯苓15g。水煎服。治寒热往来,四肢倦怠,肌肉烦疼;或食欲不佳,脘痞腹胀,呕恶便溏,复往来寒热者。此方加入燥湿、芳化、淡渗药物,成为和解少阳阳明、湿重热轻之良剂,是偏津壅中焦的变化方。

清脾饮(《济生方》):柴胡12g,黄芩9g,半夏12g,生姜9g,甘草6g,青皮9g,厚朴12g,草果仁6g,白术12g,茯苓15g。水煎服。治寒热往来,寒重热轻,胸膈满闷,不能饮食,苔白滑,或白腻,脉弦缓。此方运脾化湿的力量很强,是兼湿浊阻于中焦的变化方。

柴苓汤(《金镜内台方议》):柴胡20g,黄芩12g,半夏12g,生姜9g,人参9g,甘草6g,大枣12g,白术15g,茯苓15g,桂枝15g,泽泻20g。水煎服。治发热烦渴,脉浮弦而数,小便不利,大便泄利者;偏于热的,名协热下利,加炒黄连、白芍。此方合五苓散而成,有疏畅三焦气机、通调水道之功,是偏下焦水湿壅滞的变化方。(原方有赤茯苓,无桂枝)

柴胡枳桔汤(《通俗伤寒论》):柴胡7g,黄芩7g,半夏7g,生姜5g,枳壳7g,桔梗5g,陈皮7g,雨前茶5g。水煎服。治邪在少阳,往来寒热,胸胁痞满,或痛,或呕,或哕。扶正力量不足,宣畅气机作用为之增强。是偏于气滞的变化方。

4. 血府逐瘀汤

血府逐瘀汤出自《医林改错》,乃王清任专为瘀血内阻所致的头痛、胸痛或心区憋闷,失眠多梦,心悸怔忡,急躁易怒;胁痛日久不愈;妇女月经不调;眼科血灌瞳神,暴盲、血瘀日久者而设。吾师不仅详析了本方证病理、方义,还对原书所载主治进行了更加精当的发挥,为古方注入了新的生命力。

剖析方证病理:吾师认为心主身之血脉,肝为藏血之脏。血液需要心气推动,肝气疏调,肺气宣降,才能在脉内运行不息,环周不休。本方所治诸症,均是瘀血为患。瘀血内阻,血运障碍,故成头痛、胸痛、胁痛、月经不调等症。

精解组方原理:由于诸症皆因瘀血阻滞变生,法当活血化瘀,恢复血的正常运行。故用桃仁、红花、川芎、牛膝活血化瘀,治疗血分瘀滞。营血运行,除赖心气推动以外,亦赖肺气宣降,肝气疏调。故配桔梗开宣肺气,枳壳、柴胡调气疏肝,治疗气分郁结。活血之品恐有耗血之虞,用当归、地黄补血滋阴,庶活血而无耗血之虑,理气而无伤阴之弊。疼痛虽因瘀阻不通,脉络挛急也是原因之一,配伍芍药、甘草,有柔和经脉、缓其挛急之意。方中有活血药行脉内瘀血,有行气药疏脉外滞气,有柔肝缓急药解脉络挛急,体现脉管与脉内脉外同治之法;有牛膝、枳壳之降,桔梗、柴胡之升,体现调理气血升降之法;有补血药之补虚,活血药之泻实,体现补泻同施之法。由于此方寓行气于活血之中,寓补血于活血之内,加之解痉与活血并用,注意到了气与血、血与脉、升与降、补与泻等诸多关系,故是一个结构较好的方剂。

究明研用要点:吾师特别指出,对此方病位的理解不能拘泥于"胸下膈膜",《素问·脉要精微论》说:"夫脉者,血之府也。"方名血府逐瘀,当谓此方能逐脉中瘀滞。原著却谓"血府即胸下膈膜,低处如池,池中存血,名曰血府"。如果本方仅为膈膜瘀血而设,原著谓本方能治头痛,又当作何解释?吾师曾以本方加升麻、苍术、荷叶治疗下肢静脉曲张不能行步,兼见脑中鸣响而效;加玄参、麦冬治疗手掌皲裂而愈;妇科以此治疗痛经;眼科以此治疗眼底出血,难道这些疾病也是血瘀膈膜所致?只有脉络才能遍布全身,谓本方主治脉中瘀血才合生理病理与临床实际。

辨析适应病症:吾师还指出,原著曾用本方治疗19种征象,后世更有发挥,今择其要,剖析如下:

头痛:引起头痛的机理甚多,有寒热之分,气血津液盈虚之别。审其既无恶寒发热之表寒,也无口渴舌干之里热;既非清阳不升,似痛非痛之气虚,也非浊阴不降,重痛如蒙之痰湿;

而有外伤病史,病程较长,疼痛部位固定者,即属瘀血为患,可以使用本方。肝阴亏损,阴虚阳亢而呈头昏胀痛;营血不足,经脉挛急而呈痛如鸡啄,掣痛难忍,亦可使用本方。瘀血头痛,重用桃仁、红花、川芎、当归,增强活血力量;阴虚阳亢的肝阳头痛,重用生地黄滋不足之阴,牛膝引血下行;经脉挛急的掣痛,重用白芍、甘草以柔肝缓急。

胸痛:以心区疼痛为其特征,是瘀血阻于心之包络,用本方随证加入郁金、降香、丹参之类,能收行气活血功效。如果舌胖苔腻,便是痰浊痹阻胸阳,绝非本方所宜。

失眠:血行不畅,营阴不能正常上濡元神;阴血不足,阴虚不能涵阳,所以失眠。此方能补营血的不足,通血脉的瘀阻,故对失眠有效。

噩梦:噩梦多见于心肝两脏瘀血患者。心主血脉。血脉瘀阻,常见噩梦纷纭;肝为藏血之脏,肝血瘀阻,亦可呈现噩梦,冠心病与肝硬化病人每多见此。用此方活血化瘀,庶几有效。

急躁易怒:肝为将军之官,体阴而用阳,设若气郁血滞,每见急躁易怒,用本方行气活血,可望获效。

胁痛:胁下胀痛,非胆经疾患即肝经气血郁结,审其营阴不足,舌质偏红,即可投以此方。

月经先期:妇女月经能否应时而至,与肝的功能正常与否休戚相关。此方有轻微凉血作用,经期提前而量少有块,可以应用。

血灌瞳神:患者突然感觉眼前黯红,随即视力模糊,不能睹物,此为眼底出血之象,经过检查确诊以后,用本方使瘀血吸收而视力庶几可复。但应加入止血药物制止继续出血,才是两全之策。

其他:临床报道,用此方治疗失血、精神病、性功能低下、阴茎萎缩、不孕症、血栓性静脉炎、色素沉着、低热不退、脑震荡后遗症、瘀血型头痛、三叉神经痛、神经官能症、更年期综合征、冠心病、肺心病、过敏性紫癜等五十余种疾病,均有报告以本方治疗获效者。

（四）心系统方论撷英

1. 四 逆 汤

四逆汤出自《伤寒论》，由附子、干姜、炙甘草组成，特为少阴阳虚，四肢厥逆而设，体现了回阳救逆法。吾师在仲景基础上，发挥了本方证的病理机制、临床运用、加减化裁，对经方进行了独到的阐析，使之更适用于现代临床。

剖析方证病理：吾师指出：肢冷脉微，或吐或泻是此方主症；少阴阳虚，是此证病机；其余征象是阳气衰微的辨证依据。少阴阳虚，阳气不能达于四末，故四肢逆冷；不能鼓动血行，故脉微欲绝；中阳衰微，升降失调，故或吐或泻，或吐泻交作；不能腐熟水谷，故下利清谷；若素体阳虚而误汗、过汗，表卫阳气随汗外泄，则呈恶寒自汗，上述见证反映阳气不固与阳气衰微两种基本病变。

精解组方原理：根据"寒者热之"的治疗原则，阳虚阴盛而致肢冷脉微，法当回阳救逆，振奋欲绝的微阳。故方中以附子大辛大热，回阳力量很强，使少阴之阳振奋，阳气能达四末而肢冷脉微之症可除；干姜温中散寒，使脾阳得温，能运化水谷而下利清谷之症可愈。干姜与附子同用，一温先天以生后天，一温后天以养先天，相须为用，相得益彰。甘草补元气，通经脉（缓其挛急以达到通脉目的），利血气，并能制姜附之猛峻，成为有制之师，合而成方，能收回阳救逆之效。此方药简效宏，是较好的古方之一。

原著在太阴、少阴、厥阴、太阳各经均曾用过本方。太阴用此以温中焦之寒，少阴用此以温命门之火，厥阴用此以回四肢之厥，太阳用此以救过汗亡阳，说明本方擅长振奋阳气，专为五脏功能衰竭而设。或谓此方药仅三味，而谓能治五脏阳气虚衰，是否言过其实？须知五脏之阳皆根于肾中元阳，方中附子是温煦肾阳佳品，通过温煦元阳，则五脏阳气的来源不乏,虽温一脏而五脏皆受其荫。何况附子"禀雄壮之质,有斩关夺将之气,能引补气药行十二经以追复散失之元阳,引补血药入血分以滋养不足之真阴,引发散药开腠理以驱逐在表之风寒,引温里药达下焦以祛除在里之冷湿"(虞抟语),并非专走一经,气血表里无所不至,实能振奋五脏阳气,辅以擅长温脾肺阳气的干姜,益气的甘草,谓其能温五脏之阳,实非过誉。

辨析适应病症: 吾师通古观今,总结本方主要临床应用如下。

《济生方》云:"姜附汤(即本方)治五脏中寒,口噤,四肢强直,失音不语;或卒然晕闷,手足厥冷者。"说明本方不仅能治久病阳气衰微,亦能治疗寒邪直中三阴,引起脉络挛急,气血不通的证候。

《古方便览》云:"世医所谓中寒中湿,及伤寒阴证,霍乱等诸证,厥冷恶寒,下利腹痛者,皆可用四逆汤。"这是侧重于中焦的见证。

《类聚方广义》云:"四逆汤,救厥之主方也。然伤寒热结在里者;中风卒倒,痰涎沸涌者;霍乱吐下,内犹有毒者;老人食郁,及诸卒病闭郁不开者;纵令全身厥冷,冷汗脉微,能审其证,以白虎、泻心、承气……备急、走马之类解其结,通其闭,则厥冷不治自复,若误认为脱证,遽用四逆、真武,犹如救经引足,庸工杀人,常坐于此。"指出本方并非适用于一切四肢逆冷,若系真热假寒而误投此方,则有抱薪救火之失。

本方能兴奋心脏及胃肠功能,促进血液循环,治疗新陈代谢机能低下或衰竭。可用于急性胃肠炎吐泻过多,或急性病大汗出而呈现虚脱者。以本方为基础加减,治胃下垂亦有效。

辨析化裁要义: 对本方的加减化裁,吾师结合原著及前人成功经验作了示范性举例。

通脉四逆汤(《伤寒论》):即本方干姜剂量加重一倍。治少阴病,下利清谷,手足厥逆,脉微欲绝,身反不恶寒,其人面色赤,或腹痛,或干呕,或咽痛,或利止脉不出者。成无己说:

"下利清谷,手足厥逆,脉微欲绝,为里寒。身热不恶寒,面色赤,为外热。此阴盛于内,格阳于外,不相通也,与通脉四逆汤散阴通阳。"

通脉四逆加猪胆汁汤(《伤寒论》):即本方干姜剂量加重一倍,再加猪胆汁。治吐已下断,汗出而厥,四肢拘急不解,脉微欲绝者。张锡驹说:"吐已下断者,阴阳气血俱虚,水谷津液俱竭,无有可吐而自已,无有可下而自断也。故汗出而厥,四肢拘急之亡阴证与脉微欲绝之亡阳证仍然不解,更宜通脉四逆加猪胆,启下焦之生阳而助中焦之津液。"

茵陈术附汤(《医学心悟》):即本方加茵陈、白术。治中焦寒湿,舌苔灰滑,四肢逆冷,面目俱黄,黄色晦黯者。减去白术,即茵陈四逆汤,治证同。此即黄疸中的阴黄,是素体阳虚而又感疫毒所致。故用四逆汤振奋阳气,治其本寒,茵陈清热解毒,治其标热。

2. 清 营 汤

清营汤出自《温病条辨》,主治温邪初入营分,身热,入夜尤甚,口渴或不渴,时有谵语,夜寐不安,斑疹隐隐,舌质绛,脉细数等症。吾师既遵循原著精神阐释方证机理,从三个层次分析组方要义,又大胆结合现代药理研究,拓展了该方的临床化裁,使之古今合参,标本兼顾。

剖析方证病理:吾师分析认为,本方证是温邪传营的证候。由于邪初传营,气分之热未尽,故身热口渴,苔黄而燥。若气分热势已微,营分热邪偏盛,蒸腾营气上潮于口,则反不渴,故口渴与否是热在气分或营分偏多偏少的辨证依据。热邪传营,伏于阴分,入夜阳气内归营阴,与热相合,故身热以入夜尤甚为特征。热入营阴,灼及心包,则神明欲乱而时有谵语。热伤血络而斑疹隐隐。舌为心之苗,营分有热,血变浓稠,故舌绛。热入营分,心功亢进,故脉数;营阴受损,脉失充填,故脉细。

精解组方原理:由于热入营分,出现神、心、血、脉、舌五个方面的病理改变,当务之急,急需清营解毒而兼泄热救阴,庶可转危为安。故方以犀角(现已禁用)清营凉血,生地黄、玄参、麦冬凉血滋阴。犀角、生地黄、玄参之凉血,在于挫其热势,使热去而阴不继续受伤;生地黄、玄参、麦冬之增液,在于补充受损之阴,使阴液得以恢复。一撤其热,一保其津,扶正祛邪,相辅相成。金银花、连翘、竹叶、黄连配入方中。有三层意义:温邪传营,火毒肆虐,急当解毒。银、翘、黄连是强有力的解毒药,配此可以协助犀角消除致病之因,此是其一;气分之热未罢,得此可以清气,与犀角共收泄卫透营、气营两清之效,此是其二;如果纯属营分热盛,得银、翘、竹叶之辛凉宣透,可使热达腠开,引导营热从外而解,体现透热转气之法,此是其三。叶天士说:"热病用凉药,须佐以活血之品,始不致有冰伏之虞。"此方配伍丹参活血,实具此义。九药合用,共奏清营解毒、泄热救阴之效。

化裁运用提示:临床要想灵活运用此方,必须抓住其辨证要点为邪热传营,舌色必绛,此外,当见发热夜甚,时有谵语,斑疹隐隐,脉象细数。且可按气分证与营分证的侧重点调整方中药量。气分偏盛宜重用金银花、连翘、黄连等品,亦可加入石膏、知母;营分热盛,重用犀角、生地黄、玄参;若欲增强解毒力量,亦可加入大青叶、板蓝根。

辨析化裁要义:此外,吾师结合临床兼症及现代药理研究加减化裁,如:

若火盛成毒者,传变甚速,在卫气营血各阶段中应把好气分关。根据现代药理研究,板蓝根、大青叶、贯众、蒲公英等具有较强的抗病毒和抗菌作用,在辨证施治的基础上,可以大剂量地选用,增强清热解毒之功。对于流脑、乙脑、败血证等,常多如此应用。

若热入心包而成窍闭神昏,或热盛动风而成痉厥,兼见窍闭者,宜配合使用安宫牛黄丸或至宝丹以清心开窍;并发痉厥的,宜配合紫雪丹或选用羚羊角、钩藤、地龙之属息风解痉。

3. 炙甘草汤

炙甘草汤出自《伤寒论》，特为阴阳两虚，脉呈挛急导致的脉结代，心动悸而设。吾师另辟蹊径从脉管挛急分析此方证病理，从缓解脉道挛急阐述本方方义，并提出研究此方的四个要点，言之凿凿，道理明确。

剖析方证病理：吾师认为脉有暂停现象，称为结脉；停有定期，称为代脉。出现这种脉象，是因心病日久不治，血气虚衰，脉气不能相续，脉管时呈痉挛所致。心动悸是指心慌难受，动悸不安，也是阳气不足，不能鼓动血行，营血亏损，不能充养心体所致。综上所述，此证的基本病理是气血阴阳虚损，脉管时呈挛急。前者是基础物质虚损的病理改变，后者是组织结构的病理改变。

精解组方原理：针对此种病证，法当补益阴血以养心体，温补阳气以复心用，舒缓经脉以解挛急，才能兼顾阴阳两虚与经脉挛急的病理改变。此方养血滋阴药物较多，其中生地黄用量又超出诸药数倍，似乎君药非此莫属，其实不然，甘草才是当之无愧的主药。甘草庸庸碌碌，号称国老，既无补血功效，益气力量亦远逊于人参，怎么能做此方之主？这是因为甘草有"通经脉，利血气"（《别录》）的作用。如再深究能通经脉与利血气的道理，则与此药能够舒缓经脉有关。《素问·调经论》说："五脏之道，皆出于经隧，以行血气。"脉呈结代，是心功异常，脉隧不能正常传导，血气不能正常流通使然。用大量甘味的甘草、大枣以缓其急，使心功恢复正常，脉隧不呈抽掣，血气运行自然无碍，故是恢复脉律的关键药物。复用桂枝、清酒振奋心阳，畅旺内荣之血；生姜辛温而散，通调卫外之气；人参大补元气，治其心气之虚；生地黄、阿胶滋补营血，疗其营血之损；麦冬、麻仁生津润燥，补其阴津之耗，表现为补虚与通脉并用的配伍形式。令心体得养，心用得宜，气血通行，脉道舒和，则脉结心悸可渐恢复正常。此方又名复脉汤，说明纠正脉律是欲达到的最终目的。因此，凡见脉结代，心动悸，即可使用此方。

究明研用要点：学习此方，应该注意以下4点。

一是此方滋阴药物甚多，用量超出益气温阳药物一倍，吴鞠通加减复脉汤及一甲复脉等方，均由此方减去阳药而成，是滋补心阴方的鼻祖，开滋补心阴法之先河。

二是虚证每多夹滞，古人配方注意补中寓通，方中桂、姜、清酒之用，即补中寓通之法。

三是五脏经隧是由肝系筋膜构成，筋膜为病，不外挛急、松弛、破损、硬化几种病理改变，其中挛急最为常见。治疗筋膜挛急，多用甘药，故《素问·脏气法时论》说："肝苦急，急食甘以缓之。"仲景治疗筋脉挛急，常遵经旨而用甘药缓其挛急。如橘皮竹茹汤治哕逆，甘草用至六两，是缓膈膜之急；芍药甘草汤治两脚拘挛，甘草用至四两，是缓筋脉之急；甘草泻心汤治日下利数十行，腹中雷鸣、干呕，甘草用至四两，是缓胃肠之急；甘草干姜汤治烦躁吐逆，甘草用至四两，是缓胃肠之急；桂枝人参汤治协热下利，甘草用至四两，是缓肠道之急；此方治脉结代、心动悸，也用甘草四两，是缓心脉之急。仲景之方，大枣多用十二枚，此方用至三十枚，也是甘以缓急之意。本方所用甘草，伤寒注家均以补益心气解释，其实并未揭示此药的真正用途。如果只补心气，不如重用人参，何必重用甘草。

四是脉结代、心动悸，是慢性病，服用此方至少需要10剂以上始能见功，少服则无效。盖冰冻三尺，已非一日之寒，不似新病易于见功故也。

4. 栝蒌薤白半夏汤

栝蒌薤白半夏汤出自《金匮要略》，专为痰浊痹阻，胸阳不通而设，体现了涤痰泄浊，通阳宣痹法。吾师分析此方证，思路清晰，简明扼要，并特别提出三个注意要点，以便后学者掌握运用。

剖析方证病理：吾师在原著论述基础上，详析本方证病理机制如下。

痰浊痹阻以心胸憋闷胀痛,时缓时急,甚则痛引肩背,心悸、气短,舌淡胖,有齿痕,苔薄白,或白滑,脉弦滑,或沉迟为主症。痰饮水湿都是津凝的产物,其中任何一种阻滞胞脉,都可形成疼痛。心痛彻背者,痰浊阻于胞脉夹层,影响血液运行不利故也。其余胀闷、心悸、气短、舌淡胖,苔白滑,脉沉弦等征象,无非都是痰饮水湿阻滞的辨证依据。

精解组方原理:湿浊不去则痹不得通,痹不得通则痛不得解,当务之急,在于通其滞塞。故选用栝蒌、薤白、半夏之属组合成方,能收涤痰泄浊、通阳宣痹之效。栝蒌性润,用以涤垢腻之痰;薤白臭秽,用以通秽浊之气;二者合用,共奏涤痰泄浊之效,即《张氏医通》所说:"栝蒌性润,用以涤垢腻之痰;薤白臭秽,用以通秽浊之气,同气相求也。"半夏辛温,用以燥脾生之湿;盖脾主运化水湿,脾气健运则土能胜湿;白酒性热,用以畅血行之滞,合而成方,能奏通阳宣痹功效。本方展示了津血同治的配伍形式,但以涤痰为主。

究明研用要点:学习此方当注意以下 3 个问题。

一是心区绞痛兼见舌苔垢腻可用此方,但若舌质绛红则不可用此方。

二是胸痹疼痛以痰饮水湿阻滞胞脉居多,观仲景治疗胸痹诸方,祛痰行水之方居其大半,就是明显佐证。

三是酒在方中,可助药力,对寒湿痹痛者不可缺少,兼见其他症状者,可根据情况进行取舍或调整用量。

(五)肾系统方论撷英

1. 真 武 汤

真武汤出自《伤寒论》,原为少阴阳虚,水湿内停而设。其所体现的治法是温阳化气法。仲景以本方治疗阳虚误汗所致的发热、心下悸、头眩、身𥆧动等症,范围尚较小,后世医家在临床运用中又不断扩展,吾师发挥尤多。因为在研究本方时,他从阳虚不能化气、阳虚不能化津、阳虚不能化血、阳虚不能化精立说,辨析病机,归纳治要,举述历代医家和他自己运用本方时的创造性发展,共四十余证,且多为疑、难、顽、怪之疾,本方的宝贵临床价值才得以充分展示。

剖析方证病理:吾师综古今之要,将本方适应证候归纳为:少阴阳虚,水液失调,痰饮水湿,阻滞三焦而导致的多种病症。

见于本脏者:其人小便不利,或不通,或阴囊潮湿,或蓄水为疝,或带下清稀,或经淡如水,或遗精滑泄,或阳痿不举,或体渐肥胖。

滞留体表者:肢体酸软、怯冷、重着、疼痛、浮肿;或阳气不足,表卫不固,体常自汗;或过汗亡阳;或易于感冒;或风丹瘾疹。

升降失调者:腹满,腹痛,呕吐,泄泻,便秘。

壅滞肝经者:胁肋胀痛者,头目眩晕,筋惕肉瞤,肢体痿废,呃逆。

水气凌心者:胸痹疼痛,心悸、怔忡,精神异常。

水泛高原者:或喘或咳。

上阻清窍者:头部昏、胀、重、痛,头发脱落,记忆减退;或鼻塞流涕,或喷嚏不止,或视物昏花,或牙龈肿痛。

湿滞经脉者:声音嘶哑,或咽中如有物阻。舌体淡胖有齿痕,苔白滑,脉无定体。

他以自己的丰富临床经验为根据,肯定地指出,上列8个类型42种征象都可使用本方,并无主症可言。

少阴阳虚,水液失调,是所有征象的共同病理本质。

舌体淡胖有齿痕,舌苔白滑,是少阴阳虚,水液失调的重要辨证依据。

水液从体外摄取以后,经食道下入胃肠,并由胃肠吸收,上输于肺,再经肺气宣降,使津液敷布于体表,下输于肾系。但水液能在体内升降出入,运行不息,却赖肾阳将水津蒸化为气,才能循三焦到达五脏六腑,四肢百骸,表现为"水精四布,五经并行"的正常状态。由此可知,水津能在体内升降出入,需要具备两个基本条件:一需五脏的协同配合,一需少阳三焦为其通路。

少阴阳虚,可见阳虚不能化气、阳虚不能化血、阳虚不能化津、阳虚不能化精四类病变。本方所治诸症,主要反映阳虚不能化津的水液失调。但阳虚不能化气的心阳虚衰,表卫不固,筋脉失温及阳虚不能化精的征象,间亦有之。

就气化不及的水液失调而言:反映了津液壅滞、升降紊乱、出入失常三类征象。肾系的小便不利,小便不通;体表的酸、软、重、痛;肝系的胁肋胀痛,肢体痿废;心系的心悸、怔忡,精神异常;肺系的喘咳;七窍的蔽塞,都是津液变生为痰饮水湿,阻于各部的征象。肾系的阴囊潮湿、带下清稀,脾胃的呕吐、泄泻,都是津液升降紊乱的征象。体表的浮肿、自汗,脾胃的便秘,又是津液出入失常的反映。

上述见证虽然气化失常都可出现,但又不是气化不及的独有征象,必须兼见畏寒怯冷,手足不温,舌体淡胖有齿痕,脉象沉迟,才是阳虚水停机理。其中舌体淡胖有齿痕,更是阳虚水停的辨证依据。舌上有齿痕,表明舌体胖大,受到牙齿限制,才会出现齿痕,是什么原因能使舌体胖大?是水湿壅滞。因为体内的气血津液是流动不息的。气血充足是正常现象,不会引起舌体变大,唯有水液才易壅滞。如果水湿停滞,就可从舌体上反映出来。因此,舌有齿痕是舌体胖大的指征,舌体胖大是水湿壅滞的指征。舌体淡而且胖,自是阳虚气化不及引起的水湿壅滞。

就阳气虚衰反映的征象而言:肾阳为五脏阳气的根本,肾阳一虚,五脏均可受其影响。肾病及脾,可见中焦虚寒的腹痛;肾病及心,可见心阳虚衰的心悸、怔忡;肾病及肝,可见筋脉失温的筋惕肉𥆀;影响肺系,可见表卫不固的易于感冒,形寒怯冷,体常自汗等症。

就肾阳不足,不能化精的病理而言:肾阳有化谷精为肾精、化阴精为阳气的功能。肾阳虚损,既不能将阴精转化成为阳气,又不能将水津蒸化成为水气,湿浊下注,一面扰其精室,鸠占鹊巢;一面影响精隧松弛,精关不固,于是阴精外泄,表现为滑泄。若阳虚不能化谷精为阴精,则谷精凝结为脂;不能化水津为水气,则水津停积为湿;脂凝液积,又可表现为体渐肥胖。

精解组方原理:吾师指出,阳虚不能化气,以致水湿停蓄,法当温肾阳以助气化,调五脏以复功能,利水道以疏壅滞,令已虚的阳气得温,已乱的功能正常,已滞的水湿得行,才能稳操胜券,立于不败。如果不明此理而唯利水是务,是治标而非治本,不仅徒劳,且将愈伤正气,实为智者不取。故本方用辛热的附子以复肾脏化气行水功能,肾命阳气旺盛,则气化行矣! 附子温煦少阴之阳,虽能蒸腾气化,若脾的输机不运,肺的宣降异常,肝的疏泄失职,则水湿仍会为殃。故用生姜温胃散水,白术运脾除湿,脾胃健运,则水有所制矣! 生姜又可辛开肺气,启上闸以开水源;茯苓淡渗利水,通调三焦使水从下去,则水源开而水道通矣! 芍药有通顺血脉、解除经隧挛急作用,用此调理肝的疏泄,缓解经隧挛急以开水液下行去路,譬如开沟引水,沟渠宽阔,水流自畅矣! 由此可见,真武主药固属附子,若无白术、生姜、白芍协调五脏,茯苓祛其积水,亦不能成为治水神方。

吾师特别强调指出,发汗利水为治水两大法门。此方生姜之用,是欲借此辛散以宣通毛窍,温化之中不忘达邪出表,实寓两法于一方。若换为干姜,温运脾阳之力虽强,却失去原方本意。

究明研用要点:此方治疗水邪为患而不强调用利水药。主要通过恢复五脏功能的协调作用,特别是振奋脾肾的生理功能以达到治疗目的,充分体现了治病求本精神。

此方所治诸症和所用诸药,可给学者以下几点启示。

一是谨察病机,不能只看表面现象,应该以征象为依据去推求病理,揭示病变本质。

二是要注意不同征象的本质完全一致与相同征象的本质又各不相同这一辨证关系。

三是同一病机而征象可见于五脏所属任何部位的,只有气血津液发病后涉及范围才如是广泛。由于这几种基础物质是五脏功能活动的源泉,发病以后自然也就可以危害五脏。

四是气血津液为病的征象甚多,是与它流通的道路遍布全身分不开的。津气以腠理为通路,血液以脉络为通路。脉络与三焦无处不有,所以津液变生的痰饮水湿可以停于任何一部,并因停滞的部位不同,征象也就有别。

五是津液的生化输泄与肺脾肾三脏的功能正常与否相关。三脏中的任何一脏功能失调,都可使水湿停滞三焦。水脏的气化不及,自然要影响水液的生化输泄而呈病态。

六是在五大系统中都有相反的征象。如体表的肢体浮肿与体常自汗,脾胃的泄泻与便秘,肝系的四肢痿废与筋惕肉䐜,七窍的鼻塞与流涕等。虽然征象完全相反,但病变的机理却同,仅有水湿阻滞、出入失常、升降紊乱的区别。

七是方中附子温煦少阴,复肾命气化之常;白术运脾除湿,复脾胃运化之职;生姜宣降肺气以布散水津,茯苓淡渗利湿以通调水道,芍药柔肝缓急以调理肝的疏泄。五药同用,兼及肾阳的气化,心阳的温煦,脾气的转输,肺气的宣降,肝气的疏泄,三焦的通调,反映了体内水液运行有赖五脏协同作用的整体观念,通过此方协调五脏功能,可以恢复水液的正常输泄。由于以温化阳气为主,故是治疗阳虚水泛的有效名方。

辨析适应病症:此方以温助肾阳、化气行水见长,因而临床应用范围较广,凡属阳气不足以及因阳气虚损引起水液失调,无论征象见于何脏,均可应用。

吾师临证运用此方所治病症最多,今略举如下。

前列腺肥大:以小便不利、不通为主症。中年以后,阳气渐衰,气化不及,水湿停滞,从少阳三焦下注前阴,形成前列腺肥大,压迫尿路,以致小便困难,审其舌体淡胖,用此方化气行水可以获效。若因湿热和气虚下陷，则非本方所宜。若是前列腺增生，则效果不佳。

　　肾病水肿：肾功衰竭，可用本方加人参、鹿茸益气温阳，桂枝、桃仁、丹皮之属改善血运，肾功庶可逐渐恢复。陈某，58岁，重庆某军工单位干部，85年患肾炎，86年因肾功衰竭住入成都某院，医治数月未见寸效，求治于余。因其舌体淡胖，遂书此方加人参、桂枝、桃仁、丹皮付之，连服3月，肾功基本恢复，于87年2月出院，现已6年，两度检查肾功，均正常。

　　遗精滑泄：是因湿从三焦下注前阴，扰其精室，有如强盗踞室，主人外窜。用此方化气行水，令湿不下注，滑泄可愈。四川大学哲学系学生李某，滑泄无度，每周必遗泄四五次，有时泄不虚夕，求治于余，观其舌淡而胖，为书此方加牡蛎付之，数服以后，大见好转，一月仅二三次，已趋正常，嘱其再服，巩固疗效。

　　肥胖病：多因肾阳虚损，既不能化谷精为肾精，又无力化水津为水气，于是脂凝液积而形体肥胖。此证多见于中年以后，但亦有青年即患此者。周某，婚后一年，身体发胖，步履艰难，不能劳作。求治于余，为书此方加泽泻付之，数十剂后，体态始渐正常。方剂教研室邓中甲教授曾以此方治一年近六旬妇人，身高不到1.6米，体重竟达86公斤，一堆肥肉，纵横莫辨。服此方一月，体重即降至78公斤，疗效堪称显著。

　　阳虚感冒：此证多见于阳虚或表虚病人，气候稍有变化，即呈水液失调，可用此方振奋阳气，调理水液。余素体阳虚，每患感冒即用此方加当归、黄芪，一二服即愈。盖表虚太甚，不仅不能解表，还须固表。方中附子用至60g，干姜用至30g，始能见效，少用即不效。属于体质中最独特者。一般阳虚感冒，则重用生姜，白术改用苍术。

　　过汗亡阳，或产后阳虚：以自汗不止为主症。用本方加黄芪、当归、人参、五味子、牡蛎温阳益气，固表敛汗，连服数剂，可以获效。某，暑天产后自汗不止，自拟桂枝汤调和营卫，无效。求治于余,因见舌体淡胖,为书此方加上药数剂而安。

风丹:属于表卫阳虚,遇冷即发者,用此方加当归、黄芪、桂枝、甘草、大枣(即桂枝汤、真武汤、当归补血汤三方合用)可望获效。1980年春,宜宾812厂某职工患风丹,每发即昏倒,两度住院,仍未根治。余书此方加此药数剂而安,至今未发。

风湿:关节不红不肿,或只肿不红,疼痛,遇寒加剧。属于寒湿型者,本方加麻黄、桂枝、细辛、防己、川芎。

风湿性心脏病:面色晦黯,咳嗽喘急,面浮,重者不得卧,脉结代。本方加防己、黄芪、桂枝,增强行水之功。如喘不得卧,自汗出者,加人参、五味子,益气固表。

高血压病:眩晕头痛,耳鸣心悸,行动气急,夜尿增多,舌脉如前者,本方加牛膝、桑寄生、泽泻。刘某,女,56岁,宜宾县,喜捷区人,1976年患高血压病,头昏不能站立,观其体胖舌淡,为书此方加牛膝、泽泻、桂枝。服十余剂后,血压下降,1984年途经喜捷,问其近况,一切正常。

冠心病:症见心痛,短气,心悸,自汗,形寒肢冷者,本方加瓜壳、薤白、半夏、桂枝通阳宣痹。四川人民出版社钱某,1973年患冠心病,见其舌体淡胖,用此方加上药,二月而安,二十年来,未见复发。

肺源性心脏病:咳嗽、气喘、心悸,吐痰清稀。用本方加陈皮、半夏、桂枝、细辛、五味子温阳化气,祛痰行水,可以改善症状。生姜换为干姜,效力更强。若病情严重,心悸、气喘,不得平卧,尿少身肿,下肢尤甚,四肢逆冷,面色晦黯,舌体淡胖,苔滑腻,脉沉弱者,与五苓散同用。

充血性心力衰竭:症见心悸、气喘,畏寒怯冷,尿少、腰酸,面色苍白或青紫,全身浮肿,舌淡苔白,脉沉细或结代者。本方生姜换成干姜,加桂枝、泽泻增强温阳利水功效,并加人参补益心气。

心动过缓:心率每分钟40~50次,审其舌体淡胖,用本方加人参大补元气,使三焦气充,则心动有力。生姜可改用干姜。

阵发性心动过速：发时心率每分钟在100次以上，未发时则脉缓无力，每分钟不到60次者，即可应用本方。宜宾吴某，50余岁，每月必患心动过速一二次，发时心率每分钟160次左右，每次数小时，患者平素嗜茶，年来已不欲饮，是水气凌心之象，遂先以真武汤合己椒苈黄丸温阳逐饮，继以本方加参，观察三月，未见复发。

小儿麻痹：症见患肢不温，或较健肢稍冷，沉重不用，疼痛，食欲减退或正常，舌淡苔白滑，脉沉细。时间稍久者，与舒筋活血的牛膝、当归、红花、丹参之类配伍。

精神异常：气血津液郁滞，皆可导致精神异常，水饮痰湿引起精神异常尤为常见。因痰浊、湿热而致者，人皆易晓，因少阴阳虚，水湿壅阻而致者，则很少道及。审其舌脉征象确属阳虚，投此可以获效。亦可加入甘遂，增强逐水力量。

呃逆：呃逆是膈肌痉挛征象，本方加人参、甘草以温阳化气，柔肝缓急，较参附治虚呃犹胜一筹，盖方中芍药、甘草能缓解挛急故也。

慢性咽炎：以咽中如有物阻为主症，系气郁津凝，阻于咽部的病理现象。不偏寒热者，用半夏厚朴汤降气逐痰；阳虚湿滞者，可用此方合麻黄附子细辛汤宣上温下，肺肾并调，津气同治，连服数剂，可望获效。声音嘶哑，亦同此法，加入桔梗亦妙。

视物昏花：目能视物，端赖精血充足，已为医所熟知，故补益肾精似已成为治疗视物昏花定法。其实，水湿壅滞令人昏花，尤为常见。须知湿滞眼底，犹如镜面有雾相蒙，故尔显像模糊，如有蚊飞。若系湿热，宜用三仁汤、甘露消毒丹之类清热除湿；若系痰浊，可用温胆汤之类除湿祛痰；不偏寒热，可用当归芍药散养血调肝，健脾除湿；若系阳虚气化不及，即宜用真武汤、五苓散之类化气行水。湿能令人昏花，古人已经注意，观驻景丸中配伍前仁即其实例。

头发脱落:多因湿浊阻于皮下,头发失去营养使然。此方有温阳行水之功,对于阳虚湿滞的头发脱落,可以阻其复落,但不能促其复生。

2. 八 正 散

八正散出自《太平惠民和剂局方》,特为下焦湿热而设,体现了泻火通淋法。主治热结下焦,小腹急满,小便浑赤,溺时涩痛,淋漓不畅,或癃闭不通,咽干口燥,脉实而数等症。吾师全面系统地论述了本证形成的四大病理机制,脉络清晰,理法方药一线贯通,确为后学者所当牢记。

剖析方证病理:吾师认为,形成下焦湿热的机理有四:①膀胱受邪,腑病及脏:肾与膀胱有经隧相通,脏腑相连,互为表里。外邪侵犯膀胱,由腑及脏,气郁化热,尿路挛急,水道不利,遂见小便淋涩作痛。②过食肥甘,脾湿下流:平素过食膏粱厚味,郁结化热,湿热下注,结于下焦,遂呈淋证。③肺失宣降,上病及下:寒邪犯表,或温邪上受,均会影响肺气正常宣降,此自表而入或自上而受之邪,皆可随少阳三焦下行,侵犯肾脏,以致水液失调而见小便不利,热淋涩痛。④肝失疏泄,水液失调:少阳与厥阴相表里。由膜腠构成的少阳三焦,是水液运行出入之所,水液运行与肝的疏泄功能有关,所谓疏泄失调,实际是因肝主之膜构成的输尿管道感受刺激而呈挛急,才见淋涩而痛。

八正散的运用,以尿频、尿急、尿痛为主症;以下焦湿热为此证基本病机;小便浑赤,兼见口干咽燥,脉实而数,是病性属热的辨证依据。是因外邪相侵,由腑及脏,邪化为热,水道不利,表现为小便淋涩疼痛等症。

精解组方原理:方以瞿麦、萹蓄、滑石、木通、车前子都是清热除湿、利水通淋药,对下焦湿热成淋证候,既可消除致病原因,又可治疗主要症状。这一组药的利水作用较强,但对热盛成淋之证,清热力量似有不足,故配栀子、大黄导泄肝胆三焦膀胱之热,增强泻火解毒功效。大黄还有活血、止血作用,如果尿中带血,是气病及血的热迫血溢现象,利用大黄清热、活血、止血之功,可使已瘀之血下行,未逸之血宁谧,一举多得。甘草甘缓止痛,又防诸药苦寒伤胃,也是一举两得。

化裁运用提示:吾师指出,本方对于湿热蕴结下焦,小便热涩淋痛,有良好效果,为常用有效方,但临床运用仍不能生搬硬套,而应灵活化裁。

若热毒较盛,高热、寒战者,加柴胡、金银花、紫花地丁、野菊花等药清热解毒。

若出现血尿,加大蓟、小蓟、白茅根、旱莲草等药凉血止血。

若为砂淋、石淋,亦可用本方加金钱草、海金沙、琥珀等药通淋化石。

3. 六味地黄丸

六味地黄丸出自《小儿药证直诀》,原为小儿肾阴不足所设,现广泛运用于肾阴亏损的多种病症,如腰酸腿疼,齿牙不固,小便淋闭或不禁,消渴,耳鸣眼花,咽干舌痛,盗汗不眠,头晕目眩,遗精梦泄,阳强易举,或足跟疼痛,咳血失音,气喘,咳嗽,水泛为痰,尺脉虚大等。其体现了补肾滋阴法。吾师阐释此方,不拘泥于原著所论,提出了此方的三个配伍要点、一个疑点、三种临床运用、五种化裁加减,并颇具创意地将该方与补中益气汤对比,层层析理,为后学者掌握运用这一名方铺平了理论认识的道路。

剖析方证病理:吾师在原著基础上,进一步详细阐述本方证病理,认为其所治诸症,属于肾阴亏损,虚火上炎机理。肾为主水之脏,是机体一切津液精血等物质的大本营,也是机体水液代谢功能的最重要环节。脏腑形骸都需阴津濡润,才能进行功能活动;气血精液都需阴津濡润,才能各成其用,所以津是人体不可缺少的基础物质之一。少阳三焦是联系五脏六腑的通道,阴津要经这条通道才能到达全身;与阴津并行于三焦的阳气需要阴津滋润,才温而不热,这一作用也就是古人所说的阴阳相济。今因肾水亏损，气无水濡而虚热内生，脏无水泽而诸症蜂起。

　　腰为肾之府，肾阴亏损，故腰为之痛；肾为主水之脏，主水无权，故水液失调；肾主骨，齿为骨之余，阴虚生热，虚火上炎，故齿牙不固；肾开窍于耳，瞳仁属肾，肾阴亏损，清窍失濡，故耳中蝉鸣，视物昏花，这是本脏自病的见症。肝主筋膜，有赖水为之濡，肾阴一亏，水不涵木，故足跟疼痛；肝阳上亢，故头晕目眩；子泄母气（精隧紧张）故遗精梦交；宗筋亢奋，故阳强易举，这是肾病及肝、肝肾同病的见症。心肾为水火之脏，肾阴亏损，阴不济阳，心阳独运，循经上炎，则咽干舌痛；阴虚阳凑，则见盗汗；阴不涵阳，则见不眠。这是肾病及心、心肾同病的见症。肾阴亏损，虚火犯肺，肺失宣降，则气喘、失音；损伤肺络，则咳血，这是肾病及肺、肺肾同病的见症。脾主运湿而肾为胃关，肾虚不能行水，则脾之输机虽运而胃之关门不开，水无去路则上泛为痰，这是肾病及脾、脾肾同病的见症。上述种种，究其病变本质，都是肾阴亏损使然。

　　精解组方原理：王冰谓："寒之不寒，是无水也，壮水之主，以制阳光。"肾阴亏损，虚热内生，治宜壮水制火，养阴配阳。此方用地黄补肾滋阴，使肾阴得充，阴阳才能逐渐平衡，故是补肾滋阴主药。山茱萸固精敛气，收敛浮火，使肝不妄行疏泄，肾精才能固藏。山药补脾固精，使脾气健运，肾精来源才不匮乏。两药或兼治肝，或兼治脾，可为地黄辅弼。肾为水脏，单用滋补，须防水湿壅滞，柯韵伯曾谓："一阴一阳者，天地之道；一开一阖者，动静之机。精者属癸，阴水也，静而不走，为肾之体；溺者属壬，阳水也，动而不居，为阳之用，以肾主五液，若阴水不守，则真水不足；阳水不流，则邪水逆行。故君地黄以护封蛰之本，即佐泽泻以疏水道之滞。"有山药健脾固肾，即佐茯苓淡渗脾湿；有山茱萸收敛浮火，即佐丹皮凉泻虚热，成为三补三泻、补而不滞的配伍形式。配伍茯苓、泽泻还有引导气液下行的意义。阴虚火炎，气机升多于降，用此可以引阳

下行;小便淋涩,肾系水液失调,用此又可通调水道。防其补
药滞邪,仅其一端而已。

对比分析方义:吾师还通过举述古代名家对本方与补中
益气汤相比较的见解,从更深层次向读者进一步揭示了此方
配伍中的升降关系。他引用尤在泾之说:"阳虚者,气多陷而
不举,故补中益气汤多用参、芪、术、草,甘温益气,而以升、柴
辛平,助以上升;阴虚者,气每上而不下,故六味地黄丸多用熟
地黄、山萸肉、山药,味厚体重者,补阴益精,而以茯苓、泽泻之
甘淡助之下降。气陷者多滞,陈皮之辛,所以和滞气;气浮者
多热,牡丹之寒,所以清浮热。然六味之有苓泽,犹补中之有
升柴也;补中之有陈皮,犹六味之有丹皮也;其参、芪、术、草、
当归,犹地黄、茱萸、山药也,法虽不同而理可通也。"尤氏将病
机恰好相反的两个方剂进行比较,粗看似乎风马牛不相及,其
实是在阐明气机升降应该如何选药配方的道理,大能启人思
维,开拓视野。

辨明疑点重点:深入理解此方,必须理清一个疑点:其所
治肾阴虚损,是以肾精虚为主还是以肾水虚为主,有待研究。
原著所治"肾怯失音,囟门不合,神不足,目中白睛多,面色㿠
白",全是小儿先天不足,肾精亏损征象。历代医家从填精补
髓角度去解释熟地的作用,自然是言之成理,持之有故。但
是,近代使用此方所治诸症则不然,全是一派阴津不足征象,
已经将治精虚的方剂转移到了治疗阴津亏损的另一面,如果
仍照原有解释,有点文不对题,如果仍用熟地黄,亦与病情不
合,改用生地黄滋阴清热,才与病机相符。

阐明运用要点:吾师特别指出,此方配伍反映下述 3 个特
点,亦应予以注意。

一是本方结构体现三补三泻:以补为主,以泻为佐,是补
中寓泻之法。

二是补肾为主,兼补肝脾:展示补肾阴不忘补脾阴,是阴
阳之质皆本于生化之源;固肾精时,当重视调理肝疏泄,使精

生有源,精用有度。

三是养阴配阳之中,寓有泻阳配阴之法:阴虚生热,自宜壮水制火,但于壮水之主以制阳方中,配伍一味泻热的丹皮,大有泻阳和阴之意,与《灵枢·终始》所谓"阴虚而阳盛,先补其阴后泻其阳而和之"的治则若合符节。

辨析适应病症:对本方的临床应用,吾师结合个人经验,扩大如下。

一是本方为滋补肾阴的基础方,后世很多补肾滋阴方剂都由此方加减化裁而成。可以根据病情调整各药剂量,用治遗精,可以加大山茱萸剂量;用治消渴,可以加大山药剂量,并加入天花粉、地骨皮、黄芪;热象显著,加重丹皮剂量,亦可加入黄柏、知母;小便淋涩,加重茯苓、泽泻剂量;尿中有血,可加白茅根、大蓟、小蓟;治疗石淋,可加金钱草、芒硝。

二是本方对于肺结核、慢性肾盂肾炎、慢性肾炎、糖尿病、前列腺炎、高血压病、甲状腺机能亢进、及功能失调性子宫出血等属于肝肾阴虚者,都可加减使用。

三是眼科用此方治眼内干涩,目昏内障,视瞻昏渺,视物变形。

辨析化裁要义:吾师还结合后世医著,以知柏地黄丸、杞菊地黄丸、耳聋左慈丸、八仙长寿丸、生脉六味丸五方为例,举述了对本方的五种化裁。

知柏地黄丸(《医宗金鉴》):即本方加知母、黄柏,熟地黄改用生地黄。水煎服。治证与六味地黄丸相同,只是热象更为显著。此方有滋阴降火之功,阴虚火旺,可以投此。

杞菊地黄丸(《医级》):即本方加枸杞子、菊花。炼蜜为丸,每次服10g,1日1次。亦可作汤剂。治肾阴不足,眼花歧视,或枯涩而痛。此方体现滋水涵木之法,因加枸杞补肾益精,菊花清肝明目,清补力量均较原方为强。这是兼肝的加法。

耳聋左慈丸(《广温热论》):即本方加磁石、石菖蒲、五味子。细末,蜜丸,每次服10g,1日1次。治热病后期,热退身凉,肾虚精脱,耳鸣、耳聋,舌红少苔,脉象细数。此方有滋阴补肾、镇静开窍之功,是心肾同治的配伍形式。

八仙长寿丸(《医级》):即本方加麦冬、五味子。蜜丸,每次 10g,1 日 1 次。治肾虚喘嗽,舌红少苔。此方补肾滋阴,金水并调,是肺肾同治的配伍形式。

生脉六味丸(《张氏医通》):即本方加人参、麦冬、五味子。治火邪遏闭伤肺,咽破声嘶而痛,用此即所谓壮水之主以制阳光的治疗方法。

4. 阳 和 汤

阳和汤出自《外科证治全生集》,原为阳虚寒凝,血滞痰阻而设。其所体现的治法为和阳通滞法。王洪绪及其后学以此方治疗一切阴疽、流注、鹤膝风等阴寒证。其临床运用标准是:局部漫肿无头,皮色不变,不热,口不渴,舌淡苔白,脉沉细或沉迟。但其作用原理,吾师之前,却无人勘透。唯吾师始从药物作用层次入手,由骨髓到血脉,到肌肉,到腠理,到皮毛作了由里达表的透辟分析,从而为本方的现代临床运用铺平了理论认识的道路。

剖析方证病理:吾师明确指出,此为治疗阴疽、流注的主方。并从病理角度分析,阴疽发于筋骨,以患部漫肿无头,皮色不变,也不发热为特征,属于少阴阳虚,寒凝血滞,痰湿内阻机理。少阴心肾,一主血脉,一主水液。阳虚不能温煦血脉与化气行水,若遇邪侵,邪从寒化,着于筋骨、血脉、腠理,遂致血滞痰阻,成为阴证。

精解组方原理:治疗阳虚寒凝,血滞津凝而成阴疽,法当和阳通滞;此证大多病程较长,日久不愈。导致久久不能痊愈的主要原因,在机体阳气虚弱,气化功能低下,水谷精微多不化生为血而凝聚成痰,滞留筋脉甚至骨骼,治疗不仅需要和阳通滞,亦需补血滋阴。故本方重用熟地黄以滋阴补血,填精补髓;鹿角胶补血益精,温肾助阳。这两味药的配合运用,主要着眼于虚,两药相伍,则鹿角胶得补阴的熟地黄而有充足的物

病机、治法、方论精华篇

质基础供其生化;熟地黄得补阳的鹿角胶而有生化精血之机,亦即阳无阴无以生,阴无阳无以化之意。肉桂擅长温肾助阳,通利血脉,化气行水,血得此而温和流畅,津得此而气化蒸腾,不致血郁津凝,阴疽之病根拔矣!佐姜炭温运脾阳即所以温煦肌肉;白芥子祛皮里膜外之痰即所以宣通腠理;麻黄辛通阳气亦即宣通毛窍,如此配伍,从筋骨到血脉,从血脉到肌肉,从肌肉到腠理,从腠理到皮毛,均有温药层层温煦,层层宣通,化阴凝而布阳气,阳气宣布,阴血环流,水津无阻,则阴疽等症愈矣!此五药着眼于滞。方中鹿角胶、熟地得姜、桂、芥、麻之宣通,则补而不滞;麻、芥、姜、桂得熟地黄、鹿胶之滋补,则宣发而不伤正,温阳而不偏亢,相辅相成,相得益彰。配甘草者,解毒而和调诸药也。

辨析适应病症:对于本方的临证应用,吾师不仅全面继承前人经验,而且还扩充了现代运用的范围,概括而言,可分为以下四个方面。

一是以患部不红、不热、漫肿、酸痛,脉细为辨证依据。方中熟地黄宜重用,目的在于滋阴养血;鹿角胶亦可改用鹿角霜,取其既能祛瘀滞,又能补血温阳;用麻黄的目的不在于解表发汗,而在于通阳,故用量宜轻;肉桂亦可改用桂枝,温阳功效虽然稍逊,但温通血脉的力量较强。

二是近代用本方治疗骨结核、腹膜结核、慢性骨髓炎、骨膜炎、慢性淋巴结炎、类风湿关节炎、血栓闭塞性脉管炎、肌肉深部脓疡等症。

三是本方对于血虚寒盛的慢性气管炎、慢性支气管哮喘,妇女痛经,慢性关节炎,用得恰当,亦有效。

四是本方经化裁运用,对骨结核类顽固性疾病有良好治疗效果。其化裁方骨结核方就最具代表性。方中各药及用量是:熟地 30g,鹿角胶 10g,姜炭 3g,桂枝 10g,白芥子 9g,麻黄 3g,甘草 3g,防己 10g,黄芪 120g,广木香 18g。水煎服。连续服用有较肯定的疗效。